男女科临证指南丛书

女性不孕症临证指南

梁勇才　梁杰圣　主编

学苑出版社

图书在版编目（CIP）数据

女性不孕症临证指南／梁勇才等主编. —北京：学苑出版社，2014.6

（男女科临证指南丛书）

ISBN 978－7－5077－4547－4

Ⅰ.①女… Ⅱ.①梁… Ⅲ.①不孕症－中医治疗法－医案－汇编 Ⅳ.①R271.14

中国版本图书馆 CIP 数据核字（2014）第 134835 号

责任编辑：周乙龙
出版发行：学苑出版社
社　　址：北京市丰台区南方庄 2 号院 1 号楼
邮政编码：100079
网　　址：www.book001.com
电子信箱：xueyuan@ public.bta.net.cn
销售电话：010-67675512、67678944、67601101（邮购）
经　　销：新华书店
印 刷 厂：河北三河德利印刷厂
开本尺寸：890×1240　1/32
印　　张：13
字　　数：321 千字
版　　次：2014 年 6 月第 1 版
印　　次：2014 年 6 月第 1 次印刷
定　　价：39.00 元

《女性不孕症临证指南》
编委会名单

主　编　梁勇才　梁杰圣

副主编　麦尔哈巴·迪力木拉提

编　者　(以姓氏笔画为序)

朱宜宾　李广济　陆树人

林文平　顾家奇　徐步海

徐　琴　凌　云　凌　岚

梁杰圣　梁杰宏　梁杰梅

梁勇才　智晓红　颜立江

前　言

所谓性功能，即性器官的生理功能，包括性行为、性生活和生殖功能。男女各有其不同的性行为和生殖功能，统称为性功能。如果性功能失调，发生这样或那样的病变，即称为性功能障碍。性功能障碍包括男性阴茎短小、性欲减退或旺盛、勃起功能障碍（ED）、早泄、遗（滑）精、阴茎异常勃起、不射精、逆行射精及男性不育，女性包括性欲低下或亢进、性高潮障碍、性交疼痛、阴道痉挛及女性不孕和性传播疾病等。

性功能障碍不仅不能顺利进行性生活，还必然影响生育功能；由于得不到性满足而影响了夫妻感情，妨碍了家庭和谐；丈夫由于缺乏"刚强之气"而萎靡不振，自贱不已；妻子则因"望而不达"而对性生活产生厌恶感，甚至导致家庭破裂。

据世界卫生组织（WHO）调查资料表明不孕症发生率约占已婚夫妇的 5%，少数地区甚至发生率更高。据估计，不育影响了全球近 1 亿对的已婚夫妇。WHO1990 年报道，世界范围内，平均 12 对夫妇有 1 对不育。1989 年国内统计表明，我国城市中不育症为 10%，而农村中高达 15%。

性传播疾病日益猖獗，在全球广泛流行，也在我国死灰复燃，被列为国家公共卫生的一大问题。全球每年新发生的患者达 2 亿。性病严重威胁着人类的健康与生命安全，可导致性功能障碍、终身不孕不育，或造成残疾和死亡，甚至可威胁后代。艾滋病已蔓延五大洲，仅美国 1991 年有近 3 万人死于此病。

　　性功能障碍患者往往不惜重金和宝贵时间，四处奔走求医，然而常常乘兴而去，败兴而归，徒劳中又增添几分精神痛苦，留下一片阴影。虽然有些综合医院开设了性功能障碍专科门诊，有些城市还创办了专科医院，但专业人员凤毛麟角，其专业水平良莠不齐，专业设备奇缺。患者往往求医无门，问药无路，无可奈何地求助于游医，乱用性保健品，结果越治越重，甚至老病未愈又添新病。

　　治疗性功能障碍，中西医各有所长，中医确有独到之处，为海内外所瞩目，而中西医结合更是锦上添花。

　　《男女科临证指南丛书》分为《勃起功能障碍临证指南》、《性功能障碍临证指南》、《男性不育症临证指南》、《女性不孕症临证指南》和《性病临证指南》等五部。以西医病名为纲。每病分为中医病因病机、辨证诊断、基本方剂、当代妙方精选、经验方精选及各种外治法和药膳。

　　限于笔者水平，书中谬误遗漏在所难免，敬请读者和同道不吝赐教。

梁勇才

目　　录

第一章　概　说

凡生育年龄的妇女，男方生殖功能正常，夫妇同居 2 年以上，性生活正常，未避孕而未受孕者称为不孕症。其中从未妊娠者称为原发性不孕，曾有过生育或流产者称为继发性不孕。据统计，不孕原因在女方者约占 40%，在男方者约占 30%，男女双方共同原因占 20%，原因不明者约占 10%。

中医称不孕症为"无子"、"全不产"、"绝嗣"、"断绪"。

【病因病机】

1. **肾虚**：肾藏生殖之精，肾虚则阴精不足，生殖功能低下，天癸不按期而至，冲任不盛，胞脉不荣，则月经失调，不能摄精成孕。肾虚，可由先天体质因素之肾气不充；或后天斫丧太过致肾经亏损。肾阳虚者，则胞宫失于温煦，致宫寒不能摄精成孕。肾阴虚者，精血耗伤，胞失滋润，甚或阴虚火旺，血海蕴热，冲任不调，不能摄精成孕。

2. **血虚**：女性以血为主，经、孕、产、乳均以血为用。素体虚弱，或久病大病，或失血伤阴，或脾虚失运，生化乏源，气血亏损，冲任空虚，胞脉失养，以致月经不调，不能摄精成孕，或阴虚火旺，血为热灼，热伏冲任，胞宫不能摄精而孕。

3. **肝郁**：肝主疏泄而调畅气血。若肝血不足，冲任失养，或七情不畅，情志怫郁，或恚怒伤肝，疏泄失藏，气血不和，冲任不能相资而不孕。或肝郁化火，郁热内蕴，热伏冲任，胞宫不能摄精成孕。

4. **血瘀**：经期产后，瘀血未净，摄生不慎，或行交媾，感受外邪，邪入胞宫，寒凝血瘀，瘀阻胞宫，或七情所伤，情志怫郁，气机不利，气滞血瘀，或邪热血凝，胞脉受阻，壅阻胞宫，两精不合，难以成孕。

5. **湿热**：经期产后，失于调热，风寒湿邪乘袭，蕴而化热，流注下焦，阻滞胞脉，壅塞胞宫，不能摄精，故而不孕。

6. **痰湿**：寒湿外侵，脾胃困扰，或劳倦内伤，脾气虚弱，水湿停聚，蕴久化痰，或饮食不节，脾虚不孕，痰湿内生，或肥胖丰满，脂阻胞宫，或肾虚气化失司，痰湿内蕴，流注下焦，滞于冲任，壅遏胞宫，两精不合。

【辨证诊断】

1. 肾阳虚弱型

主证：婚久不孕，初潮较晚，月经延后，量少色淡，或黯而质清，或月经稀发，甚则闭经。性欲淡漠，或厌恶交合，面色晦暗，神疲乏力，畏寒喜软，手足不温，腰膝酸软，小便频数，夜尿频多，大便溏薄，小腹冷痛。

舌象：舌质淡胖，苔薄白。

脉象：脉沉细或沉迟。

2. 肾阴亏虚型

主证：婚久不孕，月经提前，月经量少，色红无块。头晕耳鸣，咽干口燥，五心烦热，失眠健忘，神疲乏力，两耳鸣响，眼眶黧黑，腰膝酸软。

舌象：舌质红，苔薄或少。

脉象：脉细数。

3. 脾肾阳虚型

主证：久婚不孕，月经延后，量少色淡，或经闭不行，形寒肢冷，腹部冷痛，久泄久利，或五更泄泻，粪则清冷，腰膝酸痛冷凉，或面浮肢肿，小便不利，甚则腹胀水鼓，性欲淡漠，带下清稀。

舌象：舌质淡胖或淡嫩。苔不滑。

脉象：脉沉细。

4. 肝肾阴虚型

主证：婚久不孕，月经提前，量少色红，甚或闭经。形体消瘦，性急易躁，头晕目眩，耳鸣健忘，失眠多梦，口燥咽干，五心烦热，胸胁胀痛，腰膝酸软。

舌象：舌质红，苔少。

脉象：脉细数。

5. 肝郁气滞型

主证：婚久不孕，月经失调，先后不定，量多或少，或经行不畅，经色紫暗，夹有血块，或情志怫郁，经前乳胀，胸胁胀痛，或乳汁溢出，少腹胀痛，太息时作，郁久化火，手心灼热，面部升火，性急易怒，胸闷纳呆，口干欲饮，夜寐易醒，大便秘结。

舌象：舌质暗红，或正常。舌苔薄白，或薄黄。

脉象：脉弦。

6. 营血亏虚型

主证：婚久不孕，月经延期，量少色淡，量多质稀，甚则闭经，面色萎黄，形体羸弱，头晕目眩，心悸气短，神疲乏力，失眠健忘。

舌象：舌质淡，苔薄白。

脉象：脉沉细无力。

7. 血瘀型

主证：婚久不孕，月经延期，或量少不畅，或淋漓不净，经色紫黑，或夹血块，情志不畅，经前胸闷，乳房作胀，经行少腹痛，坠胀拒按，或腹有积聚症瘕，或经期发热。

舌象：舌质暗滞，或边有瘀点、瘀斑。舌苔薄黄。

脉象：脉弦或涩。

8. 痰湿阻滞型

主证：婚久不孕，经行延期，或先后不定，或经闭不行，色淡量少，带多粘稠，面色㿠白，形体肥胖，头晕心悸，喉中多痰，胸闷泛恶，食少纳呆，肢体多毛，神疲乏力，倦怠嗜眠，大便不适。

舌象：舌质淡胖，苔薄腻。

脉象：脉滑。

9. 湿热壅滞型

主证：继发不孕，月经失调，经期延长，淋漓不断，赤白带下，腰骶酸痛，少腹坠胀疼痛，经行或劳累后加重，或经前乳房胀痛，或低热起伏。

舌象：舌质红，舌苔薄腻或黄腻。

脉象：脉象弦数。

【基本方剂】

1. 肾阳虚弱型

治则：温肾助阳，调摄冲任。

方剂：①温肾丸加减。方药：熟地 15 克，山药 15 克，茯苓 12 克，山萸肉 12 克，巴戟天 10 克，蛇床子 10 克，益智仁 10 克，当归 10 克，川断 10 克，菟丝子 15 克，紫石英 15 克，鹿茸 3 克（研末，分冲）。②右归丸加减。方药：熟地 15 克，山药 15 克，山萸肉 12 克，枸杞子 10 克，菟丝子 15 克，当归 10 克，杜仲 10 克，肉桂 10 克（后下），制附子 10 克（先煎），鹿角胶 15 克（烊）。③毓麟珠加减。方药：人参 9 克，茯苓 9 克，川芎 9 克，乌药 9 克，当归 12 克，熟地 12 克，杜仲 12 克，菟丝子 12 克，覆盆子 12 克，鹿角霜 10 克，炙甘草 6 克，川椒 4 克。加减：阳虚甚，小腹冷痛加附子、肉桂各 6 克。④归肾丸合五子衍宗丸加减。方药：熟地 15 克，山药 15 克，山萸肉 12 克，茯苓 10 克，当归 10 克，杜仲 10 克，菟丝子 30 克，覆盆子 10 克，五味子 10 克，枸杞子 10 克，车前子 10 克（包），右归丸 30 克（分服）。加减：腰痛如折，小腹寒冷加巴戟天、补骨脂各 10

克；子宫发育不良加仙茅 12 克，淫羊藿 15～30 克，紫石英 15 克，紫河车 10 克，海马 3 克；夹瘀者加桃仁 10 克，红花 10 克，益母草 30 克；夹痰阻者加礞石 30 克，菖蒲 10 克，皂角刺 10 克，炮山甲 10 克。

用法：日 1 剂，水煎服。

2. 肾阴亏虚型

治则：滋肾益精，调理冲任。

方剂：①养精种玉汤加减。方药：当归 12 克，熟地 12 克，山萸肉 12 克，枸杞子 12 克，菟丝子 12 克，白芍 9 克，鹿角胶 10 克，龟板胶 10 克。加减：阴虚内热加生地、女贞子、旱莲草、龟板各 12 克。②养精种玉汤合左归丸加减。方药：熟地 15 克，白芍 15 克，山药 15 克，黄精 15 克，首乌藤 15 克，炙龟板 15 克，当归 10 克，川牛膝 10 克，菟丝子 10 克，山茱萸 12 克，枸杞子 12 克，炙甘草 5 克。③清骨补肾汤加减。方药：丹皮 15 克，沙参 15 克，玄参 15 克，龟板 15 克，地骨皮 30 克，麦冬 15 克，石斛 10 克，白术 10 克，黄柏 10 克，五味子 10 克。加减：阴虚火旺者加女贞子、旱莲草各 15 克，紫河车 10 克；子宫发育不良者加仙茅、巴戟天、紫河车各 10 克，淫羊藿、紫石英各 15 克；腰膝酸软加杜仲、川断、桑寄生各 10 克；夹瘀者加桃仁、红花各 10 克，益母草 30 克；心烦失眠者加酸枣仁 10 克，莲心 3 克。

用法：日 1 剂，水煎服。

3. 脾肾阳虚型

治则：温肾助阳，健脾养血。

方剂：①育麟珠加减。方药：人参 10 克（另煎），白术 10 克，茯苓 10 克，白芍 10 克，川芎 10 克，杜仲 10 克，熟地 15 克，山药 15 克，菟丝子 15 克，巴戟天 15 克，淫羊藿 15 克，当归 12 克，鹿角片 12 克，紫河车 6 克，炙甘草 6 克。②温肾补脾

汤加减。方药：熟附子 10～18 克（先煎），熟地 30 克，淫羊藿
30 克，肉苁蓉 30 克，菟丝子 30 克，当归 15 克，山药 15 克，香
附 15 克，艾叶 15 克，仙茅 12 克，补骨脂 10 克。加减：腰痛如
折，小腹冷痛者加巴戟天、补骨脂各 10 克；月经后期量少色淡
者加黄芪、丹参各 30 克，首乌、枸杞子各 15 克，香附、桃仁、
红花、川牛膝各 10 克；肝郁气滞者加柴胡、香附、丹皮、青皮、
郁金、乌药各 10 克；血瘀者加桃仁、红花、丹皮、栀子、五灵
脂、蒲黄、三棱、莪术各 10 克，泽兰叶 15 克，益母草 30 克；
带多者加山药 30 克，金樱子、菟丝子、芡实、补骨脂、乌贼骨
各 15 克。

用法：日 1 剂，水煎服。

4. 肝肾阴虚型

治则：滋养肝肾，填精益髓。

方剂：养精种玉汤合左归丸合二至丸加减。方药：熟地 15
克，山药 15 克，枸杞子 15 克，菟丝子 15 克，龟板胶 15 克，首
乌藤 15 克，女贞子 15 克，旱莲草 15 克，当归 12 克，白芍 12
克，山茱萸 12 克。

用法：日 1 剂，水煎服。

5. 肝郁气滞型

治则：疏肝解血，调理冲任。

方剂：①开郁种玉汤加减。方药：白芍 10 克，茯苓 10 克，
当归 10 克，川芎 10 克，菟丝子 10 克，白术 15 克，香附 15 克，
丹皮 15 克，天花粉 15 克，肉苁蓉 15 克，山萸肉 12 克，紫石英
30 克，柴胡 6 克。②逍遥散加减。方药：柴胡 10 克，补骨脂 10
克，巴戟天 10 克，仙茅 10 克，淫羊藿 15 克，白术 15 克，茯苓
12 克，白芍 12 克，薄荷 6 克（后下）。③丹栀逍遥散合越鞠丸
加减。方药：丹皮 15 克，栀子 15 克，白术 15 克，香附 15 克，
柴胡 10 克，当归 10 克，茯苓 10 克，川芎 10 克，白芍 12 克，

六曲 12 克，钩藤 12 克（后下），玫瑰花 3 克。④舒肝解郁汤加减。方药：郁金 15 克，香附 15 克，当归 15 克，白芍 15 克，丹参 15 克，炒杜仲 15 克，熟枣仁 15 克，合欢皮 15 克，柴胡 10 克，鸡血藤 30 克，珍珠母 30 克（先煎），女贞子 20 克，柴胡 10 克。加减：性急易怒，肝郁化火者加黑栀子、生地各 15 克；乳房胀痛有块者加橘叶、橘核、瓜蒌、王不留行、路路通各 10 克，蒲公英 15 克；胸胁胀痛者去白术，加青皮、枳壳、郁金各 10 克；乳汁自溢者加生麦芽 30 克；气滞血瘀者加桃仁、泽兰各 10 克，丹参 15 克，益母草 30 克，小茴香 3 克；经行腹痛者加川楝子、延胡索各 10 克；肾虚腰痛者加杜仲、川断、仙茅、巴戟天各 10 克，制附子、肉桂各 6 克；肝阴不足者加麦冬、枸杞子各 12 克，沙参 15 克；失眠者加炒枣仁、合欢皮、夜交藤各 15 克。

用法：日 1 剂，水煎服。

6. 营血亏虚型

治则：滋养营血，调补冲任。

方剂：①滋血汤加味。方药：党参 12 克，黄芪 12 克，山药 12 克，茯苓 12 克，熟地 12 克，枸杞子 12 克，制首乌 12 克，鸡血藤 12 克，阿胶 10 克，川芎 9 克，当归 9 克，白芍 9 克。加减：脾弱纳差、腹胀者加白术、陈皮各 9 克。②圣愈汤加减。方药：人参 10 克（另煎），黄芪 30 克，熟地 15 克，当归 15 克，白芍 15 克，川芎 10 克，枸杞子 12 克，龙眼肉 10 克。③归脾汤合温土毓麟汤加减。方药：人参 10 克（另煎），黄芪 30 克，山药 15 克，当归 15 克，巴戟天 15 克，白术 10 克，茯神 10 克，覆盆子 10 克，神曲 10 克，酸枣仁 10 克，远志 6 克，甘草 5 克。④益血种玉汤加减。方药：人参 10 克（另煎），黄芪 30 克，当归 15 克，山药 15 克，巴戟天 15 克，白术 10 克，茯神 10 克，覆盆子 10 克，酸枣仁 10 克，远志 6 克，木香 5 克，甘草 5 克。

⑤益血种玉汤。方药：人参 10 克（另煎），黄芪 30 克，熟地 30 克，当归 30 克，白芍 30 克，山药 30 克，菟丝子 30 克，淫羊藿 30 克，益母草 30 克，补骨脂 10 克，金樱子 15 克，黄精 15 克，枸杞子 15 克，白术 15 克。加减：肾虚下焦虚寒者加肉桂、仙茅、补骨脂、紫河车各 10 克，淫羊藿、鹿角胶、巴戟天各 15 克；性欲淡漠者加仙茅、锁阳、枸杞子各 15 克，淫羊藿、阳起石、紫石英各 30 克；小腹冷痛者加肉桂 10 克，香附、艾叶、淫羊藿各 15 克。

用法：日 1 剂，水煎服。

7. 血瘀型

治则：活血化瘀，软坚通络。

方剂：①少腹逐瘀汤加减。方药：小茴香 6 克，干姜 6 克，乌药 6 克，延胡索 10 克，没药 10 克，当归 10 克，赤芍 10 克，川芎 10 克，肉桂 10 克（后下），蒲黄 10 克（包），五灵脂 10 克，香附 10 克，川牛膝 15 克，丹参 15 克，益母草 30 克。②膈下逐瘀汤。方药：当归 12 克，赤芍 15 克，川芎 10 克，桃仁 10 克，红花 10 克，蒲黄 10 克（包），丹皮 10 克，枳壳 10 克，香附 10 克，五灵脂 10 克，延胡索 10 克，甘草 5 克。加减：小腹冷痛，寒凝经闭者加艾叶、阿胶、三棱、莪术、桂枝、刘寄奴、生内金各 10 克，生山楂 30 克；腹痛拒按者加三棱、莪术、王不留行各 10 克；肝经郁热者加柴胡、黄芩各 10 克，丹皮 15 克，黑栀子 12 克；寒湿凝聚结块者加桂枝茯苓丸 20 克；夹湿热者加二妙丸或加败酱草、白花蛇舌草各 30 克，红糖 15 克；气虚乏热者加人参、白术各 10 克，黄芪 30 克；肾虚腰痛者加川断、巴戟天各 10 克，菟丝子、淫羊藿各 15 克；痛经甚者加柴胡、香附、川楝子各 10 克，癥瘕积聚者加桃仁、红花各 10 克，炮山甲、皂角刺各 12 克；附件炎症者加金银花、蒲公英、紫花地丁、败酱草、红藤各 30 克，连翘 12 克，没药 10 克；输卵管阻塞或不畅者加炮山甲 12 克，三棱、莪术、桃仁、川楝子、水蛭各 10 克，昆布、海藻、夏枯草、皂角刺、王不留行、路路通各 15 克，丹参 30 克。

用法：日 1 剂，水煎服。

8. 痰湿阻滞型

治则：化湿涤痰，活血调经。

方剂：①苍附导痰汤加减。方药：茯苓 15 克，香附 15 克，川牛膝 15 克，陈皮 10 克，半夏 10 克，苍术 10 克，当归 10 克，南星 10 克，枳壳 10 克，神曲 10 克，川芎 10 克，巴戟天 12 克，益母草 12 克，生姜 6 克，甘草 5 克。加减：月经延期或闭经加鹿角片、淫羊藿各 9 克；癥瘕者加昆布、海藻、三棱、莪术各 9 克。②启宫丸加减。方药：半夏 10 克，陈皮 10 克，神曲 10 克，川芎 10 克，苍术 10 克，当归 10 克，菖蒲 10 克，炮甲 10 克，莪术 10 克，皂角刺 10 克，熟地 15 克，菟丝子 15 克，淫羊藿 15 克，茯苓 12 克。加减：月经延后，或经行腹痛者加丹参、生山楂各 30 克，赤芍 15 克，桃仁、刘寄奴、鸡内金、巴戟天、鹿角胶各 10 克，小茴香 6 克；胸闷泛恶者加川朴 6 克，蔻仁、竹茹各 10 克；形寒畏冷者加附片、鹿角胶各 10 克，肉桂 5 克；心悸甚者加远志 6 克，菖蒲 10 克；肾虚腰酸者加熟地、菟丝子各 15 克，山茱萸 12 克，川断、仙茅、巴戟天各 10 克；痰湿夹瘀者加当归、川芎、桃仁、红花各 10 克；痰瘀互结成癥瘕者加昆布、海藻各 15 克，莪术 10 克；头晕心悸，胸闷乏力者加人参、五味子、枳壳各 10 克，黄芪、枸杞子、首乌各 15 克，远志 6 克；神疲乏力者加人参、白术各 10 克，黄芪 15 克；嗜睡乏力者加人参、石菖蒲各 10 克，礞石 30 克；多毛者加首乌、黄精、玉竹各 15 克；卵巢增大者加穿山甲、皂角刺各 10 克。

用法：日 1 剂，水煎服。

9. 湿热壅滞型

治则：清热利湿，活血调经。

方剂：①解毒四物汤加减。方药：黄连 6 克，黄柏 10 克，黄芩 10 克，栀子 10 克，当归 10 克，川芎 10 克，徐长卿 10 克，生地 30 克，白芍 15 克，泽兰 15 克，薏苡仁 15 克。②解毒活血汤加减。方药：连翘 12 克，败酱草 30 克，柴胡 10 克，枳壳 10 克，桃仁 10 克，红花 10 克，泽兰 10 克，葛根 10 克，泽泻 10 克，徐长卿 10 克，薏苡仁 15 克，甘草 5 克。加减：经行发热者加黄芩、钩藤各 10 克；经行腹痛者加土鳖虫 10 克，全蝎 6 克；带下腥臭者加蒲公英、土茯苓各 30 克，椿根皮 15 克；神疲乏力者加人参 10 克，黄芪 15 克；外阴瘙痒者加龙胆草、苦参各 10 克，川牛膝、川楝子各 15 克；输卵管堵塞者加黄芪 15 克，皂角刺、川楝子、莪术各 10 克。

用法：日 1 剂，水煎服。

【调周】

1. 中药人工周期助孕法一

中药人工周期助孕法是以补肾为基础，模仿妇女月经周期的生理改变而用药。一般认为中药人工周期通过调节肾—冲任—天癸—胞宫间的平衡来改善性腺的功能，即通过"下丘脑—垂体—卵巢"轴的功能改善而发挥治疗作用。研究证实，中药人工周期有小剂量雌激素样作用，对月经和排卵障碍的治疗不是替代作用，而是调节作用。人工周期疗法是根据月经周期的四个阶段，分别于经后期（月经周期 4～14 天，即增殖期）补肾滋阴，经间期（月经周期的第 14 天左右，即排卵期）补肾通络，经前期（排卵后至月经来潮前，即分泌期）温阳补肾，月经期（月经的来潮）活血通经。

（1）经后期

治则：补肾滋阴。

方剂：促卵泡汤。方药：熟地、山药、仙茅、首乌、当归、川断、女贞子、枸杞子、菟丝子、淫羊藿、紫河车。

用法：日1剂，水煎服。从月经周期的第4～14天，共服10天。

注：月经后期随着卵泡的发育，雌激素分泌逐渐增加，子宫内膜增生修复，为排卵作好准备。此期为阴血的恢复和滋长期，胞宫在肾气作用下，达到精血充盈，气血调和，为经间期准备好物质基础。

（2）经间期

治则：补肾通络，促发排卵。

方剂：促排卵汤。方药：当归、川芎、赤芍、香附、泽兰、牛膝、桃仁、红花、仙茅、淫羊藿、茺蔚子、王不留行、路路通。

用法：日1剂，水煎服。从月经周期的第14天起，共服4天。

注：排卵期随着卵泡的发育成熟，雌激素分泌形成高峰，从而刺激脑垂体分泌大量黄体生成素（LH）并形成排卵前高峰，导致成熟的卵泡破裂、排卵。此期肾之阴精进一步充实，并在肾阳作用下进行转化，正是阴阳交替，重阴转阳的阶段，是中药调整人工周期的关键。

（3）经前期

治则：补肾温阳，益气养血，促黄体成熟。

方剂：促黄体汤。方药：熟地、当归、山药、党参、肉桂、仙茅、淫羊藿、肉苁蓉、菟丝子、覆盆子、炙甘草。

用法：日1剂，水煎服。从排卵后至月经来潮前每日1剂。

注：经前期是黄体成熟和退化阶段，在内分泌激素影响下，子宫内膜持续增厚，以适应受孕着床。此阶段阴充阳长，肾阳之气渐旺，胞宫温暖待孕，当经间期男女二精媾合成孕，则脏腑气

血在肾阳作用下汇聚冲任，濡养胎元。若未孕则脏腑气血下注血海，以图月经应时来潮。排卵以后，基础体温上升，呈双相者可认为是阳长的辨证依据，因此，此阶段的治疗原则是温补肾阳。

（4）月经期

治则：行气活血调经。

方剂：调经汤。方药：当归、熟地、赤芍、川芎、香附、青皮、陈皮、泽兰、牛膝、桃仁、红花、益母草。

用法：日1剂，水煎服。月经来潮开始连服4剂。

注：月经来潮标志着新的月经周期开始，此期由于体内性激素水平骤降，子宫内膜得不到性激素的支持，内膜出血坏死脱落，形成月经。此期为阳气至重，重阳转阴阶段。由于体内阳气入盛，血海按期满盈，在肾阳的作用下，下泄排出而使月经来潮。经血能顺利排出，关键在"通"，旧血不去，则新血不生，故本期的治疗重点是行气活血调经。

2. 中药人工周期助孕法二

（1）肾阳虚型

促卵泡汤：仙茅10克，当归10克，山药10克，熟地10克，淫羊藿10克，菟丝子10克，巴戟天10克，肉苁蓉10克（简化促卵泡汤：仙茅10克，淫羊藿10克，当归10克，香附6克）。月经净后服4～6剂。

促排卵汤：当归10克，丹参10克，桃仁10克，红花10克，续断10克，茺蔚子10克，鸡血藤10克，香附6克，桂枝3克（简化促排卵汤：当归10克，桃仁10克，红花8克，香附6克）。于排卵前服4剂。

促黄体汤：当归10克，熟地10克，续断10克，山药10克，龟板胶10克，菟丝子10克，阿胶10克，茺蔚子10克，香附6克（简化促黄体汤：巴戟天10克，当归10克，菟丝子12克，艾叶4克）。排卵后服6～9剂。

活血调经汤：当归 10 克，熟地 10 克，丹参 10 克，赤芍 10 克，泽兰 10 克，茺蔚子 10 克，香附 10 克（简化活血调经汤：当归 10 克，泽兰 10 克，香附 6 克，川芎 6 克）。行经前服 3～5 剂。

（2）肾阴虚型

促卵泡汤：熟地 10 克，丹参 10 克，女贞子 10 克，旱莲草 10 克，山药 10 克，菟丝子 10 克，肉苁蓉 10 克，制首乌 10 克（简化促卵泡汤：女贞子 10 克，菟丝子 10 克，旱莲草 10 克，续断 10 克）。月经净后服 4～6 剂。

促排卵汤：丹参 10 克，赤芍 10 克，泽兰 10 克，熟地 10 克，枸杞子 10 克，红花 4 克，桃仁 4 克，薏苡仁 15 克（简化促排卵汤：丹参 10 克，香附 6 克，桃仁 6 克，红花 6 克）。于排卵前服 4 剂。

促黄体汤：丹皮 10 克，熟地 10 克，龟板 10 克，枸杞子 10 克，女贞子 10 克，旱莲草 10 克，制首乌 10 克，肉苁蓉 10 克，菟丝子 10 克（简化促黄体汤：熟地 15 克，肉苁蓉 10 克，菟丝子 10 克，制首乌 15 克）。排卵后服 6～9 剂。

活血调经汤：赤芍 10 克，丹参 10 克，泽兰 10 克，熟地 10 克，茯苓 10 克，茺蔚子 10 克，当归 6 克，香附 6 克（简化活血调经汤：丹参 10 克，赤芍 10 克，泽兰 10 克，香附 6 克）。行经前服 3～5 剂。

3. 中药人工周期助孕法三

（1）经前期用养血通经汤

组成：丹参 12 克，益母草 12 克，当归 9 克，川芎 9 克，赤芍 9 克，白芍 9 克，郁金 9 克，牛膝 9 克，制香附 9 克，泽兰叶 9 克，红花 6 克。加减：痛经甚者加延胡索、失笑散各 9 克（包）；月经过多者去红花、牛膝，加仙鹤草 30 克，炒生地 12 克，贯众炭 9 克。

用法：日 1 剂，水煎。于经期前 3 天开始服药，连服 5 剂。

功效：有利于调整经期，促使子宫内膜剥离，使经水通畅。

（2）排卵期前后用育肾助孕汤。

组成：熟地 12 克，山药 12 克，紫石英 12 克，女贞子 12 克，巴戟天 12 克，菟丝子 15 克，枸杞子 15 克，鹿衔草 15 克，当归 9 克，淫羊藿 9 克，石楠叶 9 克。

用法：日 1 剂，水煎。于月经前半月左右开始服药，连服 10 剂

功效：能促使卵泡发育成熟，催发排卵，并改善子宫内膜环境，为卵子受精和受精卵着床创造条件。

（3）经后期用益气补血汤。

组成：党参 9 克，黄芪 9 克，白术 9 克，熟地 9 克，首乌 9 克，当归 9 克，白芍 9 克，甘草 3 克。

用法：日 1 剂，水煎。于月经干净第三天开始服药，连服 5 剂。

功效：能恢复机体精力，较快修复子宫创伤，调整内分泌功能和雌激素水平。

4. 中药人工周期助孕法四

组成：①孕 1 号：茯苓 12 克，生地 9 克，熟地 9 克，牛膝 9 克，路路通 9 克，炙鳖甲 9 克，石楠叶 9 克，淫羊藿 12 克，黄精 12 克，桂枝 2.5 克，公丁香 2.5 克。②孕 2 号：茯苓 12 克，狗脊 12 克，淫羊藿 12 克，生地 9 克，熟地 9 克，仙茅 9 克，石楠叶 9 克，紫石英 12 克，女贞子 9 克，肉苁蓉 9 克，胡芦巴 9 克，鹿角霜 9 克。

加减：均随证加减。肾阴虚者于两方中加麦冬、龟板、枸杞子等；肾阳虚者酌加肉桂、附子及乌鸡白凤丸、河车大造丸等。

用法：每日 1 剂，水煎。孕 1 号于月经干净后连服 7 剂；孕 2 号于月经周期中间连服 8 剂。经行期可随证加用调经药。

功效：孕 1 号调补阴阳，通利胞络，使阳施阴化，阴精充盈利于外泄；孕 2 号育肾温煦，温宫摄精，有助于胞胎受孕。

5. 中药人工周期助孕法五

组成：①调经 1 号：党参 12 克，枸杞子 12 克，女贞子 15 克，首乌 15 克，白术 9 克，白芍 9 克，枳壳 6 克。②调经 2 号：柴胡 9 克，赤芍 9 克，苏木 9 克，刘寄奴 9 克，生蒲黄 9 克，泽兰 12 克，白芍 12 克，牛膝 12 克，菟丝子 12 克，覆盆子 15 克，女贞子 15 克，益母草 30 克。③调经 3 号：熟地 12 克，白芍 12 克，仙茅 12 克，淫羊藿 12 克，枸杞子 12 克，女贞子 15 克，菟丝子 15 克，覆盆子 15 克，当归 9 克，川芎 9 克，五味子 9 克。④调经 4 号：当归 9 克，川芎 9 克，柴胡 9 克，桃仁 12 克，红花 9 克，熟地 12 克，白芍 12 克，牛膝 12 克，枳壳 6 克，桔梗 3 克，甘草 3 克，芒种草 30 克。

用法：日 1 剂，水煎。调经 1 号方于月经后第 10～14 天；调经 2 号方于月经后第 15～23 天；调经 3 号方于月经后第 24～28 天；调经 4 号方于行经期内服。

功效：调经 1 号方能促使阴血充盛，脾气健旺；调经 2 号方调理气血，兼补阴阳；调经 3 号方滋阴兼温养胞宫，使之易于受胎；调经 4 号方祛瘀生新。

【古方选录】

方药相关文字未加删减以保留原方原意，仅供读者参考。

1. 气血两亏型

（1）十全济阴丸（《济阴纲目》卷六）

组成：当归身（酒洗）120 克，熟地 120 克，香附子 120 克（童便煮），干山药 75 克，白术 75 克，枸杞子 60 克，人参 60 克，蕲艾叶 60 克（去梗、筋，同香附用陈醋、老酒煮一时，捣烂焙干），川芎 45 克，白芍 45 克，丹皮 45 克，紫石英 45 克（火煅淬），泽兰 30 克，紫河车 1 具（在净水内洗去秽血，用银针挑去紫筋）。

加减：月经过期而行，或少或不行，属血寒血少者，加桂心15克（夏月9克），炙黄芪30克；先期而来属血热者，加炒黄芩60克，酒制生地45克；腹痛者，加白芍30克；经将行而腹先痛者，加酒炒延胡索30克，陈皮24克，广木香15克，柴胡15克；经水行后作痛者，加炒干姜9克，白茯苓30克，桂心15克（夏月6克）；经行三五日后，腹中绵绵作痛，或淋漓不止者，加广木香15克，柴胡18克；经水紫色及黑色者，加黄芩30克，炒黄柏30克，酒制生地45克；过期行经而色淡者，肥人则有湿痰，加白茯苓30克，陈皮30克，苍术30克（米泔浸一宿，盐水炒），白术15克，减熟地30克；瘦人则血虚少，加桂心15克。

用法：上药咀片，同河车入砂锅内，用陈老酒750毫升、陈米醋250毫升、清白童便250毫升、米泔水750毫升和匀，倾入锅内，浮于药寸许，如尚少，再加米泔，盖密，用桑柴火慢煮，以河车溶化汁干为度。同取出，用石臼捣烂为饼，日晒夜露三昼夜，焙干为末，炼蜜捣和为丸，如梧桐子大。每服50丸，渐加至90丸，空腹时用淡盐汤送下。

功效：养血，益气，调经。用于气血两虚，月经不调，久不怀孕。

附注：服药期间，忌食生萝卜。

（2）八珍益母十全丸（《古今医统》卷八十四）

组成：益母草240克（五月五日，六月六日，俱可采，阴干，折去下半截连穗叶，石臼杵捣筛，为极细末），人参30克（饭上蒸），白术30克（饭上蒸），白茯苓30克（饭上蒸），炙甘草15克，当归身60克（酒浸），川芎15克，熟地60克（酒浸），白芍30克（醋炒），角沉香12克。

用法：上药各为极细末，炼蜜和丸，如梧桐子大。空腹时用蜜汤送下 90 丸，食干果子压之；不善吞者化开服，尤效。冬月酒下。

功效：用于气血两虚，月经不调，久不受孕，或妊娠胎动不安者。

（3）南岳魏夫人济阴丹（《太平惠民和剂局方》卷九）

组成：秦艽 60 克，石斛 60 克（去根，酒浸，焙），藁本 60 克（去芦），炙甘草 60 克，蚕布 60 克（烧灰），桔梗 60 克（炒），京墨 30 克（煅，醋淬，研），茯苓 30 克（去皮），人参 30 克（去芦），木香 30 克（炮），桃仁 30 克（去皮、尖，炒），熟地 120 克（洗过，酒蒸，焙），香附 120 克（炒，去毛），泽兰 120 克（去梗），当归 45 克（去芦），肉桂 45 克（去粗皮），干姜 45 克（炮），细辛 45 克（去苗），川芎 45 克，丹皮 45 克，山药 22.5 克，川椒 22.5 克（去目，炒），苍术 240 克（米泔浸，去皮），大豆黄卷 200 克（炒），糯米 500 克（炒）。

用法：上为细末，炼蜜搜和，每 30 克作 6 丸。每服 1 丸，细嚼，空腹时用温酒或醋汤送下。

功效：气血不足，冲任虚寒，久不生育。

（4）胜金丸（《古今医统》卷八十四）

组成：当归 30 克（酒洗），芍药 30 克，川芎 30 克，人参 30 克，白术 30 克（炒），白茯苓 30 克，炙甘草 30 克，白薇 30 克（酒洗），白芷 30 克，赤石脂 30 克，丹皮 30 克，延胡索 30 克，桂心 30 克，藁本 30 克，没药 30 克（除石脂、没药二味另研外，余皆一处磨罗），香附子 450 克（酒浸三日，炒香晒干为末）。

用法：上 16 味为末，炼蜜为丸，如弹子大，银器或瓷器封固收贮。空腹时用温酒化下 1 丸。服至 49 丸为 1 剂，以癸水调平，受妊为度。妊中三五日服 1 丸，产后二三日服 1 丸，醋汤下尤妙。

功效：妇人久虚无子，及产前产后一切病患；男子下虚无力；积年气血亏虚，手足麻痹，半身不遂，赤白带下，血如山崩。

（5）养真丸（《妇人全真良方》卷九）

组成：鹿茸 60 克，当归 60 克，肉苁蓉 60 克，禹余粮 60 克，菟丝子 60 克，覆盆子 60 克，熟地 60 克，紫石英 60 克，桑螵蛸 60 克，五味子 30 克，真琥珀 30 克，白芍 30 克，川芎 30 克，桑寄生 30 克，卷柏 30 克，艾叶 30 克，川姜 30 克，白茯苓 30 克，人参 30 克，牡蛎 30 克，酸枣仁 30 克，钟乳粉 120 克。

用法：上为细末，酒煮面糊为丸，如梧桐子大。每服 50 丸，空腹时温酒送下，日三服，服药后吃粥饭压之。屡试甚验。

功效：用于气血两虚，阴阳不能升降，久不妊娠者。

（6）调经种玉汤（《万氏女科》卷二）

组成：当归 12 克（酒洗），吴茱萸 12 克（炒），川芎 12 克，香附 18 克（炒），熟地 18 克，白芍 9 克（酒炒），白茯苓 9 克（去皮），丹皮 9 克，延胡索 9 克，陈皮 9 克。

加减：若过期而经水色淡者，乃血虚有寒，加官桂、炒干姜、熟艾各 6 克；若先期三五日色紫者，血虚有热，加黄芩 9 克。

用法：上药作四剂。每剂用生姜 3 片，水 375 毫升，煎至 250 毫升，空腹时温服。滓再煎，临卧服。待经至之日服起，每日 1 次。

功效：养血活血，行气调经。血虚挟滞不孕，脉涩弦者。

（7）毓麟珠（《景岳全书》卷五十一）

组成：人参 60 克，白术 60 克（土炒），芍药 60 克（酒炒），杜仲 60 克（酒炒），鹿角霜 60 克，川椒 60 克，川芎 30 克，炙甘草 30 克，当归 120 克，熟地 120 克（蒸，捣），菟丝子

120 克（制）。

加减：如男子制服，加枸杞子、胡桃肉、鹿角胶、山药、山茱萸、巴戟天各 60 克。

用法：上药为末，炼蜜丸，弹子大。每服 1～2 丸，空腹时用酒或白汤送下。亦可为小丸吞服。

功效：用于气血俱虚，经脉不调，或断续，或带浊，或腹痛，或饮食不甘，瘦弱不孕。

（8）毓麟固本膏（《清太医院配方》）

组成：杜仲 120 克，熟地 120 克，附子 120 克，肉苁蓉 120 克，牛膝 120 克，补骨脂 120 克，续断 120 克，官桂 120 克，甘草 120 克，生地 45 克，大茴香 45 克，小茴香 45 克，菟丝子 45 克，天麻子 45 克，紫梢花 45 克，鹿角 45 克，羊腰子 1 对，赤石脂 30 克，龙骨 30 克，麻油 4000 毫升，黄丹 1500 克，雄黄 30 克，丁香 30 克，沉香 30 克，木香 30 克，乳香 30 克，没药 30 克，麝香 1 克，阳起石 1.5 克。

用法：先用麻油熬前 20 味，熬枯去滓，入黄丹，最后下余药搅匀成膏。妇人贴脐上，男子贴两肾俞及丹田穴，汗巾缚住，半月一换。

功效：温肾填精，通血脉，利关节。用于下元虚冷，虚劳不足，阳痿不举，举而不坚，遗精盗汗，久无子嗣，下淋白浊，腰疼腿痛，手足顽麻，半身不遂，小肠疝气，单腹胀满及妇人不孕。

2. 血虚型

（1）大补丸（《丹溪心法》卷四十五）

组成：天冬（去心）、麦冬（去心）、菖蒲、茯苓、人参、益智仁、枸杞子、地骨皮、远志肉等份。

用法：上为细末，炼蜜为丸，如梧桐子大。空腹时用酒送下 30 丸。

功效：妇人瘦弱，血少不能受孕者。

（2）延龄育子丸（《医便》卷一）

组成：天门冬150克（去心），麦门冬150克（去心），淮生地150克，淮熟地150克（肥大沉水者），人参150克（去芦），甘州枸杞子150克（去梗），菟丝子150克（洗净，酒蒸，捣饼晒干），川巴戟150克（去心），川牛膝150克（去芦，酒洗），白术150克（陈土炒），白茯苓150克（去皮，牛乳浸，晒），白茯神150克（去皮、心，人乳浸，晒），鹿角胶150克（真者），鹿角霜150克，柏子仁150克（炒，去壳），山药150克（姜汁炒），山茱萸150克（去核），肉苁蓉150克（去内心、膜），莲蕊150克（开者不用），沙苑蒺藜150克（炒），酸枣仁60克（炒），北五味子60克（去梗），石斛60克（去根），远志60克（去芦，甘草、灯心汤泡，去心）。

用法：上24味，各制净为末，将鹿胶以酒化开，和炼蜜为丸，如梧桐子大。男人每服90丸，女人每服80丸，空腹时滚白汤下。

功效：用于血虚，不能孕育。

附注：服药期间，忌食煎、炙、葱、蒜、萝卜。

（3）柏子建宫丸（《医略六书》卷二十七）

组成：熟地90克，当归90克（酒炒），阿胶90克（麸炒），白芍45克（酒炒），艾叶45克（醋炒），川芎24克（炒）。

用法：上药研末，炼蜜为丸。每次9克，用温酒送下。

功效：用于妇女血虚宫冷，不孕，脉数濡弦微涩者。

（4）养精种玉汤（《傅青主女科》卷上）

组成：熟地30克（九蒸），当归15克（酒洗），白芍15克（酒炒），山萸肉15克（蒸熟）。

用法：水煎服。3个月有效。

功效：肾亏血虚，身体瘦弱，久不受孕。

（5）滋血汤（《妇人大全良方》卷二引胡氏方）

组成：当归 60 克，川芎 60 克，芍药 60 克，人参 60 克，麦冬 60 克，丹皮 60 克，阿胶 60 克，琥珀 22 克（别研），酸枣仁 30 克（炒），粉草 30 克，桂心 30 克，半夏曲 45 克。

用法：上为粗末。每服 9 克，用水 150 毫升，加生姜 3 片，煎至 105 毫升，去滓温服，每日 3 次。

功效：滋荣养血。妇人诸虚，血海久冷。

3. 肝气郁结型

开郁种玉汤（《傅青主女科》卷上）

组成：白芍 30 克（酒炒），香附 9 克（酒炒），丹皮 9 克（酒洗），茯苓 9 克（去皮），当归 15 克（酒洗），白术 15 克（土炒），天花粉 6 克。

用法：水煎服。

功效：疏肝解郁，调经种子。用于妇人肝气郁结所致的不孕症。

4. 子宫虚寒型

（1）艾附暖宫丸（《仁斋直指附遗》卷二十六）

组成：艾叶 90 克（大叶者，去枝、梗），当归 90 克（酒洗），香附子 180 克（去毛）（俱要合时采摘，用醋 1000 毫升，以石罐煮一昼夜，捣烂为饼，慢火焙干），吴茱萸 60 克（去枝、梗），川芎 60 克（雀脑者），白芍 60 克（酒炒），黄芪 60 克（取黄色，白色软者），续断 45 克（去芦），生地 30 克（酒洗，焙干），官桂 15 克。

用法：共为细末，米醋打糊为丸，如梧桐子大。每服 50～70 丸，空腹时用淡醋汤送下。

功效：温经暖宫，养血安胎。用于妇人子宫虚冷，带下白浊，面色萎黄，四肢疼痛，倦怠无力，饮食减少，月经不调，血无颜色，肚腹时痛，久无子息。

附注：服药期间，忌恼怒、生冷。

（2）吉祥丸（《备急千金要方》卷二）

组成：天麻30克，五味子60克，覆盆子60克，桃花60克，白术60克，川芎60克，菟丝子60克，楮实子60克，生地30克，茯苓30克，丹皮30克，柳絮30克，桂心30克，桃仁100枚。

用法：上药为末，炼蜜为丸，如豆大。每服5丸，空腹时用白水或酒送服，每日2次。

功效：用于子宫虚冷之不孕。

（3）秦桂丸（《妇人大全良方》卷九）

组成：秦艽22克，桂心22克，杜仲22克，防风22克，厚朴22克，附子45克（生），白茯苓45克，白薇15克，干姜15克，沙参15克，牛膝15克，半夏15克，人参30克，细辛67.5克。

用法：上14味，并生碾为细末，炼蜜为丸，如赤豆大。每服30丸，空腹时用醋汤或米饮送下。未效更加丸数。已觉有孕，便不可服。

功效：用于子宫虚冷之不孕。

（4）紫石英丸（《太平圣惠方》卷七十）

组成：紫石英60克（细研，水飞过），细辛30克，厚朴30克（去粗皮，涂生姜汁，炙令香熟），川椒30克（去目及闭口者，微炒出汗），桔梗30克（去芦头），鳖甲45克（生用），防风30克（去芦头），川大黄30克（锉碎，微炒），附子30克（炮裂，去皮、脐），硫黄30克（细研），牡蒙22克，人参22克（去芦头），桑寄生22克，半夏15克（汤洗七遍，去滑），白僵蚕15克（微炒），续断15克，紫菀15克（洗，去苗、土），杜蘅15克，牛膝15克（去苗），白薇30克，当归30克（锉碎，微炒），桂心30克。

用法：上药捣罗为末，炼蜜和捣五七百杵，丸如梧桐子大。每于空腹时以温酒送下 30 丸。

功效：温补冲任。用于妇人子脏久积风冷，阴阳不能施化，以致久不受孕者。

（5）紫石英天门冬丸（《备急千金要方》卷四）

组成：紫石英 120 克，天冬 120 克，禹余粮 120 克，芜荑 60 克，乌头 60 克，苁蓉 60 克，桂心 60 克，甘草 60 克，五味子 60 克，柏子仁 60 克，石斛 60 克，人参 60 克，泽泻 60 克，远志 60 克，杜仲 60 克，蜀椒 30 克，卷柏 30 克，桑寄生 30 克，石楠 30 克，茯苓 30 克，当归 30 克，乌贼骨 30 克。

用法：上 22 味，研为末，蜜和为丸，如梧桐子大。用酒送服 20 丸，每日 2 服，加至 40 丸。

功效：温养胞宫，滋血生精。用于妇女子宫虚冷，经常流产，或素患心痛，月水都未曾来者。

（6）温中汤（《医学衷中参西录》上册）

组成：生山药 24 克，当归身 12 克，乌附子 6 克，肉桂 6 克（去粗皮，后入），补骨脂 9 克（炒，捣），小茴香 6 克（炒），核桃仁 6 克，紫石英 24 克（煅，研），真鹿角胶 6 克（另研，同服）。

用法：日 1 剂，水煎服。

功效：用于子宫虚冷不孕。

（7）温胞散（《辨证录》卷十一）

组成：人参 9 克，杜仲 9 克，菟丝子 9 克，芡实 9 克，山药 9 克，肉桂 6 克，附子 9 克，白术 30 克，巴戟天 30 克，补骨脂 6 克。

用法：日 1 剂，水煎服。

功效：温肾暖胞，调补冲任。用于妇人胞宫寒冷不孕。

5. 冲任不调型

加味种子四物汤（《医略六书》卷二十七）

组成：熟地 15 克，当归 9 克，白术 4.5 克（炒），白芍 4.5

克（炒），茯苓 4.5 克，川芎 3 克，阿胶 9 克（面炒），续断 9
克，香附 6 克（酒炒），炙甘草 1.5 克。

用法：日 1 剂，水煎，去滓，冲炒黄砂仁末 1.5 克，温服。

功效：调补冲任。用于冲任两虚，不孕，脉虚涩者。

6. 肾阳亏虚型

（1）老龙丸（《普济方》卷二一九）

组成：母丁香 60 克，紫梢花 60 克，肉苁蓉 60 克（酒浸），
菟丝子 60 克（酒浸），蛇床子 60 克，巴戟天 60 克，淫羊藿 60
克，白茯苓 60 克（去皮），远志 60 克（去心），八角茴香 60
克，灯草 6 克，荜澄茄 30 克，胡桃肉 30 克，车前子 30 克，萆
薢 30 克，马蔺花 30 克（酒浸），牡蛎 30 克（火烧，炒六次），
韭子 30 克，木通 30 克（酒浸），干漆 90 克（炒去烟），山茱萸
45 克，补骨脂 45 克（酒浸），全蝎 45 克，桑螵蛸 45 克（酒
浸），龙骨 45 克，熟地 150 克，当归 15 克，沉香 15 克，木香 15
克，大蜘蛛 7 个。

用法：上为细末，炼蜜为丸，如梧桐子大。每服 30 丸，空
腹时用温酒送下。

功效：用于肾阳亏虚之不孕。

（2）黑锡丹（《太平惠民和剂局方》卷五引桑君方）

组成：沉香（镑）30 克，附子 30 克（炮，去皮、脐），胡
芦巴 30 克（酒浸，炒），阳起石 30 克（研细，水飞），茴香 30
克（舶上者，炒），补骨脂 30 克（酒浸，炒），肉豆蔻 30 克
（面裹，煨），金铃子 30 克（蒸，去皮、核），木香 30 克，肉桂
15 克（去皮），黑锡 60 克（去滓），硫黄 60 克（透明者，结砂
子）。

用法：上药于黑盏或新铁铫内，如常法结黑锡、硫黄砂子，
地上出火毒，研令极细。余药并杵，罗为细末，都一处和匀入
研，自朝至暮，以黑光色为度。酒糊为丸，如梧桐子大。阴干入

布袋内，擦令光莹。每服 30～40 粒，空腹时用姜、盐汤或枣汤送下，妇人用艾、醋汤送下。

功效：温壮下元，镇纳浮阳。用于真阳不足，肾不纳气，不孕。

（3）暖宫丸（《太平惠民和剂局方》卷九）

组成：生硫黄 180 克，禹余粮 270 克（醋淬，手拈为度），赤石脂 90 克（火煅红），附子 90 克（炮，去皮、脐），海螵蛸 90 克（去壳）。

用法：上为细末，以醋糊和丸，如梧桐子大。每服 15～20 丸，空腹时用温酒或淡醋汤送下。

功效：助阳暖宫。用于冲任虚损，元阳不足，下焦久冷，月经不调，崩漏带下，宫寒不孕。

（4）固精益肾暖脐膏（《摄生秘剖》卷四）

组成：韭子 30 克，蛇床子 30 克，大附子 30 克，肉桂 30 克，川椒 90 克，真麻油 1000 克，抚丹（飞净者）360 克，倭硫黄 30 克，母丁香 3 克，麝香 9 克（各研），独蒜 1 枚（捣烂）。

用法：将前五味用香油浸半月，入锅内熬至枯黑，滤去滓，入丹再熬至滴水成珠，捻软硬适中即成膏。用时以大红缎如酒杯口大，将倭硫、丁、麝末用蒜捣烂为丸，如豌豆大，按于膏药内贴脐。

功效：用于肾阳亏虚之不孕。

7. 脾肾两亏型

（1）先天归一汤（《古今医鉴》卷十一）

组成：人参 24 克，牛膝 24 克（酒炒），白术 30 克（麸炒），白茯苓 30 克（去皮），生地 30 克（酒洗），甘草 12 克，川芎 12 克，当归 36 克，白芍 24 克，砂仁 21 克（炒），香附 21 克，半夏 21 克（汤泡），丹皮 21 克（去骨），陈皮 18 克。

加减：子宫久冷不孕，加干姜、肉桂各 15 克；子宫太热，

加黄柏、知母、柴胡各 18 克；白淫、白带、白浊时下，加白
芷 30 克，升麻 15 克，或倍半夏；肥人痰盛，迷塞子宫，加南
星、三棱各 18 克；经水将行，小腹作痛，加桃仁、红花各 12
克，未效去人参，加五灵脂 18 克（半炒，半生用），乳香 9
克；经行后作疼者，加熟地 18 克，当归 24 克，五味子 9 克；
腹下有痞，去牛膝，加三棱、莪术各 18 克，桃仁、枳实各 15
克；经水前期而至，加黄芩 15 克，炒蒲黄 15 克；经水过期而
至，加干姜、丹皮各 15 克；经水崩漏不止，加莲蓬壳灰 15
克，白芷 24 克，猪骨头灰 18 克，熟艾 9 克，黄芩 15 克；室
女经脉涩滞不通，天癸不调，前方内加刘寄奴 18 克，不应，
加卫茅（即鬼箭羽）9 克。

　　用法：上 14 味，均分作 10 剂。每服 1 剂，加生姜 3 片，用
水 400 毫升煎，空腹服。滓再煎，临卧时服。经未行前服 5 剂，
经后服 5 剂。此药尽即效。

　　功效：用于脾肾两亏之不孕。

　　（2）龟鹿二仙胶（《医便》卷一）

　　组成：鹿角 5000 克（用新鲜麋鹿杀取角，马鹿角不用，去
角脑梢骨 6.6 厘米，绝断劈开，净用），龟板 2500 克（去弦，
洗净，捶碎），人参 450 克，枸杞子 900 克。

　　用法：鹿角、龟板二味，袋盛，放长流水内浸三日，用铅
坛 1 只（如无铅坛，底下放铅一大片亦可），将角并板放入坛
内，用水浸高 10～15 厘米，黄蜡 90 克封口，放大锅内，桑柴
火煮七昼夜。煮时坛内一日添热水一次，勿令沸起。锅内一昼
夜添水五次，候角酥取出，洗滤交净去滓（其滓即鹿角霜，龟
板霜），将清汁另放。人参、枸杞子用铜锅加水 9000 毫升，熬
至药面无水，以新布绞取清汁。将渣置石臼中捣细，用水 3500
毫升，又熬如前；又滤又捣又熬，如此三次，以滓无味为度，
将前龟、鹿汁并参、杞汁和入锅内，文火熬至滴水成珠不散，

乃成胶也。候至初十日起，日晒夜露至十七日，七日夜满，采日精月华之气。如本月阴雨缺几日，下月补晒如数。放阴凉处风干。每服初起4.5克，十日加1.5克，加至9克止，空腹时用酒化下。

功效：填补精血，益气壮阳。用于脾肾两亏之不孕。

禁忌：脾胃虚弱者忌用。

8. 诸虚不足型

补宫丸（《杨氏家藏方》卷十五）

组成：鹿角霜、白术、白茯苓（去皮）、香白芷、白薇、山药、白芍、牡蛎（煅）、乌贼鱼骨等份。

用法：上药为细末，面糊为丸，如梧桐子大。每服30丸，空腹时用温米饮送下。

功效：妇人诸虚不足，久不妊娠，骨热形羸，腹痛下利，崩漏带下。

9. 痰湿壅阻型

启宫丸（《医方集解》）

组成：川芎30克，白术30克，半夏曲30克，香附30克，茯苓15克，神曲15克，橘红3克，甘草3克。

用法：上药研末，以粥为丸。每次用白开水冲服10克。

功效：妇人体肥痰盛，子宫脂满，不能孕育者。

10. 心肾亏虚型

种子奇方（《先醒斋医学广笔记》卷二）

组成：柏子仁（去油者，好酒浸一宿，砂锅上蒸，捣烂如泥）、鲜鹿茸（火燎去毛净，酥炙透。如带血者，须慢火，防其皮破血走，切片为末）等份。

用法：二药捣极匀，炼蜜丸，如梧桐子大。空腹时用淡盐汤送下9克。

功效：虚弱不孕、不育。

11. 肾阴亏虚型

种子大补丸（《医学入门》卷七）

组成：人参 120 克，麦冬 120 克，生地 120 克，杜仲 120 克，巴戟天 120 克，沙苑白蒺藜 120 克，天冬 120 克，枸杞子 120 克，黄柏 120 克，白茯神 120 克，白术 120 克，白芍 120 克，牛膝 150 克，当归 150 克，黑桑椹 150 克，芡实 150 克，龙眼肉 150 克，鹿角胶 150 克。

用法：上药为末。用雄鹿血和蜜为丸，如梧桐子大。每服 50 丸，空腹时用温酒或盐汤送下。

功效：阳痿，遗精，久不生育。

12. 下焦寒湿型

暖宫定痛汤（《刘奉五妇科经验》）

组成：橘核 9 克，荔枝核 9 克，小茴香 9 克，胡芦巴 9 克，延胡索 9 克，五灵脂 9 克，川楝子 9 克，制香附 9 克，乌药 9 克。

用法：水煎服。

功效：暖宫散寒，行气活血，化瘀定痛。用于下焦寒湿，气血凝结，慢性盆腔炎或不孕。

13. 气滞血瘀型

毓麟丸（《仙拈集》卷三）

组成：丹参 90 克，香附 60 克，川芎 60 克，当归 60 克，白芍 60 克，茯苓 60 克，丹皮 60 克，益母草 60 克。

用法：上为细末，炼蜜为丸。每服 9 克，空腹时用龙眼肉汤下。

功效：用于女子不孕。

【当代妙方精选】

1. 调周方（王桂枝·《中医药研究》1997，13）

组成：①不孕症 1 号：当归、白芍、生地、枸杞子、女贞子、旱莲草、桃仁、红花、甘草。②不孕症 2 号：黄芪、当归、生地、川芎、丹参、巴戟天、枸杞子、女贞子、旱莲草。③不孕症 3 号：党参、当归、白芍、川芎、杜仲、川断、寄生、仙茅、淫羊藿、巴戟天。

用法：月经来潮当日开始依次用不孕症 1 号、不孕症 2 号、不孕症 3 号，均日 1 剂，水煎服。各用 5 剂，3 个月为 1 疗程。用 3 号方的第 2、5 日房事各 1 次。用 3 个疗程。

2. 调周方（钟柏茹·《广西中医》1998，21）

组成：经后期用养血调冲汤：熟地 12 克，寄生 12 克，菟丝子 12 克，枸杞子 12 克，旱莲草 12 克，制首乌 12 克，山茱萸 12 克，山药 15 克，当归 9 克，甘草 6 克。

加减：肾阳虚加肉苁蓉、巴戟天、鹿角霜；湿热内蕴去熟地，加苍术、菖蒲、胆南星；肝气郁滞加柴胡、香附、菊花；瘀滞胞宫去熟地，加丹参、益母草、鸡血藤。排卵前期用养血调冲汤，加牛膝 10 克，茺蔚子 12 克。排卵后期用养血调冲汤，加锁阳 12 克，巴戟天 10 克。月经期：当归 9 克，白芍 9 克，川芎 6 克，香附 6 克，牛膝 10 克，丹参 12 克，鸡血藤 12 克，益母草 15 克。

用法：日 1 剂，水煎服。无排卵用克罗米芬 50～100 毫克，日顿服，月经第 5 日起口服，用 5 日；黄体不全用克罗米芬口服同上，并排卵后第 4、6、8 日用促性腺激素 1000～2000 单位，肌肉注射；泌乳素膏用溴隐亭 2.5 毫克，日 2 次口服。3 个月经周期为 1 疗程。

3. 调周方（赵琳·《江苏中医药》1998，29）

组成：当归 10 克，香附 10 克，郁金 10 克，桃仁 10 克，红花 10 克，菟丝子 12 克，紫河车 12 克，淫羊藿 15 克。

加减：经后期加首乌、赤芍、茺蔚子、女贞子；经间期加柴胡、丹参、泽兰；经前期加赤芍、香附、补骨脂、龟板。

　　用法：日 1 剂，水煎服。每个月经周期用 20 日，3 个周期如排卵，第 4 个周期第 7 日开始加用大黄胶囊 1 克，日 2 次口服，用 7 日；连续 2 个周期排卵，改用四物汤（当归 12 克，川芎 9 克，赤芍、白芍、生地、熟地、黄精各 15 克，金樱子 10 克）。并从周期第 5 日开始用克罗米芬 50 毫克，用 5 日；第 14、16、18 日，均用绒毛膜促性腺激素 3000 单位，日肌注；甲状腺片 40 毫克，维生素 E 300 毫克，维生素 C 600 毫克，叶酸 30 毫克，日 1 次口服，用 20 日。

　　4. 顺序法方（李静，等·《山西中医》1996，12）

　　组成：①经前 10 日用通卵受孕汤加减：当归 9 克，三棱 9 克，莪术 9 克，炒蒲黄 9 克，五灵脂 9 克，穿山甲 9 克，荔枝核 6 克，延胡索 6 克，川芎 6 克，赤芍 6 克，官桂 3 克，干姜 3 克，炒小茴香 3 克。②经后 3 日用养精种子汤加减：黄芪 9 克，当归 9 克，茯苓 9 克，川断 9 克，香附 9 克，寄生 9 克，焦白术 9 克，炒白芍 9 克，女贞子 9 克，党参 6 克，川芎 6 克，巴戟天 6 克，赤芍 15 克，甘草 3 克。

　　用法：日 1 剂，水煎服，经前 10 日连用 10 天，经后 3 日连用 6 天。并予经后第 3 日，用糜蛋白酶 5 毫克，氢化可的松 10 毫克，卡那霉素（有腹膜结核史用链霉素）0.5 毫克，加生理盐水 20 毫升，缓缓注入输卵管内，隔日 1 次，5 次为 1 疗程。

　　5. 分二型方（桑海莉，等·《山东中医药杂志》1996，15）

　　组成：①肾虚肝郁型：柴胡 10 克，白芍 10 克，当归 10 克，仙茅 10 克，淫羊藿 10 克，山药 15 克，桑寄生 15 克，川续断 15 克，川牛膝 15 克，穿山甲 6 克，青皮 6 克，陈皮 6 克，木香 9 克。②气滞血瘀型：柴胡 9 克，丹参 30 克，红藤 18 克，桃仁 10 克，红花 10 克，当归 10 克，赤芍 10 克，川芎 10 克，泽兰 10 克，香附 12 克，水蛭 12 克，路路通 12 克。

　　加减：随症加减。

用法：日 1 剂，水煎服。经后 5 日，辨证选项取腰阳关、命门、肾俞、气冲、章门、中极，推拿，隔日 1 次；经前 5～6 日，隔姜（用小茴香水浸泡 30 分钟）灸神阙，每次 20 分钟，日 1 次。经期停用。输卵管不通者行输卵管通液术。幼稚子宫、月经稀发偏肾虚用小剂量西药周期治疗 1 个月。3 个月经周期为 1 疗程。

6. 分三型方（赵德昌，等·《上海中医药杂志》1997，8）

组成：①肝肾不足型用右归饮加减：熟地 40 克，附子 10 克，肉桂 10 克，山药 20 克，杜仲 20 克，当归 20 克，枸杞子 20 克，菟丝子 20 克，山萸肉 20 克，鹿角胶 20 克（烊化）。②瘀血凝滞型用桃红四物汤加味：当归 15 克，桃仁 15 克，红花 15 克，赤芍 10 克，生地 10 克，川芎 10 克。③肝气郁结型用柴胡汤加减：柴胡 30 克，郁金 10 克，丹参 10 克，当归 10 克，香附 15 克，赤芍 15 克，益母草 15 克。

加减：随症加减。

用法：日 1 剂，水煎服。

功效：用于流产术后不孕症。

7. 分四型方（孙惠霞·《陕西中医》1998，19）

组成：①宫寒型用何氏坤育灵胶囊 1 号：当归 12 克，川芎 12 克，白术 12 克，茯苓 12 克，桂枝 12 克，吴茱萸 12 克，胡芦巴 12 克，小茴香 12 克，合欢皮 30 克，淫羊藿 30 克，石楠叶 15 克，赤芍 15 克，干姜 10 克，生甘草 6 克。②血瘀型用何氏坤育灵胶囊 2 号：当归 12 克，川芎 12 克，乳香 12 克，没药 12 克，延胡索 12 克，皂角刺 12 克，路路通 12 克，王不留行 12 克，蒲公英 30 克，合欢皮 30 克，淫羊藿 30 克，红藤 30 克，石楠叶 15 克，生甘草 6 克。③肾虚型用何氏坤育灵胶囊 3 号：生地 12 克，熟地 12 克，山萸肉 12 克，菟丝子 12 克，枸杞子 12 克，紫河车 15 克，石楠叶 15 克，鹿寿草 15 克，黄芪 30 克，仙茅 30 克，合欢皮 30 克，淫羊藿 30 克，生甘草 6 克。④肝郁型用何氏坤育灵胶囊 4 号：当归 12 克，白术 12 克，白芍 12 克，茯苓 12 克，柴胡 12 克，香附 12 克，川芎 12 克，郁金 12 克，枳壳 15 克，石楠叶 15 克，合欢皮 30 克，淫羊藿 30 克，益母草 30 克，生甘草 6 克。

用法：制成胶囊剂。每次 6 粒，日 3 次口服。酌情配合汤剂。

8. 分四型方（何少山·《不孕专辑》）

组成：①瘀阻胞宫型用血竭化症汤：血竭、乳香、没药、桃仁、水蛭、五灵脂、制大黄、皂角刺、穿山甲、土鳖虫、鹿角片。②肾督虚损型用复方龟鹿二仙汤：鹿角片、炙龟板、仙茅、淫羊藿、制巴戟天、续断、紫石英、熟地、当归、赤芍、香附、紫河车。酌情加减活血散瘀或理气通络或温经散寒之品。③肝郁血滞型用养血疏肝汤：柴胡、郁金、香附、当归、赤芍、白芍、合欢皮、绿萼梅、小茴香、荔枝核、吴茱萸、小胡麻。④痰瘀互结型用温经导痰汤：官桂、苍术、香附、花椒、泽兰、山楂、泽泻、鹿角片、淫羊藿、姜半夏、胆南星、鸡内金、保和丸。

用法：日 1 剂，水煎服。

9. 分五型方（罗元恺·《不孕专辑》）

组成：

（1）肾虚型

肾阳虚用右归丸加味：熟地、附子、杜仲、当归、肉桂、山药、菟丝子、枸杞子、鹿角胶、山萸肉、淫羊藿、艾叶。无排卵，偏于肾阳虚甚者，加促排卵汤：菟丝子、巴戟天、淫羊藿、枸杞子、当归、党参、熟地、附子、炙甘草。

肾阴虚用左归丸：熟地、山药、枸杞子、菟丝子、山萸肉、鹿角胶、淮牛膝、金樱子、女贞子、桑寄生、地骨皮；或左归饮：地黄、山药、茯苓、山萸肉、枸杞子、炙甘草、金樱子、女贞子、桑寄生、地骨皮。

阴阳俱虚：参照上列各方斟酌应用。

（2）气血虚弱型：八珍汤加菟丝子、杜仲、鹿角胶、淫羊藿、何首乌。偏血虚者，加枸杞子、红枣；偏气虚者，加黄芪。

（3）气滞血瘀型：偏热者，用丹栀逍遥散合金铃子散加减：去白术，加青皮、五灵脂、穿破石；偏寒者，用少腹逐瘀汤：干姜、桂枝、没药、小茴香、川芎、当归、芍药、延胡索、五灵脂、蒲黄，加穿山甲、皂角刺、青皮等。

（4）肝气郁结型：开郁逐瘀汤加减：当归、香附、白术、茯苓、丹皮，去花粉，加郁金、合欢花（或皮）、白芍、女贞子等。

（5）痰湿内阻型：苍附导痰丸合四物汤加减：苍术、香附、茯苓、枳壳、神曲、橘红、胆南星、甘草、姜汁、白术、艾叶。

用法：日 1 剂，水煎服。

10. 分五型方（王子瑜·《不孕专辑》）

组成：

（1）肾气亏虚型：淫羊藿、巴戟天、泽兰叶、菟丝子、覆盆子、茺蔚子、五味子、枸杞子、当归、熟地、白芍、川芎、紫河车。中成药用五子衍宗丸、河车大造丸、定坤丹（用于肾精亏损，血虚宫寒不孕）。

（2）血虚型：当归、白芍、生地、川芎、茺蔚子、山萸肉、鹿角胶、河车丸。中成药用河车大造丸（经后服），乌鸡白凤丸（月经中后期服）。

（3）肝郁气滞型：柴胡、郁金、当归、白芍、熟地、丹参、橘叶、制香附、梭罗子、合欢皮、路路通。乳头作痒者，加青皮、蒲公英。中成药用丹栀逍遥丸、八宝坤顺丸。

（4）痰湿阻滞型：淫羊藿、仙茅、鹿角霜、菟丝子、覆盆子、胆南星、制香附、制山楂、半夏、茯苓、枳壳、苍术、白术、川芎、泽兰。

（5）血瘀型：桂枝、茯苓、桃仁、赤芍、丹参、三棱、莪术、海藻、石见穿、刘寄奴。若肌瘤出血量多，伴有大血块时去三棱、莪术，加三七粉、马齿苋、炒棉子；卵巢囊肿者，加猪苓、醋炒芫花（3克）。

用法：日1剂，水煎服。

11. 毓麟四法方（王耀廷·《不孕专辑》）

组成：①温肾暖宫法：当归25克，白芍25克，巴戟天25克，桂枝15克，香附15克，补骨脂15克，石菖蒲15克，菟丝子30克，核桃仁30克，紫石英50克，鹿角霜50克。②疏肝解郁法：当归25克，白芍25克，茯苓25克，夏枯草25克，郁金20克，天花粉20克，柴胡15克，白芥子15克，路路通10克，紫石英50克，王不留行50克。③行气化瘀法：生黄芪15克，白术15克，知母15克，三棱15克，穿山甲15克，䗪虫15克，路路通15克，白术15克，桂枝10克，天花粉20克，莪术20克，赤芍25克，丹参25克。④健脾豁痰法：苍术20克，茯苓20克，香附15克，陈皮15克，川牛膝15克，胆南星15克，桂枝10克，鹿角霜50克，紫石英50克。

用法：①日1剂，水煎服；②自觉乳房胀痛即开始服药至经行停药，经后于逍遥丸调理；③经前4天开始服药，经期亦照常服用，经净后服七制香附丸或大黄䗪虫丸。

12. 三步法方（秦志灵，等·《新中医》1993，25）

组成：从行经开始，第1、2日用清宫汤：制大黄30克，益母草120克，赤芍12克，丹皮12克，桃仁12克，红花12克，香附10克。第5、6、7日用益肾固冲汤：当归15克，淮山药15克，黄芪15克，女贞子20克，菟丝子20克，覆盆子20克，肉苁蓉10克，巴戟天10克，枳壳10克。第12、13、14日用通络促卵汤：当归 15 克，川芎 15 克，桃仁 15 克，红花 15 克，肉苁蓉 20 克，紫石英 30 克，阳起石 30 克，柴胡 10 克。

加减：经行少腹冷痛加艾叶、肉苁蓉、小茴香、延胡索；腰痛加杜仲、寄生、续断；乳胀加郁金、青皮、瓜蒌；输卵管不通加炒山甲、通草、橘络；附件炎加金银花、红藤、橘络各 30 克，败酱草、地丁草、蒲公英、炒山甲各 40 克。

用法：日 1 剂，水煎服，药渣趁热敷下腹部。

13. 子宫虚寒型

鹿胎膏（《北京市中药成方选集》）

组成：鹿茸 1 具，党参 7500 克（去芦），黄芪 5000 克，鹿肉 50000 克，生地 2500 克，当归 2500 克，紫河车 5 具，熟地 2500 克，升麻 600 克，龙眼肉 1200 克。

用法：上药切碎，水煎 3 次，分次过滤去滓，滤液合并，用文火煎熬，浓缩至膏状；另对鹿角胶 5000 克，蜂蜜 5000 克装瓶。每服 9～15 克，每日 2 次，温开水冲服。

功效：益肾填精，大补元气。用于妇女子宫虚寒，久不孕育。

14. 宫寒型

（1）温经汤（傅再希·《不孕专辑》）

组成：红参 10 克，当归 10 克，川芎 6 克，阿胶 10 克（烊化），白芍 10～12 克，丹皮 6～10 克，桂枝尖 6～10 克，姜半夏 10 克，麦冬 10～12 克，甘草 6 克，生姜 3 片。

用法：日 1 剂，水煎服。

功效：温经祛瘀，扶正祛邪。用于宫寒型不孕。

（2）补肾暖宫汤（费秋月·《浙江中医杂志》1994，29）

组成：巴戟天 12 克，山茱萸 12 克，熟地 12 克，菟丝子 12 克，黄精 12 克，枸杞子 12 克，仙茅 12 克，淫羊藿 12 克，当归 12 克。

加减：痛经，本方用至排卵期，于经前期起去枸杞子、菟丝子，加制香附、川芎、红花，至经期结束；经前乳房胀痛去仙茅、淫羊藿、巴戟天，加柴胡、赤芍、夏枯草、望江南、青皮；经水短期去仙茅、淫羊藿，加墨旱莲、女贞子。

用法：用于月经周期。日 1 剂，水煎服。2 个月为 1 疗程。

功效：温经祛瘀，扶正祛邪。用于宫寒型不孕。

（3）调经种玉汤（孔祥运·《湖北中医杂志》1996，18）

组成：当归 12 克，川芎 12 克，吴茱萸 12 克，熟地 15 克，香附 15 克，白芍 10 克，白茯苓 10 克，陈皮 10 克，丹皮 10 克，延胡索 10 克。

加减：月经后期、经色淡加官桂、炒干姜、熟艾叶；月经先期加黄芩。

用法：经期日 1 剂，水煎服。1 个月经周期为 1 疗程。

功效：温经祛瘀，扶正祛邪。用于宫寒型不孕。

（4）温胞饮加减（朱惠英，等·《福建中医学院学报》1997，7）

组成：生晒参 15 克（或人参 6 克），杜仲 15 克，巴戟天 10 克，白术 10 克，补骨脂 10 克，仙茅 10 克，淫羊藿 10 克，淮山药 24 克，菟丝子 12 克，肉苁蓉 12 克，肉桂 0.2 克（或桂枝 5 克）。

加减：随症加减。

用法：黄体期小于 12 日（或 BBT 呈典型双相，或升高幅度小于 0.4℃）、无排卵于月经第 14 日开始，分别 2、1 日 1 剂水煎空腹服；分别 5～7、8～10 剂为 1 周期，3 个月为 1 疗程。

功效：温经祛瘀，扶正祛邪。用于宫寒型不孕。

15. 肾虚痰湿型

（1）补肾化湿汤（陈锦秀·《四川中医》2004，22）

组成：菟丝子 15 克，寄生 15 克，皂角刺 15 克，茯苓 15

克，炒扁豆 15 克，丹参 15 克，干地黄 10 克，炒白术 10 克，乌药 10 克，巴戟天 20 克，淫羊藿 20 克，薏苡仁 20 克，太子参 20克，忍冬藤 25 克，甘草 5 克。

加减：肾虚湿遏型加补骨脂、肉苁蓉各 10 克；肝郁型加郁金、柴胡各 10 克；气滞血瘀型加制没药 10 克；湿热下注型加椿根白皮 15 克，知母 10 克。

用法：日 1 剂，水煎服。月经期停用。

功效：用于肾虚痰湿型不孕。

（2）毓麟珠加减（梁勇才·《四川中医》2003，13）

组成：人参 6 克，川芎 6 克，土炒白术 15 克，茯苓 12 克，炒白芍 12 克，当归 12 克，熟地 12 克，菟丝子 10 克，紫河车 10克，丹参 10 克，制香附 10 克。

加减：腰痛、小腹冷、脉沉迟，加巴戟天、补骨脂、仙茅、淫羊藿。

用法：日 1 剂，水煎服。服药期间最佳时间是每月经后期第3 日起，连服 20 剂，等下次月经后再服。治疗 2～6 个月。

功效：用于肾虚痰湿型不孕。

16. 肾虚型

（1）补肾助孕汤（张凤华，等·《中国社区医师》2004，20）

组成：淫羊藿 15 克，巴戟天 15 克，杜仲 15 克，熟地 15克，鹿角胶 15 克，赤芍 15 克，枸杞子 20 克，菟丝子 20 克，山茱萸 20 克，当归 20 克，女贞子 50 克。

加减：功血出血不止选加海螵蛸、茜草、地榆炭、棕炭、阿胶；近排卵期选加茺蔚子、赤芍、泽兰、红花、香附、丹皮等；黄体功能不全排卵后加石莲、山药、寄生；肝郁加白芍、香附、青皮；痰湿加白术、茯苓、半夏、苍术、陈皮。

用法：日 1 剂，水煎服。

功效：用于肾虚型不孕。

（2）通孕汤（刘美清·《湖南中医杂志》2002，18）

组成：当归20克，熟地20克，丹参20克，白芍15克，菟丝子15克，巴戟天15克，枸杞子15克，杜仲15克，鳖甲15克，川芎15克，穿山甲10克。

加减：不规则出血减穿山甲、鳖甲，加女贞子、旱莲草；肥胖加法半夏、茯苓；便秘加桃仁、肉苁蓉；胸胁胀痛加柴胡、香附；心烦失眠加知母、黄柏。

用法：日1剂，水煎服。月经第5日开始，用克罗米芬50毫克/日顿服，用5日；第15日，用绒促激素1万u/肌注。

功效：用于肾虚型原发性不孕。

（3）温经养血滋肾种子汤（李庭明，等·《陕西中医》2003，24）

组成：鹿角胶10克（烊化），阿胶10克（烊化），白术10克，当归10克，白芍15克，川断15克，炒杜仲15克，山茱萸15克，枸杞子15克，山药15克，茯苓15克，川芎15克，寄生15克，党参30克，菟丝子30克，熟地20克，制附子8克（先煎），肉桂9克（后下），炙甘草6克。

加减：子宫偏小加丹参；体胖加苍术、香附、陈皮、半夏、生山楂。

用法：月经来潮第5日开始，日1剂，水煎服；用8日，为1疗程。用维生素E 100毫克/日3次，用20日；氯米酚50毫克/日1次，口服。

功效：用于肾虚型原发性不孕。

（4）补肾活血汤（高萍·《时珍国医国药》1999，10）

组成：熟地15克，当归15克，山茱萸15克，淫羊藿12克，丹参12克，赤芍10克，香附10克，菟丝子20克。

加减：经期加乌药、益母草；经后期加女贞子、紫河车、党参；经中期加泽兰、路路通；经前1周加紫石英、鹿角霜。

用法：日 1 剂，水煎服。每期用 3 剂，子宫发育不良或无排卵，用维生素 E 100 毫克，甲状腺素片 40 毫克，日口服；盆腔炎、输卵管不通或积水、卵巢囊肿并发感染用黄连素（或胎盘组织液）肌注。用 1～3 个月。

功效：用于肾虚型不孕。

（5）种子金丹（李德新·《浙江中医杂志》1999，34）

组成：当归 30 克，赤芍 30 克，白芍 30 克，羌活 30 克，广木香 30 克，菟丝子 30 克，五味子 30 克，枸杞子 30 克，覆盆子 30 克，车前子 30 克（包），女贞子 30 克，蛇床子 30 克，韭子 30 克，紫河车 60 克，川续断 60 克，肉苁蓉 60 克，制首乌 60 克，生地 60 克，熟地 60 克，益母草 90 克。

加减：冲任亏损酌加八种药籽量，加淮山药、山萸肉、杜仲；肾阳虚加附子、肉桂、阳起石；肾阴虚加川牛膝、鹿角胶、龟板胶；子宫发育不良加仙茅、海马、龟板、淫羊藿、乌贼骨；瘀滞加桃仁、红花、炮山甲、花蕊石；痰湿加茯苓、半夏、陈皮、菖蒲。

用法：制成蜜丸，每丸 10 克，每次 1 丸，日 2 次口服，经期停用。1 剂为 1 疗程。用 1～4 个疗程。

功效：补肾生精。用于肾虚型不孕。

17. 肝郁肾虚型

（1）补肾活血助孕汤（刘涓·《光明中医》2004，19）

组成：柴胡 10 克，赤芍 10 克，白芍 10 克，泽兰 10 克，桃仁 10 克，刘寄奴 10 克，香附 10 克，鸡血藤 10 克，茺蔚子 15 克，淮山药 15 克，枸杞子 15 克，菟丝子 15 克，覆盆子 15 克，女贞子 15 克，川断 15 克，肉苁蓉 15 克。

用法：月经周期第 11 日开始，日 1 剂，水煎服。用 6 日。于月经周期第 5 日开始，用克罗米芬 50 毫克/日顿服，用 5 日。B 超示优势卵泡直径>17～18 毫米后 24～36 小时，用绒毛膜促性腺激素 10KIU，肌注。1 个月为 1 疗程。

功效：补肾活血助孕。用于肝郁肾虚型不孕。

（2）补肾调肝汤（赵瑞兰·《山东中医药大学学报》2000，24）

组成：柴胡 9 克，枳壳 9 克，肉苁蓉 9 克，当归 12 克，白芍 12 克，香附 12 克，山萸黄 12 克，巴戟天 12 克，淫羊藿 18克，菟丝子 18 克，小茴香 6 克，炙甘草 6 克。

加减：肾虚、子宫发育不良、BBT 单相（或上升不良）加党参、黄芪、山药、紫石英、鹿角胶；气滞血瘀、输卵管增厚有压痛（或包块，或不通）加皂角刺、夏枯草、路路通、王不留行；痰湿内阻加半夏、茯苓、浙贝母、胆南星。

用法：日 1 剂，水煎服。

功效：补肾调肝。用于肝郁肾虚型不孕。

（3）益肾调肝汤（李玛建·《北京中医》1995，5）

组成：菟丝子 30 克，女贞子 30 克，枸杞子 15 克，淫羊藿10～12 克，当归 10～12 克，泽兰 10～12 克，川断 15～20 克，柴胡 6～10 克，川芎 6～10 克，香附 10 克，赤芍 12 克，益母草10～15 克。

用法：日 1 剂，水煎服。月经正常者自经期第 1 日起，月经延期、闭经者自就诊之日起，均交替服、停药各 3 日，至 BBT见双相或月经来潮，停药时酌用得生丹、加味逍遥丸、五子衍宗丸、六味地黄丸。

功效：益肾调肝。用于肝郁肾虚型不孕。

18. 肝郁气滞型

（1）开郁种玉汤（王常丽·《山东中医杂志》2003，22）

组成：香附 12 克，白术 12 克，当归 12 克，白芍 12 克，丹皮 12 克，茯苓 12 克，天花粉 12 克。

加减：胸胁胀满去白术，加青皮、木香、合欢皮；失眠多梦加炒枣仁、夜交藤；乳房胀痛加王不留行、橘叶、橘核、路路通；气滞血瘀加延胡索、川芎、蒲黄、五灵脂；腰酸痛、小腹冷加川断、杜仲、淫羊藿、巴戟天。

用法：日1剂，水煎服。用15日，间隔15日为1疗程。

功效：疏肝理气。用于肝郁气滞型不孕。

（2）柴芍圣愈汤（喻峰·《实用中医药杂志》1995，15）

组成：柴胡10克，党参40克，北黄芪40克，丹参15克，白芍15克，郁金15克，枳壳15克，黄芩15克，当归5克，甘草5克。

用法：日1剂，水煎服。3个月为1疗程。用1～2个疗程。

功效：疏肝理气。用于肝郁气滞型不孕。

（3）益母石英四逆散加味（贾思明，等·《中国乡村医生》1998，14）

组成：柴胡15克，白芍15克，香附15克，枳壳15克，丹参15克，当归10克，紫石英30克，益母草30克，甘草6克。

加减：肝郁肾虚加熟地、山药、川断；脾虚加山药、白术、茯苓；肝郁化火加丹皮、栀子、夏枯草。

用法：日1剂，水煎服。10日为1疗程。经期发热、腹泻暂停。

功效：疏肝理气。用于肝郁气滞型不孕。

19．肝郁脾虚型

调经种玉汤（王志辉，等·《陕西中医》2002，23）

组成：香附15克，当归15克，川芎15克，白芍10克，熟地10克，陈皮6克，吴茱萸6克，丹皮6克，茯苓6克，生姜3克。

加减：月经先期去吴茱萸、生姜、熟地，加生地、黄芩、焦栀子；后期去丹皮，加桂枝、台乌药；经期腹胀甚加台乌药、木香，痛甚加苏木、桃仁、红花、乳香、芍药；乳房结块、胀痛加橘核、穿山甲、王不留行、牡蛎；小腹冷痛加紫石英、鹿角霜、小茴香；输卵管不通加皂角刺、穿山甲、路跑通；卵巢囊肿加红藤、金银花、败酱草、蒲公英、连翘、丹参；幼稚子宫加紫河车、鹿角胶、淫羊藿、巴戟天。

用法：月经期日 1 剂，水煎服；经净后，改散剂，10 克／日 2 次口服。输卵管不通、卵巢囊肿并分别用通管汤、红藤汤，保留灌肠。2 个月为 1 疗程。

功效：用于肝郁脾虚型不孕。

20. 血热型

（1）药黑豆（李德新·《四川中医》1999，17）

组成：当归 30 克，熟地 30 克，白芍 30 克，川芎 30 克，白术 30 克，茯苓 30 克，杜仲 30 克，川断 30 克，川椒 30 克，青皮 30 克，陈皮 30 克，肉苁蓉 30 克，巴戟天 30 克，枸杞子 30 克，补骨脂 30 克，黄芩 60 克，生地 60 克，菊花 60 克，红花 15 克。

用法：水煎 3 次，取药液 3500 毫升，加小黑豆 1000 克，青盐 60 克，浸泡 2 小时后，煮至豆熟水尽，药豆晒干。煮制不用铁器，用桑柴或煤火。每次 20～30 克，日 2 次慢嚼服。脾胃虚弱、肠炎、结肠炎忌用或慎用。用 1～3 个疗程。

功效：清热凉血。用于血热型不孕。

（2）针灸配合耳穴贴压（李晓宁，等·《针灸临床杂志》1999，15）

取穴：①主穴：关元、子宫、中极（均针尖斜向内下方进针 1～2 寸，针感下传至会阴部）、四满、气海、神阙（单灸）、三阴交、次髎、命门。②配穴：肾虚配肾俞、太溪；肝郁配合谷；气血亏虚配血海、膈俞。

治法：每次选 6～8 穴，补法，留针 1 小时，日 1 次，10 日为 1 疗程。并取耳穴：肝、肾、神门、内生殖器（子宫）、卵巢、肾上腺、皮质下、内分泌，用王不留行籽贴压，每日按压

3～5次，每次5～10分钟，双耳交替使用，2～3日1次。

（3）挑刺（方黎明·《广东医学》1994，15）

取穴：第1、10腰椎旁华佗夹脊穴，秩穴。

治法：常规消毒局麻后，用特制挑针刺入针挑点，依次运针完成，手法和刺激量因人而宜，酌情增加或减少挑刺点，7～10日1次，9～12次为1疗程，疗程间隔1月。卵巢功能严重衰退者配服党参、熟地、当归、枸杞子、菟丝子、牛膝、首乌、丹皮、红花等药物。

【经验方精选】

1. 分型治疗

（1）分五型方（郝玉敏）

肝肾阴虚型：治以养肝肾，调冲任。药用生地、白芍、山药、寄生、续断、枸杞子、菟丝子、女贞子、紫石英。日1剂，水煎服。

脾肾阳虚型：治则补脾肾，温下元。药用党参、白术、山药、当归、川芎、肉桂、菟丝子、巴戟天、淫羊藿。日1剂，水煎服。

肾虚肝郁型：治则补肾疏肝，活血理气。药用柴胡、香附、蒲黄、当归、茜草、五灵脂、巴戟天、枸杞子、菟丝子。日1剂，水煎服。

气滞血瘀型：治以理气化瘀，调补冲任。药用柴胡、香附、木香、当归、赤芍、小茴香、荔枝核、川楝子、延胡索，茺蔚子。日1剂，水煎服。

痰湿阻络型：治则化痰通络，调经益胞。药用陈皮、半夏、茯苓、瓜蒌、当归、川芎、橘核、皂角刺、淫羊藿、王不留行。日1剂，水煎服。

（2）肾虚型

补肾育精汤（梁勇才）

组成：当归12克，熟地12克，白芍12克，枸杞子12克，菟丝子 12 克，覆盆子 12 克，制首乌 12 克，龟板胶 12 克，鹿角胶 12 克，黄芪 15 克，淫羊藿 15 克。

加减：偏阳虚加熟附片、肉桂；偏阴虚加生地、女贞子；肝郁加柴胡、制香附。

用法：于月经第 5 日起，日 1 剂，水煎服，连服 5～10 剂。

功效：用于肾虚不孕。

（3）肝郁气滞型

疏肝助孕汤（颜立江）

组成：柴胡 9 克，郁金 9 克，青皮 9 克，赤芍 9 克，白芍 9 克，淮牛膝 9 克，香附 12 克，当归 12 克，延胡索 12 克，路路通 12 克，炮山甲 12 克，鹿角霜 12 克，王不留行 12 克。

加减：经前胸胁、乳房胀痛者，加生麦芽、蒲公英各 30 克；经少腹胀者加泽兰 15 克，丹参 20 克。

用法：于月经干净后 3 日开始服药，日 1 剂，水煎服，连服 7 剂。

功效：用于肝郁不孕。

（4）肝肾亏虚型

益肾调肝汤（李玛建）

组成：当归 10～12 克，淫羊藿 10～12 克，泽兰 10～12 克，川断 15～20 克，川芎 6～10 克，柴胡 6～10 克，赤芍 12 克，香附 10 克，菟丝子 30 克，女贞子 30 克，枸杞子 15 克。

用法：日 1 剂，水煎服。

功效：益肾调肝。用于肝肾亏虚之不孕。

（5）肾亏血瘀型

二仙汤合四物汤、五子衍宗丸化裁（梁杰圣）

组成：菟丝子 15 克，覆盆子 15 克，枸杞子 15 克，五味子 10 克，车前子 10 克，淫羊藿 10 克，当归 10 克，白芍 10 克，熟地 10 克，仙茅 10 克，川芎 6 克。

用法：日 1 剂，水煎服。

功效：用于血瘀肾亏型不育。

2. 外治

针刺

取穴：关元、中极、气海、子宫、三阴交。

治法：先令患者测量 BBT，以 28 天为正常月经周期计算，自月经来潮的第 12～14 天，每天针刺 1 次，连针 3 天，若为提高疗效，可于月经来潮的第 8～12 天，隔日针灸 1 次，自 12～14 天再改为每日针刺 1 次。或给予温灸。每次选取 2～3 穴，交替进行针灸，子宫穴针刺 3～4 寸，直接针卵巢所在部位，以达到兴奋卵巢功能的作用。关元、中极、气海均斜刺进针 2～3 寸，三阴交斜刺 1～1.5 寸。月经延后的患者，根据周期时间，可延长针刺次数，以 3 个月经周期为 1 疗程。

取穴：①三阴交、关元、地机、水道。②归来、大赫、曲骨、血海。③水道、中极、归来、三阴交。

治法：于月经周期第 11～16 天针刺穴位加灸。三组穴位轮流针刺，每日 1 组，连续 4～6 天，平补平泻，留针 30 分钟加灸。

【药膳】

1. 宫寒不孕型

（1）苁蓉羊肉粥

组成：肉苁蓉 10～15 克，精羊肉 100 克（上二味均洗净后切细），粳米 60 克（淘净），生姜 3 片，葱白 2 根，精盐少许。

用法：先用砂锅煎肉苁蓉去渣取汁，加入羊肉、粳米，煮沸后，再加入精盐、葱白、生姜煮为稀粥。冬季食用最佳，5～7 日为 1 疗程。

功效：温补肾阳。用于肾阳虚不孕、男子不育症、阳痿、遗精。

（2）杞子羊肉肾汤

组成：枸杞子 30 克，羊肉 250 克（洗净，切块），羊肾 2 对（剖开，去臊腺），调料、清水适量。肾阳虚甚者，可加附片 30 克。

用法：共入锅内，煮至羊肉熟烂。饮汤吃羊肉和羊肾。

功效：温补肾阳。用于肾阳虚，宫寒不孕。

（3）雄鸡汤

组成：雄鸡（刚开始啼叫者，约 500 余克，宰杀，去毛及内脏，洗净）。

用法：加入清水适量，煮至鸡肉烂熟即成。喝汤吃肉，在服药期间食之，以助药力。

功效：温暖胞宫。用于宫寒型不孕。

（4）红烧鲤鱼子

组成：鲤鱼子（卵），佐料适量。

用法：煮至子熟，作佐餐食用。

功效：温暖胞宫。用于宫寒型不孕。

2. 气血亏虚型

当归羊肉羹

组成：当归 25 克，党参 25 克，黄芪 25 克（前三味洗净，装入纱布袋内，扎口），羊肉 500 克（洗净，切块），姜片、葱段、酒、清水适量。

用法：将以上配料投入锅内，炖至羊肉熟烂，除去药袋，即成。

功效：益气养血。用于气血亏虚，难以成孕者。

第二章　贫血性不孕

贫血性不孕是指妇女患有缺铁性贫血、巨细胞性贫血、溶血性贫血、再生障碍性贫血及其他继发性贫血等所引起的不孕。

本病属中医"血虚"、"血症"、"虚黄"、"虚劳"等范畴。

【病因病机】

经期产后失血过多；或先天禀赋虚弱，后天营养不足，生化之源匮乏；或久病、重病伤及脏腑，脾肾亏虚，精血亏损，藏摄失司；或劳思太过，阴血暗耗；或瘀血阻络，心血难生；或肝肾阴虚，冲任失调，胞失所养，女子不能孕。

【辨证诊断】

1. 血瘀型

主证：月经延期，量少色淡，或点滴即净，带下色红，带质清稀，绵绵不断，面色萎黄，皮肤干燥不泽，唇甲不荣，头晕目眩，神疲倦怠，心悸少寐多梦，手足麻木，婚后不孕。

舌象：舌质淡，苔少或薄白。

脉象：脉细弱。

2. 气血两虚型

主证：月经后期，量少色淡，质稀，痛经或闭经，性欲淡漠，婚后不孕，面色㿠白或萎黄，头晕目眩，少气懒言，神疲自汗，肢体乏力，纳呆少寐，心悸多梦，皮肤不泽。

舌象：舌质淡嫩，苔薄。

脉象：脉象细弱。

【基本方剂】

1. 血虚型

治则：养血补血。

方剂：四物汤加味。方药：当归 30 克，熟地 30 克，白芍 30 克，川芎 10 克，阿胶 10 克（烊化），黄精 20 克，枸杞子 15 克，鳖甲 15 克，龟板 15 克。

用法：日 1 剂，水煎服。

2. 气血两虚型

治则：补气益血。

方剂：八珍汤加味。方药：人参 10 克（另煎），茯苓 10 克，白术 10 克，白芍 30 克，当归 30 克，熟地 30 克，川芎 6 克，炙甘草 6 克，生姜 3 片，大枣 10 枚。

用法：日 1 剂，水煎服。

【当代妙方精选】

血热型

防崩汤（王天恩·《四川中医》1993，11）

组成：生地 20 克，杭白芍 20 克，藕节 20 克，煅龙骨 20 克，煅牡蛎 20 克，花蕊石 20 克，丹皮 15 克，生侧柏 15 克，阿胶 15 克（烊化），白茅根 30 克，栀子炭 10 克，炙甘草 10 克。

加减：气虚加黄芪、党参；阳虚加仙茅、淫羊藿。

用法：日 1 剂，水煎服，于月经来潮前 3～5 日开始服用，经净停药。

功效：用于血热型再生障碍性贫血不孕。

【经验方精选】

1. 血虚型

（1）益母胜金丹加味（刘云鹏）

组成：当归 9 克，白芍 9 克，川芎 9 克，熟地 9 克，白术 9

克，茺蔚子 9 克，覆盆子 9 克，菟丝子 15 克，枸杞子 15 克，益
母草 15 克，党参 15 克，丹参 15 克，香附 12 克。

用法：日 1 剂，水煎服。

功效：养血益精调经。用于贫血性不孕。

（2）滋补冲任汤（梁勇才）

组成：当归 10 克，熟地 10 克，淫羊藿 10 克，菟丝子 10
克，阳起石 10 克，女贞子 15 克，桑椹子 15 克，白芍 15 克，寄
生 15 克，菟丝子 15 克。

加减：血瘀甚加黄精、首乌；气滞者加香附、青皮、乌药；
气虚者加党参、黄芪；阴虚者加生地、玉竹、龟板；宫寒者加吴
茱萸、陈艾、细辛、仙茅；痰湿者加苍术、白术、陈皮、半夏、
香附。

用法：隔日 1 剂，水煎，经净后第 3 天开始服用，连服 7～
10 剂。

功效：补血，滋补冲任。用于各型贫血性不孕。

（3）养血孕子汤（徐步海）

组成：当归 12 克，党参 12 克，黄芪 12 克，白术 10 克，白
芍 10 克，川芎 10 克，香附 10 克，枸杞子 15 克，焦山楂 12 克，
陈皮 12 克，黄精 20 克，生地 30 克。

用法：日 1 剂，水煎服。

功效：养血助孕。用于血虚型不孕。

（4）当归血藤汤（梁杰梅）

组成：当归 10 克，鸡血藤 10 克，熟地 10 克，茜草 6 克，
桂枝 6 克，桃仁 6 克，红花 6 克，川断 6 克，瓜蒌 6 克，泽泻 6
克，郁金 6 克，香附 6 克，山茱萸 6 克，五灵脂 6 克，鹿胎膏
20 克。

用法：日 1 剂，水煎服。

功效：舒肝解郁，补血调经。用于肝郁血虚之贫血性不孕。

2. 血瘀型

（1）二期方（吴竺天）

组成：①非经期方：当归9克，牛膝9克，大黄9克，柴胡9克，鸡血藤20克，川芎6克，红花6克，香附6克，鳖甲煎丸6克（分吞），三棱30克，莪术30克，桃仁10克，川楝子10克，丹皮10克，川断12克，狗脊12克。②经期方：当归9克，大黄9克，柴胡9克，熟地15克，丹参15克，贯众15克，赤芍12克，白芍12克，川断12克，狗脊12克，肉苁蓉12克，牛膝10克，茜草10克，木香6克，香附6克。

用法：日1剂，水煎服。

功效：非经期方养血活血，化瘀消癥，舒肝益肾；经期方养血活血，舒肝益肾。用于贫血性不孕。

（2）养血通经方（梁勇才）

组成：丹参15克，当归10克，川芎10克，赤芍10克，白芍10克，泽兰10克，桃仁10克，红花10克，制香附10克，益母草30克。

加减：经期腹痛不著，量多有块者加黄芪、炒蒲黄；腹痛甚者加延胡索、失笑散。

用法：日1剂，水煎服。于月经之日起连服3～4天。

功效：养血活血化瘀。用于血瘀型贫血性不孕。

3. 气血两虚型

（1）养血助孕汤（梅大钊）

组成：黄芪30克，当归15克，柏子仁10克，鹿角霜10克，炙甘草10克，熟地12克，白芍12克，王不留行12克，五味子6克，白术6克，白薇6克。

用法：日1剂，水煎服。

功效：益气养血，调补冲任。用于贫血性不孕。

（2）养精种玉汤（梁杰圣）

组成：熟地、当归、白芍、首乌、阿胶（烊化）、紫河车、山茱萸适量。

加减：血虚火旺者加生地、丹皮、青蒿、旱莲草。

用法：日1剂，水煎服。

功效：大补元气，补肾养血。用于气血两虚之贫血性不孕。

4. 气阴两虚型

二冬甘杞丸（徐步海）

组成：天冬30克（去心），麦冬30克（去心），白茯苓30克，地骨皮30克，远志肉30克，石菖蒲15克，人参6克，甘杞子30克。

加减：虚寒者，加附片25克，桂心12克，煎入另丸。

用法：共为细末，炼蜜为丸，每服6克，绍兴酒热吞，常服数月即孕。

功效：益气养阴，清虚热。用于气阴两虚之贫血性不孕。

5. 肾阳虚亏型

补肾养血汤加减（梁杰宏）

组成：熟地15克，山萸肉10克，当归10克，炒白芍10克，淮牛膝10克，巴戟天10克，覆盆子10克，枸杞子12克，菟丝子12克，茺蔚子12克，川续断12克，淫羊藿12克，肉桂6克，甘草6克。

用法：日1剂，水煎服。

功效：温补肾阳，滋阴养血。用于贫血性不孕。

6. 脾肾两虚型

理经煎（梁勇才）

组成：熟地30克，山药30克，黄芪30克，党参15克，当归15克，莲子15克，淫羊藿15克，枸杞子15克，菟丝子15克，益智仁24克，茵陈24克。

用法：日 1 剂，水煎服。

功效：健脾益肾，养血活血。用于脾肾两虚之贫血性不孕。

7. 中成药

（1）维血冲剂

组成：略。

用法：每次 1 袋，每日 3 次，口服。

功效：用于血虚型之贫血性不孕。

（2）千金大补丸

组成：略。

用法：每次 1 丸，每日 2 次。

功效：用于贫血性不孕。

（3）鹿茸片

组成：略。

用法：每日 3 次，每次 4 片。

功效：用于贫血性不孕。

8. 外治

（1）敷穴法

①补肾助孕膏

组成：当归 20 克，首乌 20 克，益母草 20 克。

治法：共研细末，水调为糊状，贴于脐中。

功效：健脾益血，补肾助孕，用于贫血性不孕。

②归芪膏

组成：当归 20 克，黄精 20 克，鸡血藤 30 克，益母草 15 克，黄芪 12 克，桃仁 12 克，红花 12 克。

用法：共研细末，麻油或凡士林调膏，外感风寒者敷于命门、委中；血虚者敷于血海、太冲、涌泉、关元穴。

功效：补气养血，活血通经。用于贫血性不孕。

（2）热熨法

组成：黑豆 300 克（放锅中炒爆），陈米醋 500 毫升。

治法：将黑豆放入锅中，加入米醋同煎数滚，待半干时取出黑豆，装入毛巾袋中扎紧，取熨脐部和脐下，约 30 分钟，温度以患者能耐受为度。

功效：助肾养血。用于贫血性不孕。

（3）药枕法

组成：川椒、当归、白术、白芍、杜仲、菊花、桔梗、辛夷、柏子仁、酸枣仁、益智仁、吴茱萸、肉苁蓉、清半夏等适量。

加减：血虚躁扰不宁加重柏子仁、酸枣仁用量，加远志、郁金、菖蒲、龙骨、牡蛎；血虚头晕甚者，菊花倍量，加黄芪、川芎。

治法：研为细末，装入枕心，外套枕套，夫妇兼以此为枕，药料每 3 个月换 1 次。

功效：养血补肾，清热明目，宁心安神。用于贫血性不孕。

（4）推拿

操作：术者以双手拇指点按心俞、肾俞、脾俞；揉拿肝经，点按血海、期门；嘱患者仰卧位，分推胸胁 3 分钟，点按关元、气海；最后提拿脾经、心经，点按足三里、三阴交。失眠者加用自前而后推疏头皮部，点按太阳、合谷、太冲、神门；血虚耳鸣者，加用双指点按听宫，点按翳风。

功效：健脾补血，益肾强精，宁心安神。用于贫血性不孕。

【药膳】

1. 血虚型

（1）鹿鞭杞子汤

组成：鹿鞭 100 克，当归 25 克，阿胶 25 克，枸杞子 15 克，黄芪 15 克，嫩母鸡 1 只（去毛开膛，去肠、内脏，洗净），调料适量。

用法：共入锅内，加入清水适量，煮沸后，改用文火炖至鸡烂，再投入阿胶溶化，加入调料即成。作佐餐食用。

功效：温阳补血。用于血虚体弱，子宫寒冷不孕。

（2）墨斗鸡汤

组成：墨斗草 15 克（洗净），鸡 1 只（宰杀，去毛、内脏）。

用法：共入锅内，加入清水适量同煮，煮至肉烂熟为度。吃肉喝汤。1 个月为 1 疗程。

功效：补肝益肾，养血止血。用于贫血性不孕。

（3）枸杞羊肉汤

组成：枸杞子 30 克（洗净），羊肉 250 克（洗净，切块），羊肾 2 对（剖开，去臊腺，洗净），调料、精盐适量。

用法：共入锅内，煮至羊肉熟烂。喝汤食羊肉、羊肾。

功效：温肾养血。用于贫血性不孕。

（4）艾枣蒸乌鸡

组成：艾叶 20 克，大枣 20 枚（去核），乌骨鸡 1 只（宰杀，去毛、内脏），黄酒 30 毫升，精盐、清水适量。

用法：将乌骨鸡、艾叶、枣肉、黄酒、清水共入蒸锅内，隔水蒸熟烂，调入精盐即成。吃肉喝汤。

功效：温中补虚养血。用于肾亏血虚之贫血性不孕。

（5）鲫鱼当归散

组成：活鲫鱼 1 条（重 250 克以上，去鱼鳞、内脏），当归 10 克，血竭 3 克，乳香 3 克。

用法：将药纳于鱼腹中，以净水和泥，包裹鱼身，烧黄，去泥，研粉。每服 3 克，温黄酒送服。

功效：补血止血，祛瘀生新。用于贫血性不孕。

2. 气血两虚型

（1）种子良方

组成：全当归 500 克（切寸长小段），红枣 100 克（去核），绍酒 10000 克。

用法：将当归、红枣以绍酒适量拌药，放砂锅内隔水炖半日，待水凉后，加入绍酒浸泡 20 日即成。取酒适量饮服。

功效：补气益血。用于贫血性不孕，久虚羸瘦，瘀血有块，气血亏虚，精水不调者。

（2）月季公鸡汤

组成：月季花 30 克（布包），公鸡 1 只（约 800 克，去毛，开膛，去杂，洗净）。

用法：同入砂锅内文火炖熟，吃肉喝汤。每月 5 料，于经期服用，连服 2～3 个月为 1 疗程。

功效：补气益气。用于贫血性不孕，久病体虚、气血亏损者。

第三章 感染性不孕

第一节 阴道炎

阴道炎时，大量脓细胞可吞噬精子，降低精子活力，缩短精子寿命。阴道滴虫可直接吞噬精子，使精子数量减少，质量减低，还可通过性生活传染给性伴，引起男性尿道、前列腺或附睾炎，直接影响精子的产生和健康，使受孕机会减少，甚至引起不孕。

【当代妙方精选】

1. 分二型（杨伍凤·《新中医》1998，30）

组成：①湿热下注型：苍术 15 克，黄柏 15 克，白鲜皮 15 克，薏苡仁 30 克。②阴虚夹湿型：知母 12 克，黄柏 15 克，茯苓 15 克，丹皮 15 克，芡实 15 克，熟地 15 克，山药 15 克，金樱子 15 克，败酱草 15 克，白鲜皮 15 克，山茱萸 10 克。

加减：随症加减。

用法：日 1 剂，水煎温服。并用蛇床子散（蛇床子、百部、苦参各 30 克，花椒 15 克，白矾 20 克），随症加减，水煎取滤液，灌洗、熏洗或坐浴，20～30 分钟，日 2 次。白带多及阴痒用带线棉球蘸药液，每晚纳入阴道内至次晨。7 日为 1 疗程。用 2 个疗程。

2. 外治

（1）熏洗方（孔立·《中医函授通讯》1993，12）

组成：白花蛇舌草 60 克，紫花地丁 30 克，苦参 15 克，黄柏 15 克，蛇床子 15 克，白鲜皮 15 克，明矾 15 克，花椒 9 克。

加减：阴部有破损者去花椒。

用法：水煎，滤渣，倒入盆内，冲入冰片 3 克溶化，先熏后坐浴，30 分钟，每日 2 次，2 日 1 剂，5 剂为 1 疗程。

（2）清热利湿煎（张三喜，等·《中医外治杂志》1998，7）

组成：苦参 30 克，黄柏 30 克，百部 30 克，金樱花 30 克，地肤子 30 克，蛇床子 30 克，花椒 7 克。

加减：阴痒溃烂去花椒。

用法：水煎取滤液，凉后冲洗阴道，日 2 次，1 周为 1 疗程。

（3）二黄子洗剂（王磊，等·《中国中医基础医学杂志》2002，8）

组成：黄柏 30 克，苦参 30 克，土茯苓 30 克，土槿皮 30 克，山豆根 30 克，蛇床子 30 克，五倍子 25 克，黄连 20 克。

用法：2 日 1 剂，水煎取液，加冰片 1.5 克，分 4 份。每次 1 份，熏洗患处，每次 15 分钟，日 2 次，8 日为 1 疗程。月经期停用，停用它法。

一、霉菌性阴道炎

霉菌性阴道炎是最常见的阴道炎症。本病多属中医的"带下"、"阴痒"等范畴。

【病因病机】

1. **湿浊**：多为脾虚生湿，或外感湿浊之邪，流注下焦，侵蚀阴部，发为带下或阴痒。

2. **湿热**：素体虚损，或久病虚亏，肾气不足，肾阴虚弱，封藏失职，任脉不固，湿热内蕴，或外感湿热浊邪，流注下焦，侵犯阴部，发为带下和阴痒。

【辨证诊断】

1. 脾虚湿盛型（湿热下注型）

主证：白带量多，色白凝块，如乳块或豆渣，不易擦除，外阴瘙痒灼痛，甚则坐卧不安，心烦少寐，尿急尿频。

舌象：舌质红，苔厚腻。

脉象：脉滑。

2. 肝经湿热型

主证：带下量多，阴部痒甚，红肿灼痛，心烦易怒，口苦口干，小便短黄而频，或有灼痛，大便干结。

舌象：舌质红，苔黄腻。

脉象：弦滑数。

3. 肾虚湿阻型

主证：带下量多，色白如豆渣，外阴瘙痒，面色㿠白，神疲乏力，腰脊酸楚。

舌象：舌质淡，苔薄白。

脉象：细软。

4. 肝肾阴虚型

主证：带下色白，状如乳凝，头晕目眩，口干咽燥，失眠多梦，肋胁胀痛，五心烦热，腰膝酸软。

舌象：舌质红，苔少或中剥。

脉象：细数。

【基本方剂】

1. 脾虚湿盛型

治则：健脾燥湿，杀虫止痒。

方剂：①萆薢渗湿汤加味。方药：萆薢 12 克，薏苡仁 12 克，赤茯苓 12 克，地肤子 12 克，白鲜皮 12 克，滑石 12 克，黄柏 10 克，丹皮 10 克，泽泻 10 克，苍术 10 克，通草 6 克。

加减：纳差腹胀者加白术、茯苓、陈皮各9克。②完带汤合萆薢渗湿汤加减。方药：人参10克（另煎），白术10克，白芍10克，苍术10克，车前子10克（包），萆薢10克，薏苡仁10克，黄柏10克，赤茯苓10克，泽泻10克，山药15克，滑石15克，柴胡6克，陈皮6克，荆芥6克，通草6克，甘草6克。

用法：日1剂，水煎服。

2. 肝经湿热型

治则：清肝泄热，除湿止痒。

方剂：龙胆泻肝汤加减。方药：龙胆草10克，泽泻10克，黄芩10克，栀子10克，车前子10克，川楝子10克，白鲜皮10克，椿根皮10克，柴胡6克，木通6克，甘草3克。加减：便秘者加大黄9克。

用法：日1剂，水煎服。

3. 肾虚湿阻型

治则：温肾燥湿。

方剂：温肾除霉汤。方药：党参30克，白术12克，山萸肉12克，补骨脂10克，山茱萸10克，苦参10克，黄柏10克，桑螵蛸10克，熟附片10克。加减：痒甚者加蛇床子、白鲜皮各10克；腰痛者加菟丝子15克，金樱子10克。

用法：日1剂，水煎服。

4. 肝肾阴虚型

治则：滋养肝肾。

方剂：知柏地黄汤加减。方药：知母10克，黄柏10克，生地15克，山药15克，山萸肉10克，茯苓10克，泽泻10克，丹皮10克，苦参10克。加减：痒甚者加白鲜皮、蛇床子各10克。

用法：日1剂，水煎服。

【当代妙方精选】

1. 分二型（唐时静·《安徽中医学院学报》2002，21）

组成：①湿热下注型：茵陈 15 克，茯苓 15 克，黄柏 12 克，厚朴 10 克，牛膝 10 克，大黄 10 克，车前子 10 克（包），皂角刺 10 克。②脾虚湿阻型：黄芪 30 克，白术 30 克，杜仲 30 克，芡实 15 克，苍术 10 克，车前子 10 克（包），陈皮 6 克，柴胡 6 克，薏苡仁 20 克，甘草 3 克。

用法：日 1 剂，水煎服。并用苦参、黄柏、地肤子、蛇床子各 30 克，薄荷 10 克。日 1 剂，水煎取液，熏洗患处。并用米康唑栓 1 粒（200 毫克），纳入阴道，每晚 1 次。2 周为 1 疗程。

2. 康霉胶囊（李建修，等·《河北中医杂志》1999，21）

组成：秦皮 280 克，白鲜皮 280 克，黄柏 280 克，桉叶 325 克，枯矾 60 克，薄荷脑 5 克。

用法：制成胶囊 100 粒，每次 2 粒，日顿服，每晚纳入阴道深处 1 粒。2 周为 1 疗程。

功效：除湿杀虫。用于湿热型霉菌性阴道炎不孕。

3. 外治

（1）虎杖煎

组成：虎杖 100 克，苦参 30 克。

用法：日 1 剂，水煎熏洗患处。

（2）紫马洗剂

组成：紫花地丁 30 克，马鞭草 30 克，苦参 30 克。

用法：日 1 剂，水煎熏洗患处。

（3）桑海莉方

组成：蛇床子 15 克，五倍子 15 克，地肤子 15 克，大胡麻 15 克，黄柏 15 克，川椒 15 克，苦参 15 克，百部 15 克，雄黄 20 克，土茯苓 12 克，白矾 10 克，冰片 10 克。

加减：外阴破溃者去川椒、雄黄，加紫花地丁15克；白带多者加滑石15克。

用法：包煎取汁，熏洗坐浴15～20分钟，或用药液冲洗阴道，每日2次，6日为1疗程。

（4）张凤岭方

组成：龙胆草10克，车前子10克，豨莶草10克，栀子10克，黄芩10克，木通10克，泽泻10克，当归10克，川椒10克，苦参10克，白头翁10克，重楼30克，白花蛇舌草30克。

用法：水煎熏洗20分钟，14日为1疗程。

（5）阴霉灭

组成：苦参30克，百部30克，白鲜皮15克，川槿皮15克，花椒10克，黄连10克，蛇床子15克。

用法：浓煎取汁，冲洗阴道，每日1次，10次为1疗程。

（6）霉必净

组成：川槿皮30克，百部30克，黄连15克，虎杖15克，枯矾15克，冰片5克。

用法：共研极细末，带线棉球蘸药塞入阴道，每日1次，10次为1疗程。

（7）阴道清

组成：苦参30克，白鲜皮15克，石榴皮15克，土槿皮15克，花椒10克，明矾10克。

用法：浓煎，用纱布块蘸透药液塞入阴道内，每日1次，10次为1疗程。

（8）胡达坤方

组成：苦参15克，鹤虱15克，蛇床子15克，黄连10克，黄柏10克，川椒10克，枯矾10克，冰片3克。

用法：共研极细末。每晚睡前先以3%碳酸氢钠溶液冲洗外阴及阴道，再取消毒纱布涂上少量凡士林蘸药粉塞入阴道，于次晨取出。

（9）王文清方

组成：黄柏 30 克，土茯苓 30 克，蛇床子 30 克，血竭 30 克，黄连 10 克，青黛 20 克，枯矾 20 克，没药 20 克，芡实 20 克，白果 20 克，冰片 20 克。

用法：共研极细末。取 2 克塞入阴道内，每日 1 次，10 日为 1 疗程。

（10）姚美玉方

组成：金银花、白头翁、蛇床子、威灵仙、蛤蜊粉、珍珠母、连翘、黄芩、枯矾、乌梅、防风适量。

用法：制成栓剂，每日 1 枚塞入阴道，7～10 日为 1 疗程。

（11）朱伟民方

组成：乌梅 30 克，槟榔 30 克，大蒜 15 克，石榴皮 15 克，川椒 10 克。

用法：共研极细末，装入胶囊。先以蛇床子、苦参、百部、地肤子、白鲜皮各 15 克，明矾 10 克，加水 2000 毫升取煎液熏洗坐浴，日 1 剂；每晚取胶囊 1 粒塞入阴道，7 日为 1 疗程。

二、滴虫性阴道炎

滴虫性阴道炎是由阴道毛滴虫感染所致。本病属于中医的"带下"、"阴痒"范畴。

【病因病机】

1. 湿热下注：素体脾虚肝郁，脾虚而运化失司，水湿内聚，肝郁化热，湿热互结，流注下焦，或外邪内侵直伤带脉而成。

2. 肾虚湿盛：禀赋不足，素体亏虚，邪乘内侵，湿浊流注下焦所致。

【辨证诊断】

1. 湿热下注型

主证：带下量多，色白或色黄，质稀如泡沫，或如脓性，甚则夹有赤带，外阴瘙痒，阴道灼痛，尿急尿痛，交媾不适，心烦失眠。

舌象：舌质红，苔黄腻。

脉象：弦数。

2. 肾虚湿盛型

主证：带下量多，色白质稀，状如泡沫，外阴瘙痒，腰脊酸楚，神疲乏力。

舌象：舌质淡，苔薄腻。

脉象：细软。

【基本方剂】

1. 湿热下注型

治则：清热利湿，杀虫止痒。

方剂：龙胆泻肝汤加减。方药：龙胆草 10 克，栀子 10 克，车前子 10 克（包），黄芩 10 克，泽泻 10 克，木通 10 克，当归 10 克，生地 15 克，柴胡 6 克，甘草 3 克。加减：痒甚者加苦参、百部、蛇床子各 10 克；便结者加大黄 10 克（后下）。

用法：日 1 剂，水煎服。

2. 肾虚湿盛型

治则：补肾壮腰，清热利湿。

方剂：肾气丸合萆薢渗湿汤加减。方药：熟地 15 克，山药 15 克，丹皮 10 克，泽泻 10 克，茯苓 10 克，萆薢 10 克，黄柏 10 克，山茱萸 10 克，薏苡仁 30 克，滑石 15 克。

用法：日 1 剂，水煎服。

【当代妙方精选】

1. 加味二妙汤加减（张华山·《浙江中医学院学报》2001, 25）

组成：制苍术 15 克，金银花 15 克，白鲜皮 15 克，蛇床子

15 克，白芷 15 克，黄柏 10 克，荆芥 10 克。

用法：日 1 剂，水煎服。并用苦参 30 克，百部、蛇床子各 15 克，椒目、生甘草各 10 克，水煎取液，坐浴或冲洗阴道，每次 10～15 分钟，日 1～2 次。7 日为 1 疗程，疗程间隔 2 日。

2. 复方蛇床子煎（潘月琴，等·《中国中西医结合杂志》1993，13）

组成：蛇床子 30 克，苦参 30 克，五倍子 15 克，白头翁 15 克，仙鹤草 15 克，黄柏 15 克，土茯苓 15 克，乌梅 10 克，冰片（溶化后兑入）3 克。

加减：脓性分泌物加紫花地丁、生薏苡仁各 15 克。

用法：日 1 剂，水煎取汁 500 毫升，调 pH 值 4.5 克，消毒备用。每晚睡前将药液加水至 1000 毫升，煮沸后熏洗阴道，再行坐浴 15～20 分钟。然后纳入甲硝唑 1 片，经期禁用，经后再熏洗 3～4 次，嘱其配偶配合治疗。

3. 苦参黄柏散（李华，等·《湖北中医杂志》1993，15）

组成：苦参 60 克，蛇床子 30 克，黄柏 30 克，丹皮 15 克，艾叶 15 克。

用法：加水 1500 毫升浸泡 1 小时，煎开后煎 20 分钟，取汁 1000 毫升，纱布过滤，加大蒜头 50 克（捣汁兑），白醋 15 毫升（兑）。待温后清洗外阴及阴道，早晚各 1 次，并用车前子 15 克或车前草 30 克，白薇、苎麻根、茵陈各 15 克，水煎服。

4. 复方苦参煎（李冬梅·《中医药研究》1997，13）

组成：苦参 30 克，百部 30 克，蛇床子 30 克，黄柏 15 克，败酱草 15 克，白鲜皮 20 克，荆芥 12 克，川椒 12 克，枯矾 9 克。

用法：日 1 剂，水煎，先熏后洗。再用甲硝唑粉（甲硝唑 10 克，维生素 C 3 克，磺胺粉 5 克，复方黄连素 25 片，共研细末）阴道吹散。日 1 次。7 日为 1 疗程。禁房事，经期停用。用

3 个疗程。

5. 外治

（1）蛇床子洗剂

组成：蛇床子 30 克，黄柏 30 克，苦参 30 克，百部 20 克，白鲜皮 20 克，地肤子 20 克。

用法：日 1 剂，水煎熏洗患处。

（2）蛇黄汤

组成：蛇床子 30 克，苦参 30 克，鹤虱 30 克，狼毒 10 克，花椒 10 克，黄柏 20 克，枯矾 15 克，紫槿皮 20 克。

用法：日 1 剂水煎熏洗患处。

（3）白冰煎

组成：白花蛇舌草 90 克，冰片 3 克，苦参 15 克，黄柏 15 克，土槿皮 15 克，蛇床子 15 克，花椒 10 克。

用法：水煎取汁，溶入冰片，熏洗坐浴 30 分钟，每日 2 次，每剂用 2 日。

（4）滴立灭

组成：苦参 30 克，百部 30 克，蛇床子 30 克，枯矾 15 克，黄丹 15 克，雄黄 15 克，冰片 10 克。

用法：共研极细末，带线棉球蘸药塞入阴道内，12 小时后取出，5 次为 1 疗程。

（5）灭滴清

组成：黄丹 50 克，雄黄 50 克，青黛 50 克，蛤粉 100 克，樟脑 10 克，冰片 10 克。

用法：共研极细末，带线棉球蘸药塞入阴道内，12 小时后取出，5 次为 1 疗程。

（6）雄蛇丸

组成：雄黄 30 克，蛇床子 90 克。

用法：共研细末，炼蜜为丸，每丸 3 克，用纱布包好，留线半尺，于睡前纳入阴道，次晨取出，连用5天。

（7）平痒散

组成：五倍子24克，蛇床子60克，黄柏60克，冰片3克。

用法：共研极细末，带线棉球蘸药塞入阴道内，12小时后取出，5次为1疗程。

（8）吕振和方

组成：苦参15克，黄柏15克，蛇床子15克，白鲜皮15克。

用法：共研极细末。紫皮大蒜1个，捣成泥状，挤出其汁，掺入药粉中，再加入麻油150毫升调匀，制成栓剂，用纱布包好，睡前取1枚塞入阴道，次晨取出。

（9）灭滴灵

组成：明矾9克，火硝9克，芒硝9克，雄黄9克，大枣7枚。

用法：制成丸。于睡前取1枚塞入阴道，3～5日1次。

第二节　宫颈炎

病原体进入宫颈引起的炎症称为子宫颈炎。宫颈炎可分为急性宫颈炎和慢性宫颈炎。宫颈炎症，排出的带有细菌的脓性液体可杀死精子，即使侥幸存活的精子也不易顺利通过子宫颈进入宫腔，导致受孕率减低。

本病属于中医的"带下"范畴。

【病因病机】

1. **脾虚湿蕴**：素体脾虚，或饮食不节，或劳倦太过，或思虑伤脾，脾虚失运，水湿内蕴，湿热下注，伤及任带。

2. **湿热下注**：经行产后，胞脉空虚，摄生不洁，或染虫毒，或久居湿地，或湿热之邪乘虚而入，蕴而化热，或情志不遂，郁久化热，或恚怒伤肝，肝火内炽，克侮脾土，湿热互结，流注带脉。

3. 湿毒内侵： 经期、产后，湿毒秽浊内侵，带脉伤损。

4. 肾虚失固： 素体肾虚，或久病及肾，或病劳多产，或年高肾衰，肾气不足，封藏失职，任带失固。

【辨证诊断】

1. 脾虚湿蕴型

主证：白带量多，绵绵不断，色白或淡黄，质稠无臭，面色萎黄或㿠白，神疲倦怠，纳呆食少，腹胀足肿，大便溏薄。

舌象：舌质淡，苔白或腻。

脉象：脉缓弱。

2. 湿热下注型

主证：白带量多，色黄或黄白相兼，带质粘稠，脓样臭秽，阴部灼热瘙痒，口苦口干，心烦易怒，胸胁胀满，小腹胀坠，或小便淋沥涩痛，大便溏而不爽。

舌象：舌质红，苔黄腻。

脉象：脉弦数。

3. 湿毒内蕴型

主证：带下量多，色黄或黄绿，带质稠厚，或米泔水样，气味腥臭，或外阴瘙痒，灼热疼痛，宫颈重糜，或生有息肉，触之出血，小腹胀痛，腰骶酸痛，小便黄赤。

舌象：舌质红，苔黄糙。

脉象：脉滑数。

4. 肾虚失固型

主证：白带清冷，质稀如水，久下不止，无臭秽味，面色㿠白无华，畏寒形冷，腰脊酸楚，倦怠倦卧，小腹冷凉，尿频清长，或夜尿频多，大便溏薄，或五更泄泻。

舌象：舌质淡，苔薄白。

脉象：脉沉迟。

【基本方剂】

1. 脾虚湿蕴型

治则：健脾燥湿。

方剂：①参苓白术散加减。方药：人参 10 克（另煎），茯苓 10 克，白术 12 克，陈皮 10 克，山药 15 克，薏苡仁 15 克，炒扁豆 30 克，砂仁 6 克（后下），桔梗 10 克，炙甘草 3 克。②完带汤加减。方药：人参 10 克（另煎），白芍 12 克，白术 12 克，苍术 10 克，陈皮 10 克，车前子 12 克（包），柴胡 6 克，黑芥穗 10 克，山药 15 克。加减：湿盛、带稠、头重、体肥，舌苔白腻者，加半夏 10 克，白芥子 10 克（包）；带多日久不止，舌苔不腻者，加金樱子 15 克，乌贼骨 15 克，莲须 10 克，龙骨 30 克（先煎），牡蛎 30 克（先煎）。

用法：日 1 剂，水煎服。

2. 湿热下注型

治则：清热利湿。

方剂：①龙胆泻肝汤加减。方药：龙胆草 10 克，山栀子 10 克，黄芩 10 克，生地 12 克，车前子 10 克（包），木通 6 克，泽泻 10 克，柴胡 6 克，当归 10 克，甘草 10 克。②止带汤加减。方药：茯苓 10 克，猪苓 10 克，泽泻 10 克，赤芍 10 克，丹皮 10 克，茵陈 10 克，黄柏 10 克，牛膝 12 克，栀子 10 克，车前子 12 克（包）。③逍遥散合四妙丸加减。方药：柴胡 10 克，栀子 10 克，茵陈 10 克，茯苓 10 克，陈皮 10 克，黄柏 10 克，苍术 10 克，薏苡仁 15 克，甘草 5 克。加减：少腹疼痛者，加川楝子 10 克，延胡索 10 克；肝热侮脾，腹胀纳呆者，加川朴 10 克，藿香 12 克，青皮 10 克；带夹血丝者，加地榆 12 克，槐花 12 克，茜草 12 克。

用法：日 1 剂，水煎服。

3. 湿毒内蕴型

治则：清热泄毒，燥湿止带。

方剂：五味消毒饮合止带方化裁。方药：金银花 15～30 克，野菊花 10～15 克，蒲公英 15～30 克，紫花地丁 15～30 克，紫背天葵子 10～15 克，丹皮 10～15 克，黄柏 10 克，山栀子 10 克，茯苓 10 克，猪苓 10 克，泽泻 10 克，车前子 15 克（包），赤芍 10 克，茵陈 10 克，牛膝 10 克。加减：外阴灼痛者，加龙胆草 10 克，木通 6 克，六一散 30 克（包）；带下秽臭者，加苦参 15 克，土茯苓 30 克，墓头回 15 克，鸡冠花 15 克；带下夹血者加生地 15 克，槐花 15 克，紫草 10 克，大蓟 10 克，小蓟 10 克，椿根皮 15 克；小腹胀痛者加川楝子 10 克，延胡索 10 克，徐长卿 10 克，败酱草 15～30 克，红藤 15 克。

用法：日 1 剂，水煎服。

4. 肾虚失固型

治则：补肾固涩。

方剂：①金锁固精丸加减。方药：沙苑蒺藜 10 克（包），莲须 6 克，龙骨 30 克（先煎），牡蛎 30 克（先煎）。②鹿角菟丝子丸。方药：菟丝子 15～30 克（包），芡实 15 克，莲须 6 克，白果 20 克，杜仲 10 克，鹿角霜 15 克（先煎），龙骨 30 克（先煎），牡蛎 30 克（先煎）。加减：咽干口燥者，阴中灼热，阴道干涩，阴虚火旺者，加知母 12 克，黄柏 12 克，贯众 15 克；宫颈出血者，加艾炭 10 克，黑芥穗 10 克，血余炭 10 克。

用法：日 1 剂，水煎服。

【当代妙方精选】

1. 肾虚湿浊型

治糜汤（任怀英，等·《中医药停息》1998，15）

组成：龙胆草 15 克，柴胡 15 克，黄芩 15 克，木通 15 克，枳壳 15 克，茯苓 15 克，白术 15 克，车前子 15 克（包），淫羊藿 15 克，仙茅 15 克，甘草 10 克。

用法：日 1 剂，水煎服。并用苦参 50 克，百部 35 克，水煎取液冲洗阴道。再用治糜止带散（黄柏、黄芩、大黄、苦参、白及、珍珠、樟丹、冰片各等份，研极细末）1 克，棉球蘸后，纳入阴道宫颈部，每晚睡前 1 次。2 周为 1 疗程。用药期间禁房事。

功效：补肾除湿。用于肾虚湿浊型慢性宫颈炎不孕。

2. 寒湿型

（1）桂枝加龙骨牡蛎汤（刘冬岩，等·《山西中医》1981，14）

组成：桂枝 12 克，白芍 12 克，甘草 9 克，生姜 5 片，大枣 5 枚，龙骨 30 克（先煎），牡蛎 30 克（先煎）。

加减：随症加减。

用法：日 1 剂，水煎服。1 个月为 1 疗程。经期停服。

功效：温宫除湿。用于寒湿型慢性宫颈炎不孕。

（2）妇炎散（邱江东·《辽宁中医杂志》2000，27）

组成：地肤子 200 克，北防风 100 克，白鲜皮 100 克，白芷 100 克，吴茱萸 30 克。

用法：制成散剂，每次 7 克，加白糖少许，日 3 次餐前服。并用大蒜 50 克，捣碎，水煎取液 800 毫升，用纱布浸洗患处，10 日为 1 疗程。

功效：温宫除湿。用于寒湿型慢性宫颈炎不孕。

3. 外治

（1）宫颈粉（朱俊霞·《新疆中医药》1994，2）

组成：雄黄 100 克，白矾 100 克，杏仁（去皮）100 克，制乳香 25 克，制没药 25 克，冰片 5 克。

用法：研极细末，装有色玻璃瓶备用。患者取膀胱截石位，用 1‰新吉尔灭消毒后，干棉球擦净分泌物，将本品撒于糜烂面，并在阴道内塞入 1 个带尾线的棉球（棉球上均匀撒本品），24 小时后取出，日 1 次，10 次为 1 疗程。1 疗程后，用生肌散与本品隔日交替使用。治疗 6～8 周。忌房事、减少活动。

（2）妇科消炎栓（杨晓晖，等·《中国药学杂志》1997，32）

组成：乳香 500 克，没药 500 克，硼砂 400 克，儿茶 350 克，冰片 250 克，聚氧乙烯（40）硬脂酸酯。

用法：热熔法制备栓剂 1000 粒。清洁外阴，窥器扩阴道，暴露宫颈，用本品 1 粒紧贴炎症处，带线棉球堵塞阴道，24 小时后取出，隔日 1 次，5 次为 1 疗程。

（3）月宫栓（刘兰香，等·《新中医》2002，34）

组成：硼砂 20 克，煅龙骨 20 克，枯矾 10 克，儿茶 10 克，乳香 10 克，没药 10 克，青黛 10 克，苦参 15 克，蛇床子 15 克，血竭 5 克，冰片 3 克。

用法：均研极细末，过 100 目筛，加水溶聚氧乙烯单硬脂酸酯，制成栓剂，每枚 4 克。于月经净 3～5 日后清洗外阴，置入阴道后穹窿，每晚睡前 1 次，10 日为 1 疗程。用 2 个疗程。

（4）宫糜散（张丽君，等·《安徽中医临床杂志》2001，13）

组成：黄柏 100 克，蛤粉 50 克，雄黄 20 克，白及 20 克，乳香 20 克，没药 20 克，冰片 9 克。

用法：共研细末，过 120 目筛，紫外线照射 2 小时，常规消毒后，用本品 6～7 克，置消毒布上，贴敷患处。用 12 小时，用 5 日，间隔 2 日为 1 疗程，月经期停用，用 6 个疗程。

（5）喷涂二步法（张国珍，等·《河北中医》1997，19）

组成：1 号方：黄连 100 克，黄芩 100 克，黄柏 100 克，紫草 100 克，苦参 100 克，青黛 100 克，土茯苓 100 克，乳香 50 克，没药 50 克，血竭 50 克，鹿角霜 50 克，吴茱萸 50 克，雄黄

10 克，冰片 10 克。2 号方：五倍子 100 克，乌贼骨 100 克，穿山甲珠 100 克，乳香 100 克，没药 100 克，枯矾 100 克，白及 100 克，象皮 100 克。

用法：均共研极细末，干燥，紫外线消毒，均取适量，于经净后 3 日，清洁宫颈后，先用 1 号方，再用 2 号方，均匀涂创面，隔日 1 次，7 日为 1 疗程，各用 1～2 疗程。

（6）西瓜霜喷剂加云南白药（于汉英·《江苏中医》2000，21）

组成：西瓜霜喷剂 1 支，云南白药 4～6 片（3 度或接触性出血用 8 片）。

用法：制成混合剂，月经净后 5 日，外阴、阴道、宫颈消毒后，喷涂患处，隔日 1 次，10 日为 1 疗程，疗程间隔 10 日。

（7）抗糜散（刘文玲，等·《天津中医》2000，17）

组成：蜈蚣 10 克，雄黄 10 克，轻粉 6 克，黄柏 30 克，枯矾 3 克，冰片 3 克。

用法：制成散剂。于月经净第 3 日，拭净阴道黏液及分泌物，用带尾大于创面的扁平棉球上撒本剂敷创面，24 小时患者自行取出，每周一、四各用 1 次，用至经前 3 日。急性及亚急性盆腔炎诊断性刮宫、人工流产、放环后及孕期禁用。禁房事、盆浴。

（8）妇人生肌膏（朱欣敏，等·《中医外治杂志》1995，4）

组成：黄连 20 克，紫草 10 克，白鲜皮 15 克，当归 30 克，麻油 300 克。

用法：上药加入油内，慢火熬至微枯，取滤液，加入儿茶、血竭、炮山甲粉各 10 克，炉甘石 30 克，调匀，再加黄蜡 40 克，微火化开即成。用窥器暴露宫颈，无菌棉球擦净糜烂面分泌物，用本品涂于患处，经净后始用，隔 3 日 1 次，经期停用。

【经验方精选】

1. 湿热下注型

（1）公英败酱汤（李志文）

组成：蒲公英 30 克，败酱草 30 克，薏苡仁 50 克，苍术 15 克，黄柏 15 克，萆薢 15 克，生甘草 10 克。

加减：少腹痛加乌药 15 克，白芍 25 克；腰骶酸痛加川牛膝 15 克，狗脊 20 克；阴中灼热加白花蛇舌草 25 克，木通 15 克。

用法：先用温水浸泡 1 小时，煮沸后用文火煎 30 分钟。2 日 1 剂，每日服 2 次，12 日为 1 疗程。

功效：清热解毒，凉血生肌。用于宫颈炎性不孕。

（2）宫颈愈复汤（梁勇才）

组成：盐砂仁 5 克，苍术 6 克，知母 10 克，黄柏 10 克，鸡冠花 15 克，椿根皮 15 克，土茯苓 15 克，柳根 30 克，鲜龙葵 30 克。

用法：日 1 剂，水煎服。

功效：清热利湿。用于慢性子宫颈炎不孕。

（3）止带方（徐步海）

组成：黄柏 10 克，猪苓 10 克，茯苓 10 克，茵陈 12 克，栀子 12 克，赤芍 12 克，牛膝 12 克，泽泻 12 克，丹皮 6 克，车前子 15 克。

用法：日 1 剂，水煎服。

功效：清热利湿。用于慢性子宫颈炎不孕。

2. 脾虚湿盛型

（1）升阳除湿汤（梁杰圣）

组成：酒洗当归 6 克，独活 6 克，蔓荆子 6 克，防风 3 克，升麻 3 克，藁本 3 克，炙甘草 3 克，柴胡 6 克，羌活 6 克，苍术 10 克，黄芪 10 克。

用法：日 1 剂，水煎服。

功效：用于宫颈炎不孕。

（2）止带丸（颜立江）

组成：黄芪 120 克，党参 120 克，白术 120 克，薏苡仁 150 克，车前子 150 克，瞿麦 150 克，山药 180 克，乌贼骨 180 克，黄柏 90 克，当归 90 克，苍术 90 克，乳香 90 克，没药 90 克，牛膝 90 克，琥珀 90 克，柴胡 70 克，陈皮 70 克，肉桂 30 克，甘草 60 克。

用法：炼蜜为丸。每次 6 克，以土茯苓 30 克煎汤送服，每日 3 次。

（3）完带汤（朱宜宾）

组成：人参 6 克，柴胡 6 克，陈皮 6 克，甘草 6 克，黑芥穗 6 克，山药 12 克，白芍 9 克，苍术 9 克，车前子 9 克，白术 9 克。

用法：日 1 剂，水煎服。

功效：清热利湿，健脾益气。用于宫颈炎不孕。

3. 阳虚型

（1）秘验带下丸（梁杰梅）

组成：芡实粉 60 克，白茯苓 60 克，赤石脂（煅）30 克，牡蛎（煅）30 克，禹余粮（煅）30 克，牛角腮（炙黄）30 克。

用法：共为极细末，醋 70 毫升，拌匀晒干，再捣末打糊为丸。每服 6 克，每日 2 次。

功效：温肾收涩止带。用于肾阳虚之宫颈炎。

（2）继济丹（陆树人）

组成：茯苓 12 克，山药 12 克，鹿角霜 12 克，煅龙骨 15 克，煅白石脂 15 克，当归 9 克，菖蒲 9 克，益智仁 6 克，远志 6 克。

用法：日 1 剂，水煎服。

功效：补心脾，温肾阳，固涩止带。用于脾肾阳虚之宫颈炎。

4. 中成药

（1）愈带丸

组成：略。

用法：每次 1 丸，每日 3 次。

功效：用于宫颈炎性不孕。

（2）龙胆泻肝丸

组成：略。

用法：每次 6 克，每日 3 次。

功效：用于肝胆湿热型宫颈炎。

5. 外治

（1）何玉芳方

组成：血竭 10 克，重楼 10 克，牛黄 0.1 克，蛇胆 0.1 克，蟾酥 0.1 克，麝香 0.1 克。

用法：共研细末，以紫草膏制成栓剂。取 1 枚置于糜烂面，再用一带线棉球托住，24 小时后取出，每日 1 次，5 次为 1 疗程。

（2）张永秀方

组成：黄连 6 克，五倍子 6 克，儿茶 15 克，金银花 20 克，桃仁 9 克，蛇床子 9 克，白矾 9 克，血竭 9 克，滑石粉 9 克，轻粉 3 克，象皮 6 克，冰片 6 克。

用法：前六味共研细末，后六味各研极细末，混匀。将药粉涂于带线棉球上塞入糜烂处，保留 12 小时，7 次为 1 疗程。

（3）韩新珍方

组成：青黛 15 克，血竭 15 克，蛇床子 15 克，黄柏 20 克，儿茶 20 克，雄黄 2 克，硇砂 1 克，冰片 3 克。

加减：中度糜烂者硇砂、雄黄用量均加至 3 克。

用法：制成散剂。消毒带线棉球蘸药 1 克塞入阴道，次晨取出，隔日 1 次，5 次为 1 疗程中度糜烂者，首次用 1～1.2 克，以后用 1 克；重度糜烂者每次用 2 克。

（4）复方鱼腥草素栓

组成：鱼腥草素、冰片、椰油脂基质。

用法：每晚睡前阴道深处塞药 1 粒，经期停用。

（5）玉红宫糜油

组成：紫草根 9 克，黄柏 15 克，生大黄 15 克，麻油 150 克。

用法：浸泡半天，再倒入小锅内炸枯去渣即成。将消毒带线棉球浸入药油中 1 天，每晚睡前用药油棉球 1 个，塞入阴道深处，次晨拉出。

（6）宫糜栓

组成：①Ⅰ号：雄黄 30 克，松香 60 克，龙骨 18 克，轻粉 15 克（飞研，再加黄酒飞研），硼砂 300 克，枯矾 45 克，黄柏 9 克，冰片 3 克，四季青、炼白蜜适量。②Ⅱ号：轻粉 12 克（飞研，再加黄酒飞研），黄升 30 克，煅石膏 30 克，枯矾 60 克，硼砂 300 克，冰片 1 克，四季青、炼白蜜适量。

用法：将轻粉、煅石膏、龙骨、硼砂、枯矾、冰片各研极细末，再加入余药共研极细末，加炼白蜜、四季青制成图钉形栓剂，每丸重约 1 克。于月经净后 3 天，用干棉球拭净阴道分泌物，轻度单纯型糜烂用Ⅰ号栓剂，其余用Ⅱ号栓剂，用时将钉部插入宫颈，圆形部紧贴糜烂面，再塞以消毒带线棉球，次晨取出。Ⅰ号栓剂每周 2 次，Ⅱ号栓剂每周 1 次，7 次为 1 疗程。

（7）子宫丸

组成：乳香 10 克，硇砂 10 克，儿茶 10 克，蛇床子 4 克，硼砂 2 克，没药 9 克，雄黄 12 克，钟乳石 12 克，血竭 8 克，冰片 1 克，黄丹 45 克，麝香 1 克，白矾 1000 克。

用法：共为极细末，制成钉形药丸，每丸约重 1 克。取 1 丸贴敷于宫颈糜烂处，并塞入一带线棉球，24小时后取出。

（8）消糜栓

组成：①Ⅰ号：蛇床子10克，黄连50克，儿茶50克，枯矾50克，血竭10克，冰片10克。②Ⅱ号：蛇床子100克，黄连50克，枯矾50克，血竭10克，硼砂10克，五倍子50克，冰片10克，雷佛奴尔3克。③Ⅲ号：蛇床子100克，黄连50克，轻粉20克，蜈蚣10克，雄黄20克，樟丹20克，红升20克，麝香1克。

用法：Ⅰ号制成蜜丸，每丸含生药10克。用于Ⅰ度糜烂。Ⅱ号制成蜜丸或栓剂，每丸含生药10克。用于Ⅱ度糜烂。Ⅲ号蜜丸或水泛丸或栓剂，每丸含生药10克。用于Ⅲ度糜烂。

（9）治糜散

组成：①Ⅰ号：冰片6克，银珠4克，乳香10克，没药10克，硼砂10克，煅石膏20克。②Ⅱ号：硇砂4克，乳香10克，没药10克，冰片5克。③Ⅲ号：紫草10克，白及10克，象皮10克，蛤粉10克，血竭10克，炉甘石10克，樟丹4克，冰片4克。

用法：分别研为极细末，再混合均匀，紫外线照射45分钟即成。常规阴道消毒，用带线棉球蘸取本品适量，塞于糜烂处，隔日1次，炎症好转后改为3日1次，10次为1疗程。轻、中度先用Ⅰ号散，炎症好转后改用Ⅲ号散；重度糜烂先用Ⅰ号散，好转后用Ⅱ号散，再用Ⅲ号。

（10）喷药法

组成：①Ⅰ号：青黛30克，黄柏30克，蛇床子30克，冰片2克，樟脑2克，雷佛奴尔1克。②Ⅱ号：青黛30克，黄连30克，蛇床子30克，樟丹15克，枯矾15克，冰片3克，樟脑5克，雷佛奴尔1克。③Ⅲ号：青黛30克，黄连30克，蛇床子30克，樟丹15克，硼砂10克，雄黄10克，红升10克，冰片3

克，樟脑 10 克。

用法：号制成散剂，Ⅰ号用于Ⅰ度糜烂，Ⅱ号用于Ⅱ度糜烂，Ⅲ号用于Ⅲ度糜烂。

（11）曹洪洲等方

组成：黄柏 40 克，黄连 120 克，乳香 6 克，没药 6 克，五倍子 6 克，苦参 8 克，蛇床子 20 克，青黛 20 克，枯矾 20 克，儿茶 10 克，薄荷 10 克，硼砂 10 克，蛤粉 10 克，冰片 10 克。

用法：共研极细末，紫外线照射 2 小时即成。取适量药粉喷涂于宫颈糜烂面上，每周 2 次，4 次为 1 疗程。

（12）愈糜散

组成：①Ⅰ号方：黄芩、黄连、黄柏、紫草、苦参、青黛、土茯苓等量。②Ⅱ号方：乌贼骨、枯矾、乳香、没药、白及、炮山甲、五倍子、象皮等量。

用法：分别制成散剂，紫外线消毒。于月经净后 3 日，喷涂于糜烂处，隔日 1 次，7 日为 1 疗程。用 1～2 个疗程。

（13）紫冰油

组成：紫草 250 克，冰片 10 克，麻油 800 克。

用法：紫草入麻油内炸枯，过滤去渣，待温入冰片化匀。取本品适量涂于糜烂处。

（14）宫糜散

组成：黄柏 65 克，蜈蚣 6.4 克，雄黄 13 克，轻粉 13 克，冰片 2.6 克。

用法：共研极细末。取本品适量涂于糜烂处。

（15）枯矾合剂

组成：枯矾、白及、儿茶、五倍子等份，冰片小于 1/10 量。

加减：白带多，臭秽者加黄柏、黄连、苦参；糜烂面较深者加蛤粉、煅石膏；宫颈充血明显伴阴道灼热者加青黛。

用法：共研极细末，高压消毒。用带线棉球蘸药粉贴于糜烂面，次日取出，隔日冲洗换药。

以上几种药物的用法：先用1‰新洁尔灭溶剂棉球清除阴道、宫颈分泌物。散剂撒于带线棉球上，塞于阴道深处。第2天取出棉球，轻者每周1次，重者每周2～3次，或暴露宫颈后，将散剂喷于患处，每3天1次。5～10次为1疗程；栓剂之钉部插入宫颈管，圆形部紧贴糜烂面，然后塞以带线棉球，24小时后取出棉球，5～10次为1疗程；丸剂塞入阴道深处，每次1～2丸，每日1次，5～10次为1疗程；油剂用棉球蘸药后涂患处，隔日1次，10次为1疗程；膜剂直接敷盖于糜烂处，每日或隔日1次，10次为1疗程，疗程间休息2天。

（16）消糜膜

组成：乳香10克，没药10克，硇砂10克，血竭10克，儿茶12克，明矾100克，硼砂2克，雄黄15克，樟脑60克，冰片2克，明胶300克，甘油、聚乙二醇适量。

用法：制成膜剂。敷贴糜烂面，每日1换。用于慢性宫颈炎。

（17）膏剂（李秀英）

组成：①护膜膏：香油60克，黄蜡25克，三七粉100克，樟丹5克。②冰宁膏：乳香100克，没药100克，枯矾100克，冰片50克，儿茶50克，三七粉50克。

用法：①方将香油烧开后，加入余药，拌匀即成；②方共研极细末，用香油调成膏。先用②方，待糜烂面剥脱后再用①方。于经净后2日开始，将药膏铺于无菌棉球上，敷贴于糜烂处，隔日1次，10次为1疗程。

（18）董克勤方

组成：儿茶25克，苦参25克，黄柏25克，枯矾20克，冰片5克。

用法：共研极细末，香油调成膏。用带线棉球蘸药膏敷贴于糜烂面，24 小时后取出，隔日 1 次，10 次为 1 疗程。

（19）宫颈膜片（鲍广海）

组成：明胶 30 克，蒸馏水 100 毫升，甘油 120 毫升，聚乙二醇-400 18 毫升，明矾粉 75 克，乳香 1 克，没药 1 克，硇砂 1克，硼砂 0.2 克，冰片 0.2 克，雄黄 1.5 克，儿茶 1.2 克，樟丹6 克，血竭 0.9 克，钟乳石 0.5 克。

用法：将乳香等药共研极细末。将明胶置蒸发皿中，用蒸馏水 50 毫升及甘油 30 毫升浸泡 24 小时，使其充分膨胀，再将蒸发皿放水浴上加热，加聚乙二醇-400，不断搅拌，再加蒸馏水50 毫升，然后加明矾粉，继续加热使其溶解。将药粉加入甘油90 毫升，再打入蒸发皿中继续加热，搅拌，混合均匀后倾倒于以消毒并涂有液状石蜡的玻璃板上，摊成厚 2 毫米的薄膜，用紫外线照射 30 分钟，分割成 5 分硬币大小。用时先以新洁尔灭棉球拭净宫颈分泌物，将药膜敷盖于糜烂处，1～2 日换药 1 次。

（20）离子透入法

组成：桃仁 500 克，败酱草 750 克，皂角刺 750 克。

治法：浓煎取汁 200 毫升。用 2GL-1 直流感应电疗机，阴极板放于次髎穴，阳极板放于关元穴。八髎穴敷贴浸药小衬垫，通电后，中药离子通过穴位倒入体内。从月经净后 3～4 天开始，每日 1 次，10 次为 1 疗程。

（21）敷穴法

取穴：气海、神阙、白环俞、阴陵泉、三阴交等。

治法：每次选 2～3 穴，用白带膏丸（硫黄 18 克，母丁香15 克，麝香 3 克，共研细末。用独头蒜捣膏，和药末和丸，如黄豆大小，以朱砂 3 克为衣。再将川椒 50 克，韭子 20 克，附片20 克，肉桂 20 克，蛇床子 50 克，独头蒜 300 克，放入芝麻油500 毫升内，入锅加热，去渣，再将油熬至滴水成珠，徐徐加入广丹 250 毫克，搅拌收膏）适量，摊于牛皮纸上，膏药中心放药丸1粒，贴于穴位上，胶布固定，3日1次，10次为1疗，间隔3～5日可行下一疗程。

（22）鸡冠花糊

取穴：神阙。

治法：用白鸡冠花（醋汁）、白术、荷叶（烧灰）、红花（酒炒）、茯苓、陈壁土、车前子等份，黄酒适量。共研细末，黄酒拌匀成膏状，贴于穴位上。3日1次，10次为1疗程。

（23）针刺

取穴：主穴：带脉、中极、下髎、行间、阴陵泉。

配穴：阴痒痛配蠡沟、太冲、独阴；带下色红配行间。

治法：针刺泻法，强化提插捻转强度，以患者能耐受为宜，留针10～20分钟，间歇行针，每日1次，10次为1疗程。

取穴：主穴：中极、太冲、气穴、三阴交。

配穴：气血虚或肾虚配气海、关元；脾虚配灸脾俞。

治法：针刺用补法，得气后不留针。

取穴：主穴：关元、子宫、归来、中极、三阴交。

配穴：脾虚配足三里；肾虚配肾俞；阴中痒痛配下髎。

治法：用G6805电针机，每次选用2～4穴，上下相配接上电针机，用疏密波，每次通电15分钟，隔日1次，10次为1疗程。

（24）针灸

取穴：主穴：次髎。

配穴：湿热型加带脉、阴陵泉；湿毒型加带脉、行间；脾虚型加足三里、三阴交，灸气海；肾虚型加肾俞、太溪，灸关元。

治法：主穴、肾虚型、脾虚型均补法；湿热型、湿毒型均泻法。

取穴：主穴：关元、带脉、肾俞、次髎、照海。

配穴：带下量多配大赫、气穴；腰痛配腰眼、小肠俞。

治法：针刺用补法，加用艾灸，留针 30～40 分钟，间歇行针，每日 1 次，10 次为 1 疗程。

（25）艾灸

取穴：带脉、气海、中极、次髎、肾俞、脾俞、三阴交。

治法：温和艾灸，每穴 5 分钟，每日 1 次。

（26）耳针

取穴：肝、脾、盆腔、子宫、三焦。

治法：每次选 3～4 穴，毫针针刺，中等刺激。或埋针、耳穴压籽。

取穴：子宫、膀胱、肝、脾、肾、内分泌、神门、三阴交。

治法：先针刺子宫、脾、内分泌；针刺后留针，反复捻转后皮内埋针，2 天换 1 次。或耳穴压籽。

取穴：耳尖（放血）、内生殖器、角窝中、神门、艇中、肝、脾、内分泌。

治法：每日选 3～4 穴，毫针刺，中等刺激，留针 10～20 分钟，每日或隔日 1 次，或埋针、压籽、穴位注射。

（27）穴位注射

取穴：子宫、内分泌、三焦、肾上腺。

治法：用 3%～5% 当归注射液，每耳穴注入 0.1 毫升，每日 1 次。

（28）推拿按摩

操作：患者俯卧位，揉按肾俞、脾俞、肝俞、足三里、三阴交各 2 分钟，按腰骶部 5 分钟。再仰卧位，点揉带脉、气海、关元、子宫穴各 2 分钟；摩下腹 3～5 分钟；按下腹内侧 30～50 次，以有力感为宜。

操作：先按揉脾俞、三交俞 2 分钟，摩中脘，揉关元，擦少腹，按揉足三里、三阴交、合谷。再按揉大椎，推拿肩井；拿揉手三里、曲池；拿揉阴阳陵泉；按揉丘墟，掐揉太冲。

操作：患者俯卧位，从长强穴起，沿脊柱正中捏至大椎穴，每次捏 15 下，每日 2 次，10 次为 1 疗程。

【药膳】

1. 脾气虚弱型

（1）鸡头粥

组成：芡实 50 克，粳米 50 克（淘净），糖少许。

用法：前二味煮至粥熟，加糖调味。食之。

功效：健脾养胃除湿。用于脾湿带下量多，色白质稠之慢性宫颈炎不孕。

（2）芡实粥

组成：芡实 30 克，核桃仁 15 克（捣碎），大枣 5 枚（去皮），糖适量。

用法：共煮至粥熟，加糖调味。食之。

功效：补肾健脾，固涩止带。用于带下清稀量多之慢性宫颈炎不孕。

（3）鲤鱼汤

组成：鲤鱼 1 尾（去鳞腮、内脏，洗净），胡椒 20 粒。

用法：共入锅内，加入清水同煮至鱼肉熟即成。吃鱼喝汤。

功效：益气健脾，温中利湿。用于慢性宫颈炎不孕。

2. 湿热下注型

（1）凉拌三鲜

组成：马齿苋、荠菜、芹菜等量，精盐、糖、醋、味精、芝麻油适量。

用法：前三味洗净，入沸水焯过，加入佐料凉拌佐餐。

功效：清热利湿解毒。用于带下色黄如脓，或夹血液之急慢性宫颈炎性不孕。

（2）椿根皮汤

组成：椿根皮（香椿）30 克（洗净），红糖适量。

用法：将椿根皮煎成浓汤，去渣，加红糖。温热服。每日1剂。

功效：清热解毒，燥湿止带。用于慢性宫颈炎性不孕。

第三节　盆腔炎

妇女盆腔急、慢性炎症所致的夫妇同居 3 年以上不能受孕，称盆腔炎性不孕。盆腔炎包括子宫炎、输卵管炎（见输卵管阻塞性不孕）、卵巢炎、盆腔腹膜炎及子宫周围的结缔组织的炎症。急性盆腔炎发病急，病程短，通常不会导致不孕，但治疗不及时，不彻底，或患者体质差迁延不愈，而成慢性盆腔炎，炎症能引起精子对抗原的免疫反应，产生精子抗体或其他抗体，或导致不孕。子宫内膜炎改变了子宫内的正常环境，使侥幸存活的精子，即使与卵子结合成受精卵，也不能在子宫内着床。

本病属中医"痛经"、"月经不调"、"带下"、"腹痛"、"不孕"、"症瘕"等范畴。

【病因病机】

一、急性盆腔炎

1. **热毒壅盛**：经期、产后、手术感受外邪、湿热之邪，或素体虚弱，邪毒乘袭，蕴极下焦所致。

2. **湿热壅阻**：经行、产后、手术后湿毒内侵，气血阻滞，湿毒瘀血互结，壅阻下焦，久则成症。

3. **热毒入营**：邪热壅盛，滞留气分，日久不退，热毒入营而致。

二、慢性盆腔炎

1. **湿热壅阻**：湿热二邪内侵，气血受阻，湿热瘀血互结，积于下焦，久阻成症。

2. 寒湿凝滞：寒湿之邪外袭，与血相结，寒凝瘀滞，积于下焦，久滞成症。

3. 气滞血瘀：七情所伤，肝气郁结，气机不畅，气滞瘀阻，久郁成症。

4. 阴虚血热：素体阴亏，湿热内侵，邪热伤阴，阴虚内热而成。

5. 肝郁脾虚：肝气郁积，化热侮脾，脾虚湿阻，互结为症。

6. 肾虚瘀滞：湿热、寒湿外袭，气血阻滞，瘀积下焦，郁久伤肾，肾气亏损，虚实夹杂。

7. 肾气虚衰：邪气滞留日久不去，损及肝脾肾诸脏，气血亏虚。

【辨证诊断】

一、急性盆腔炎

1. 热毒壅盛型

主证：高热寒战，无汗或有汗，腹痛甚剧，按之痛剧，带下量多，色黄质稠，脓性臭秽，月经量多，或淋漓不止。子宫略大，双侧附件水肿、压痛，或索条状增粗，或有炎性包块，触痛显著，甚或满腹压痛、反跳痛。若壮热不退，腹痛拒按时，可有盆腔脓肿。口干口苦，恶心呕吐，小便黄赤，大便秘结。

舌象：舌质红。苔黄糙，或黄腻。

脉象：脉滑数。

2. 湿热壅阻型

主证：发热恶寒，或高热已减，低热起伏，小腹隐痛，或刺痛拒按，胸闷泛恶，腰脊酸楚，口干便秘，月经先期，量多质稠，带下量多，色黄臭秽。子宫略大，或压痛，一侧或双侧附件增厚、压痛，或扪及炎性包块，压痛触痛明显。

舌象：舌质红。苔黄腻。

脉象：脉滑数。

3. 热毒入营型

主证：高热持续，口渴引饮，汗多烦躁，甚则神昏谵语。

舌象：舌质红绛，或略红。苔少，或黄糙。

脉象：脉弦数。

二、慢性盆腔炎

1. 湿热壅阻型

主证：低热起伏，少腹隐痛，或腹痛拒按，带下量多，色黄粘稠，气味臭秽，口干欲饮，尿赤便燥，双侧附件伴增粗、压痛，或有肿物。

舌象：舌质黯滞，苔黄腻。

脉象：脉弦数。

2. 阴虚血热型

主证：少腹坠痛，绵绵作痛，日久不止，腰骶酸痛，潮热颧红，盗汗少寐，手足心热，头晕目眩，神疲乏力，腰膝酸软，月经量少，甚或闭经，或月经失调，带下量多，尿黄便燥。

舌象：舌质红，苔少或薄黄。

脉象：脉细数。

3. 气滞血瘀型

主证：少腹胀痛，或刺痛拒按，白带量多，经行腹痛，瘀下量多，块下痛减，经前乳房胀痛，情志抑郁。

舌象：舌质黯滞，有瘀点或瘀斑。

脉象：脉弦涩。

4. 寒凝血滞型

主证：少腹胀痛，冷凉不适，热熨则舒，腰骶酸痛，经期或劳累后加重，月经后期，量少色黯有块，带下量多质稀。

舌象：舌质淡，略胖，或色滞，苔白腻。

脉象：脉沉迟。

5. 肾虚瘀滞型

主证：少腹疼痛，缠绵不止，带下量多，头晕目眩，神疲乏力，腰脊酸楚。

舌象：舌质黯，或有瘀点。苔薄。

脉象：脉细软。

6. 肝郁脾虚型

主证：少腹疼痛，隐隐不休，缠绵不止，带下量多，或有低热，大便时溏时结，临厕腹痛。

舌象：舌质淡，苔薄。

脉象：脉虚弦。

7. 肝肾不足型

主证：小腹绵绵作痛，经久不愈，白带量多，腰骶酸痛，双膝酸软，头晕乏力，失眠健忘。

舌象：舌质黯或有瘀点，苔薄。

脉象：脉细无力。

【基本方剂】

一、急性盆腔炎

1. 热毒壅盛型

治则：清热解毒，行气活血。

方剂：①大黄牡丹皮汤加减。方药：大黄 10 克（后下），丹皮 15 克，桃仁 12 克，冬瓜仁 15～30 克，金银花 15～30 克，紫花地丁 15～30 克，连翘 10 克，延胡索 15 克，芒硝 10 克（分冲），川楝子 10 克，败酱草 15～30 克。②银花解毒汤加减。方药：金银花 15～30 克，紫花地丁 15～30 克，连翘 10 克，丹皮 15 克，黄连 10 克，水牛角 30 克（先煎），夏枯草 10 克。③银花红藤煎加减。方药：金银花 15～30 克，红藤 50～100 克，忍冬藤 30 克，蒲公英 30 克，紫花地丁 30 克，败酱草 15～30 克，

丹皮 10～15 克，川楝子 10～15 克，延胡索 10～15 克，薏苡仁
15～20 克，制乳香 10 克，制没药 10 克，穿山甲 10 克（先煎），
皂角刺 10 克。④红藤煎加减。方药：红藤 15～50 克，紫花地丁
15～30 克，蒲公英 15～30 克，败酱草 15～30 克，金银花 15～
30 克，连翘 10～20 克，丹皮 10～15 克，制乳香 10 克，制没药
10 克，延胡索 10 克。⑤银翘红酱解毒汤加减。方药：金银花 30
克，连翘 20 克，红藤 30 克，败酱草 30 克，丹皮 15 克，山栀子
15 克，赤芍 15 克，延胡索 12 克，川楝子 12 克，制乳香 10 克，
制没药 10 克，桃仁 10 克。加减：表证重者，加荆芥 10 克，防
风 10 克，白芷 10 克；带下色黄、臭秽者，加黄柏 10 克，生薏
苡仁 15 克，茵陈 10 克，土茯苓 15 克，白花蛇舌草 15 克，车前
子 15 克（包）；腹胀甚者加柴胡 6 克，枳实 10 克；腹痛甚者加
红藤 30 克，徐长卿 10 克；炎性肿块者，加三棱 10 克，莪术 10
克，皂角刺 10 克，大黄 10 克（后下）；便结者加枳实 10 克，制
大黄 10 克（后下），川朴 6 克；大便里急后重者加黄芩 10 克，
黄连 10 克，葛根 15 克；尿急短赤者，加泽泻 10 克，车前子 15
克（包）；热毒内陷，元气虚脱者加生脉散，人参 10～30 克
（另煎），麦冬 12 克，五味子 10 克；邪毒炽盛，高热神昏者加
安宫牛黄丸 2 丸（分冲）或紫雪丹 1 克（分冲）；阳气欲脱者加
参附汤，人参 15 克（另煎），附子 15 克（先煎）。

用法：日 1 剂，水煎服。

2. 湿热壅阻型

治则：清热利湿，活血化瘀。

方剂：①银甲丸加减。方药：银花 15 克，连翘 15 克，升麻 10
克，红藤 30 克，蒲公英 30 克，桔梗 10 克，紫花地丁 30 克，生鳖甲
15 克（先煎），生蒲黄 10 克（包），大青叶 15 克，茵陈 10 克，琥
珀末 3 克（分冲），椿根皮 15 克。②仙方活命饮加减。方药：金银
花 15～30 克，薏苡仁 15～30 克，冬瓜仁 15～30 克，赤芍 15 克，穿

山甲 10 克（先煎），皂角刺 10 克，天花粉 15 克，贝母 10 克，白芷
10 克，桃仁 10 克，当归 10 克，丹皮 15 克，大黄 10 克（后下），甘
草 5 克。加减：带多色黄质稠臭秽者，加黄柏 10 克，土茯苓 15 克，
败酱草 15 克，白花蛇舌草 15 克；腰痛甚者，加桑寄生 10 克，川断
10 克；腹痛甚者加延胡索 12 克，川楝子 12 克；腹胀甚者加柴胡 6
克，枳实 10 克；肿块明显者加三棱 10 克，莪术 10 克，穿山甲 10
克（先煎），赤芍 15 克，丹参 15 克。

用法：日 1 剂，水煎服。

3. 热毒入营型

治则：清热凉营，活血解毒。

方剂：白虎汤合消营汤化裁。方药：石膏 50～100 克（先
煎），知母 10～20 克，水牛角 30 克（先煎），生地 15～30 克，
延胡索 15 克，麦冬 15 克，丹参 15 克，金银花 15～30 克，黄连
10 克，连翘 10～20 克，粳米 50 克，竹叶心 10 克，甘草 5 克。
加减：便秘者加桃仁 10 克，大黄 10 克（后下）；神昏者加紫雪
丹 1 克（分冲）或牛黄消心丸 4 粒（分吞）。

用法：日 1 剂，水煎服。

二、慢性盆腔炎

1. 湿热壅阻型

治则：清热利湿，祛瘀散结。

方剂：①大黄牡丹皮汤加减。方药：大黄 10 克（后下），
丹皮 15 克，桃仁 10 克，薏苡仁 15 克，冬瓜仁 15～30 克，红藤
15～30 克，败酱草 30 克，白花蛇舌草 30 克，赤芍 10 克，延胡
索 10 克，芒硝 10 克（分冲）。②银甲丸加减。方药：金银花
15～30 克，鳖甲 15 克（先煎），紫花地丁 15～30 克，蒲公英
15～30 克，大青叶 15 克，连翘 15 克，红藤 30～50 克，生蒲黄
10 克（包），升麻 10 克，茵陈 10 克，椿根皮 15 克，桔梗 10
克，珀琥末 3 克（分冲）。加减：发热者加柴胡 6～10 克，黄芩

10 克；便结者加桃仁，大黄 10 克（后下）。

用法：日 1 剂，水煎服。

2. 阴虚血热型

治则：养阴清热，活血软坚。

方剂：①慢盆方。方药：地黄 15 克，丹皮 15 克，丹参 15 克，青蒿 10 克，延胡索 15 克，白芍 12 克，地骨皮 15 克，野菊花 15 克，龟板 15 克（先煎），鳖甲 15 克（先煎）。②劫劳汤加减。方药：人参 10 克（另煎），黄芪 15 克，当归 10 克，白芍 10 克，熟地 15 克，五味子 6 克，茯苓 10 克，阿胶 10 克（烊化），冬虫夏草 6 克（先煎），甘草 5 克，鳖甲 15 克（先煎）。③知柏地黄丸加减。方药：知母 10 克，黄柏 10 克，熟地 15 克，山药 15 克，山萸肉 12 克，丹皮 15 克，茯苓 10 克，泽泻 10 克，龟板 15 克（先煎），鳖甲 15 克（先煎）。④拯阴理劳汤加减。方药：人参 10 克（另煎），麦冬 10 克，五味子 10 克，女贞子 15 克，薏苡仁 15 克，莲子 15 克，当归 10 克，白芍 15 克，丹皮 15 克，百合 15 克，橘红 6 克，龟板 15 克（先煎），炙甘草 5 克，鳖甲 15 克（先煎）。

用法：日 1 剂，水煎服。

3. 气滞血瘀型

治则：调气活血，消癥散结。

方剂：①桃红四物汤加减。方药：桃仁 10 克，红花 10 克，当归 10 克，白芍 10 克，川芎 10 克，熟地 15 克，三棱 10 克，莪术 10 克，川楝子 10 克，延胡索 10 克。②血府逐瘀汤加减。方药：生地 15 克，柴胡 10 克，当归 10 克，川芎 10 克，赤芍 10 克，桃仁 10 克，红花 10 克，枳壳 10 克，桔梗 10 克，五灵脂 10 克，生蒲黄 10 克（包），牛膝 10 克，甘草 5 克。加减：肝郁明显者加柴胡 10 克，枳壳 10 克，香附 15 克，青皮 10 克，郁金 10 克；腹内癥块者加皂角刺 10 克，三棱 10 克，莪术 10 克；带下量多者加薏苡仁 15 克，车前子 15 克（包），茵陈 10 克；腰骶酸痛者加杜仲 10 克，川断 10 克，桑寄生 10 克。③香棱丸合活络效灵丹加减。方药：三棱 10 克，莪术 10 克，乳香 10 克，没药 10 克，青皮 10 克，川楝子 10 克，当归 12 克，炮山甲 12 克，延胡索 12 克，丹参 15 克，橘核 15 克，荔枝核 15 克。加减：白带多者加白术、薏苡仁各 12 克，苍术、车前子各 9 克；腰痛甚者加川断、寄生各 12 克；抑郁者加柴胡、郁金各 9 克；纳差腹胀者加茯苓、白术各 12 克，陈皮 9 克，焦三仙各 6 克；输卵管积水者加桂枝 3 克，防已 9 克，路路通 12 克，刘寄奴 12 克。

用法：日 1 剂，水煎服。

4. 寒凝血滞型

治则：温经散寒，活血祛瘀。

方剂：①桂枝茯苓丸化裁。方药：桂枝 10 克（后下），茯苓 10 克，芍药 10 克，桃仁 10 克，丹皮 15 克，五灵脂 10 克，生蒲黄 10 克（包）。②少腹逐瘀汤加减。方药：小茴 5～10 克，干姜 5～10 克，桂心 3～5 克（后下），当归 10 克，川芎 10 克，赤芍 10 克，没药 10 克，延胡索 10 克，生蒲黄 10 克（包），五灵脂 10 克。加减：气虚者加人参 10 克（另煎），黄芪 15 克，白术 10 克；腹痛者加制乳香 10 克，制没药 10 克，延胡索 10 克，牛膝 15 克；带下量多者加人参 10 克（另煎），白术 10 克，薏苡仁 15 克，椿根皮 15 克；炎性肿块者加黄芪 15 克，皂角刺 10 克，三棱 10 克，莪术 10 克。

用法：日 1 剂，水煎服。

5. 肾虚瘀滞型

治则：补益肝肾，和营祛瘀。

方剂：左归丸化裁。方药：熟地 15 克，山药 15 克，山萸肉 12 克，枸杞子 12 克，菟丝子 15～30 克（包），鹿角胶 15 克（烊化），龟板胶 15 克（烊化），丹参 15 克，当归 10 克，白芍

12克，鸡血藤15克，甘草5克。加减：气虚甚者加人参10克（另煎），黄芪15克；带下多者加芡实15克，薏苡仁15克，莲子肉30克，牡蛎30克（先煎）。

用法：日1剂，水煎服。

6. 肝郁脾虚型

治则：疏肝理脾，化湿活血。

方剂：①当归芍药散加减。方药：当归10克，川芎10克，白芍10克，茯苓10克，白术10克，泽泻10克。②逍遥散加减。方药：柴胡10克，当归10克，白芍10克，白术10克，茯苓10克，薄荷10克（后下），甘草5克，煨姜3克。加减：低热者加青蒿10克，黄芩10克；郁热者加丹皮15克，山栀子10克；腰痛者加桑寄生10克，独活10克，杜仲10克，牛膝10克；癥块者加三棱10克，莪术10克，穿山甲10克（先煎），皂角刺10克。

用法：日1剂，水煎服。

7. 肝肾不足型

治则：补益肝肾，理气活血。

方剂：左归丸加减。方药：熟地12克，山药12克，丹参12克，菟丝子12克，枸杞子12克，淮牛膝12克，鹿角霜12克，延胡索12克，山茱萸9克，白芍9克，香附9克，炙甘草6克。加减：气虚者加党参、黄芪各12克，白术9克；血瘀者加当归、鸡血藤各12克；脾虚者加白术、茯苓各12克；带下多者加芡实、薏苡仁各12克。

用法：日1剂，水煎服。

【当代妙方精选】

一、急性盆腔炎

分二型（李惠·《山西中医》1993，9）

组成：①湿热型：败酱草30克，附子3克，薏苡仁10克，丹参 15 克，赤芍 15 克，桃仁 6 克。②气滞血瘀型：丹参 20 克，赤芍 20 克，桃仁 6 克，海藻 6 克，昆布 6 克，三棱 6 克，莪术 6 克。

用法：日 1 剂，水煎服。

二、慢性盆腔炎

1. 分二型（王淑云·《辽宁中医杂志》1993，20）

组成：①气滞血瘀型：桂枝 10 克，茯苓 20 克，山楂 20 克，丹皮 15 克，桃仁 15 克，红花 15 克，鸡内金 15 克，当归 15 克，丹参 50 克。②湿热型：红藤 50 克，败酱草 30 克，蒲公英 25 克，地丁 25 克，黄柏 25 克，丹参 25 克，丹皮 15 克，赤芍 15 克，延胡索 15 克，川楝子 15 克。

用法：气滞血瘀型分 3 份，日 1 份，水煎服。并用温经活血散（千年健、白芷、羌活、独活、红花、乳香、没药各 9 克，追地风、川椒、艾叶各 6 克，透骨草 3 克，五加皮、当归、防风各 12 克，血竭 1 克。共为粗末，500 克为 1 剂）装布袋，隔水蒸 15 分钟后，外敷于少腹最痛处，每次 30 分钟，日 1 次，15 日换药袋；湿热型日 1 剂，水煎服。同时外敷止痛膏（五倍子粉 50 克，醋调），2 日换药 1 次。

2. 分二型（陈雪珍·《内蒙古中医药》1999，18）

组成：①湿热型用重楼解毒汤：金线重楼 15～30 克，蒲公英 15～30 克，半枝莲 15～30 克，败酱草 15～30 克，白花蛇舌草 15～30 克，丹参 12 克，赤芍 12 克，甘草 6 克。②寒凝气滞型用桂枝茯苓汤加减：丹参 12 克，茯苓 12 克，桃仁 12 克，赤芍 12 克，当归 10 克，桂枝 10 克，陈皮 10 克，乳香 10 克，没药 10 克。

加减：随症加减。

用法：日 1 剂，水煎服。7 日为 1 疗程。并用红藤败酱汤（红藤、地丁、败酱草、蒲公英、鸭跖草各 20～30 克），随症加减，水煎取浓缩液 100 毫升，待温时，高位保留灌肠。腹隐痛用乌头软宫散（乌头、艾叶、鸡血藤各 10 克，防风、五加皮各 20 克，追地风、伸筋草、透骨草、红花、白芷、川椒、羌活、独活各 15 克，共研细末，喷湿，装袋，蒸 30 分钟）热敷腹部，日 1 次，7 日为 1 疗程。急性发作或病变广泛用抗生素；盆腔包块或组织粘甚用糜蛋白酶或透明质酸酶肌注。用 1～5 疗程。

3. 分三型（刘湘云·《内蒙古中医药》1993，12）

组成：①湿热下注型（急性或亚急性盆腔炎）用八正散加减：瞿麦 15 克，扁蓄 15 克，滑石 15 克，车前子 9 克，炒栀子 12 克，丹皮 12 克，川楝子 12 克，败酱草 20 克，金银花 20 克，蒲公英 20 克，大黄 10 克。②湿热瘀毒型（盆腔脓肿或包块期）用上方，其中金银花、蒲公英、败酱草剂量加倍；少腹痛甚加延胡索、桃仁、赤芍；腹痛加黄柏；脓多加薏苡仁、瓜蒌仁。③肝郁气滞，寒湿内阻型（慢性盆腔炎）上方加柴胡、荆芥穗、薏苡仁；腹痛加黄柏、龟板；湿盛加萆薢、冬瓜子；包块坚硬加夏枯草；食欲不振加白术；无腹痛，仅有带下，质清稀，改用完带汤加减。

用法：日 1 剂，水煎服。

4. 分三型（蒲朝晖，等·《甘肃中医》2001，14）

组成：①气滞血瘀型：丹参 15 克，赤芍 15 克，薏苡仁 15 克，当归 12 克，丹皮 12 克，香附 12 克，黄柏 10 克，柴胡 10 克，木香 10 克，川楝子 10 克，延胡索 10 克，车前子 10 克（包），金银花 10 克，败酱草 20 克，甘草 5 克。②肝郁脾虚型：党参 15 克，丹参 15 克，柴胡 10 克，香附 10 克，黄柏 10 克，延胡索 10 克，川楝子 10 克，车前子 10 克（包），白术 12 克，赤芍 12 克，郁金 12 克，茯苓 20 克，山药 20 克，薏苡仁 20 克，炙甘草 6 克。③湿热蕴结型：茵陈 15 克，赤芍 15 克，丹参 15

克，白花蛇舌草 15 克，丹皮 10 克，桃仁 10 克，茯苓 10 克，黄柏 12 克，蒲公英 12 克，车前子 12 克（包），三棱 9 克，莪术 9 克，泽泻 8 克，败酱草 30 克，薏苡仁 20 克。

用法：日 1 剂，水煎服。第 3 煎取浓缩液 100 毫升，保留灌肠。药渣热敷下腹部，每次 15 分钟以上。日 1 次。均 15 日为 1 疗程。

5. 分三型（梁杰圣·《实用中医药杂志》2001，17）

组成：①湿热蕴结型：柴胡 10 克，黄芩 10 克，赤芍 10 克，川楝子 10 克，薏苡仁 10 克，蒲公英 10 克，败酱草 20 克，陈皮 5 克。湿热甚加知母、黄柏。②寒凝气滞型：当归 12 克，香附 12 克，乳香 3 克，肉桂 3 克，乌药 10 克，炮姜 10 克。脾虚加党参、茯苓、白术；肾虚加川断、狗脊。③血瘀痰阻型：茯苓 10 克，香附 10 克，苍术 10 克，半夏 10 克，赤芍 10 克，五灵脂 10 克，生蒲黄 10 克，丹参 15 克，炒豆蔻 5 克。

用法：日 1 剂，水煎服。每周用 6 日，月经期停用。1 个月为 1 疗程。

6. 分四型（沈灼华·《江苏中医》1994，15）

组成：①下焦湿热型用大黄牡丹汤合红藤汤加减：蒲公英、红藤、败酱草、丹皮、大黄、生薏苡仁、桃仁、泽泻、延胡索、川楝子。②肝郁气滞型用逍遥散合金铃子散加减：柴胡、当归、白芍、制香附、青皮、陈皮、泽泻、生薏苡仁、墓回头。③气滞血瘀型用桃红四物汤加减：桃仁、红花、赤芍、白芍、红藤、延胡索、台乌药、丹皮、制大黄、枳实、木香。④癥瘕积聚型用膈下逐瘀汤加减：制大黄、桃仁、红花、当归尾、赤芍、白芍、川芎、地鳖虫、三棱、莪术、制乳香、制没药、炮甲片、延胡索、香附、枳壳。

用法：可加用三七粉冲服。均配合红外线或 TDP 灯照射半小时，日 1 次。10 日为 1 疗程。

7. 分四型（张静，等·《中国中医药信息杂志》2001，8）

组成：①寒湿血瘀型：薏苡仁 30 克，附子 6 克，甘草 6 克，茯苓 15 克，当归 12 克，川芎 10 克，三棱 10 克，莪术 10 克，陈皮 8 克，败酱草 20 克。②湿热血瘀型：苍术 15 克，车前子 15 克（包），丹皮 12 克，赤芍 12 克，黄柏 12 克，红藤 20 克，败酱草 20 克，川牛膝 19 克，薏苡仁 30 克，延胡索 10 克。③气滞血瘀型：川楝子 8 克，延胡索 12 克，茯苓 12 克，当归 12 克，三棱 10 克，莪术 10 克，青皮 10 克，白芷 10 克，川芎 10 克，桂枝 6 克，甘草 3 克。④亏虚血瘀型：小腹隐痛、舌淡脉弱，黄芪 15 克，当归 15 克，熟地 15 克，茯苓 12 克，白术 12 克，柴胡 10 克，桃仁 10 克，川芎 8 克，陈皮 8 克，麦芽 20 克，桂枝 6 克。小腹坠痛、舌黯苔薄白或燥，生地 15 克，山药 20 克，茯苓 12 克，泽泻 12 克，当归 12 克，山楂 12 克，丹皮 10 克，桃仁 10 克，红花 10 克，肉桂 3 克。

用法：日 1 剂，水煎取液 450 毫升，每次 150 毫升，日 2 次。并用 150 毫升，药温约 40℃，晚睡前保留灌肠 2 小时以上。10 日为 1 疗程。

8. 分三期（刘云，等·《河北中西医杂志》1999，8）

组成：①急性期：蒲公英 30 克，金银花 30 克，鸡血藤 30 克，当归 12 克，连翘 12 克，黄柏 12 克，车前草 12 克。②亚急性期：蒲公英 20 克，鸡血藤 20 克，车前草 20 克，当归 12 克，丹皮 12 克，柴胡 9 克，川芎 9 克，赤芍 9 克，黄柏 9 克，红花 9 克。③慢性期：丹参 12 克，鸡血藤 12 克，车前草 12 克，鲜椿根皮 15 克，炙鳖甲 15 克，柴胡 9 克，三棱 9 克，莪术 9 克，川芎 9 克，黄芩 9 克。

加减：随症加减。

用法：急性期日 1 剂，水煎服。并用环丙沙星注射液 100 毫升，静滴，日 2 次（或甲硝唑注射液 250 毫升，静滴，8 小时 1

次；或青霉素 460 万单位，静滴，日 1 次）。亚急性期日 1 剂，水煎服。6 日为 1 疗程。慢性期日 1 剂，水煎服。10 日为 1 疗程。并用透骨草、红藤、红花、追地风各 15 克，当归、荆芥、防风、艾叶、苏木、良姜、白芷、花椒各 10 克，硫酸镁粉 20 克，冰片 2 克，3～5 日 1 剂，水煎取浓缩液浸纱布，热敷患处，每次 30 分钟，经期禁用。

9. 血瘀型

（1）棱莪消积汤加减（邢翠玲，等·《国医论坛》1999，14）

组成：三棱 15 克，莪术 15 克，丹参 15 克，赤芍 15 克，红藤 15 克，败酱草 15 克，延胡索 10 克，蒲公英 10 克，桃仁 10 克，鳖甲 10 克（先煎），丹皮 12 克，金银花 12 克，薏苡仁 12 克。

加减：随症加减。

用法：日 1 剂，水煎服。并用庆大霉素 24 万单位，甲硝唑 1 克；体温 38℃以上用青霉素 800 万单位；均静滴，日 1 次。均 7 日为 1 疗程。

功效：活血化瘀，清热利湿。用于血瘀型慢性盆腔炎不孕。

（2）活血化瘀汤（孙雨霞·《内蒙古中医药》2002，21）

组成：当归 10 克，赤芍 10 克，桃仁 10 克，川楝子 10 克，炒蒲黄 10 克，红花 6 克，延胡索 20 克，重楼 15 克，红藤 15 克，败酱草 30 克。

加减：包块加三棱、莪术；白带多加黄柏、茵陈、生薏苡仁。

用法：日 1 剂，水煎服。炎症型用红藤、丹参、蒲公英、败酱草各 30 克，黄柏、赤芍、延胡索、生大黄各 15 克；包块型用红藤、丹参、败酱草、虎杖根各 30 克，当归、三棱、莪术各 10 克，乳香、没药各 6 克。均日 1 剂，水煎取液 150 毫升，药温 37℃，每晚保留灌肠。10 日为 1 疗程。月经过多者经期停用。

功效：活血化瘀，清热利湿。用于血瘀型慢性盆腔炎不孕。

（3）棱莪汤（薛遥，等·《时珍国药研究》1996，7）

组成：三棱10克，莪术10克，丹参10克，丹皮10克，黄柏10克，赤芍10克，狗脊10克，延胡索10克，川续断10克，桑寄生10克，乌贼骨12克，薏苡仁15克，桃仁15克，红藤30克，败酱草30克。

用法：日1剂，水煎服。5日为1疗程，用2～4疗程。

功效：活血化瘀，清热利湿。用于血瘀型慢性盆腔炎不孕。

10. 肾虚血瘀型

温阳化瘀汤（陈宏霞·《山西中医》2003，19）

组成：赤芍9克，淫羊藿9克，巴戟天9克，香附9克，丹参10克，茯苓10克，薏苡仁30克，桂枝6克，川芎6克，川朴6克。

加减：随症加减。

用法：日1剂，水煎服。

功效：温阳化瘀。用于肾虚血瘀型慢性盆腔炎不孕。

11. 气滞血瘀型

（1）银甲丸（邱乐霞·《四川中医》1993，11）

组成：川楝子（炒）10克，琥珀10克，香附15克，赤芍15克，夏枯草15克，丝瓜络15克，当归15克，川芎6克，甲珠12克，鳖甲35克，紫花地丁30克，蒲公英30克，连翘30克，金银花30克，红藤30克。

加减：病程长而包块坚硬加蟅虫、水蛭各3～5克；体虚畏寒酌减清热解毒药，加桂枝、干姜各15克，炙黄芪30克。

用法：研末炼蜜为丸，每丸重10克，每次1丸，每日3次。纳差便溏者予香砂健胃丸交替服用或用六君子汤送服本丸。

功效：调气活血，消癥散结。用于气滞血瘀型慢性盆腔炎不孕。

（2）桂枝茯苓汤（孙凤兰·《中医外治杂志》2004，13）

组成：桂枝9克，桃仁9克，延胡索9克，当归9克，白芍12克，茯苓12克，青皮6克，甘草6克，金银花30克，败酱草30克，丹参15克。

加减：随症加减。

用法：日1剂，水煎服。15日为1疗程。用艾叶、荆芥、红藤各20克，透骨草30克，地龙、海藻各15克，蜈蚣2条。加白酒100毫升/次，装布袋，蒸15分钟，热敷小腹上，上置暖水袋，每次0.5～1小时，日1次。每剂用5日。月经期停用。1个月经周期为1疗程。

功效：调气活血，消癥散结。用于气滞血瘀型慢性盆腔炎不孕。

（3）解毒活瘀汤（梁勇才·《时珍国医国药》2005，16）

组成：柴胡10克，枳壳10克，赤芍10克，香附10克，陈皮10克，黄芩10克，败酱草30克，蒲公英30克，三棱12克，莪术15克，薏苡仁15克。

用法：日1剂，水煎分3次服；10日为1疗程。用红藤、蒲公英、丹参各30克，地丁、鸭跖草、金银花各25克，三棱12克，连翘、莪术、延胡索各15克，水煎取液100毫升，保留灌肠>40分钟；10次为1疗程。月经期停用。

功效：调气活血，消癥散结。用于气滞血瘀型慢性盆腔炎不孕。

（4）利湿活血汤（段化端·《甘肃中医》2005，18）

组成：桂枝10克，地鳖虫10克，穿山甲10克，泽泻10克，当归15克，赤芍15克，川芎15克，土茯苓15克，半夏12克。

加减：湿热甚、带下量多加黄柏、金银花；腹痛加蒲黄、香附；小腹冷加小茴香、乌药；痛经加蒲黄、五灵脂。

用法：日 1 剂，水煎服；药渣再煎，熏洗阴部，日 3 次。甲硝唑泡腾片纳阴部，每晚 1 次。20 日为 1 疗程。月经期停用。

功效：调气活血，消癥散结。用于气滞血瘀型慢性盆腔炎不孕。

（5）妇炎平合剂（蒋莉·《江苏中医药》2004，25）

组成：党参 15 克，巴戟天 15 克，茯苓 10 克，薏苡仁 10 克，桂枝 10 克，赤芍 10 克，丹皮 10 克，桃仁 10 克，白术 30 克。

用法：制成合剂，每瓶 250 毫升，每次 50 毫升，每日 3 次，口服，1 个月为 1 疗程。

功效：调气活血，消癥散结。用于气滞血瘀型慢性盆腔炎不孕。

（6）疏肝活血汤（程群，等·《湖北中医杂志》1999，21）

组成：柴胡 10 克，枳壳 10 克，赤芍 10 克，三棱 10 克，莪术 10 克，大黄 10 克，百部 30 克，红藤 30 克，土茯苓 30 克，败酱草 30 克，丹皮 15 克，香附 15 克。

加减：随症加减。

用法：日 1 剂，水煎服。并用灌肠方（红藤、蒲公英各 30 克，威灵仙、地丁各 15 克，红花、透骨草各 20 克，三棱、莪术各 10 克），水煎取浓缩液 500 毫升，每次 100 毫升，药温约 40℃，保留灌肠，日 1 次。并用青霉素 400 万单位，甲硝唑 0.5 克，日 2 次，静滴。均 10 日为 1 疗程。

功效：调气活血，消癥散结。用于气滞血瘀型慢性盆腔炎不孕。

（7）慢盆汤（刘李燕·《实用医学杂志》2002，18）

组成：夏枯草 30 克，银花藤 30 克，丹参 15 克，枳壳 15 克，赤芍 15 克，白芍 10 克，川楝子 10 克，甘草 6 克。

加减：热甚加栀子、黄芩；湿甚加生地、薏苡仁；癥块加三棱、莪术、浙贝母、王不留行；腹痛甚加香附、延胡索；体虚加生北黄芪、白术；便秘加川朴、大黄。

用法：日1剂，水煎服。并用神灯照射下腹部30分钟，日2次；用超导光波治疗仪1、2探头（上套避孕套）依次插入阴道，以不能进入为止，并拢双腿，分别治疗5、60分钟，日1次；月经期停用。14日为1疗程。

功效：调气活血，消癥散结。用于气滞血瘀型慢性盆腔炎不孕。

（8）活血通瘀汤（沈茂平，等·《新疆中医药》2001，19）

组成：醋柴胡6克，陈皮6克，当归12克，赤芍9克，川楝子9克，皂角刺10克，丹皮10克，丹参10克，薏苡仁20克，败酱草24克，白花蛇舌草24克。

用法：日1剂，水煎服。用红花、地丁、败酱草、蒲公英各24克，益母草、红藤、香附、三棱、莪术各10克，日1剂，水煎取液100毫升，药温38～40℃，保留灌肠，日1次；并用败酱草24克，旱莲草12克，桃仁、红花、路路通各10克，皂角刺15克，水煎取液，用纱布垫浸泡后，敷下腹肝经循行部位，离子透入，日1次，10日为1疗程，疗程间隔1周；月经净后3日开始，用鱼腥草注射液、丹参注射液各4毫升，经后穹隆注入腹腔，隔日1次。用3～4次。

功效：调气活血，消癥散结。用于气滞血瘀型慢性盆腔炎不孕。

12. 热毒血瘀型

皂刺乳没汤（王玉霞·《中医药学报》2000，28）

组成：皂角刺15克，乳香15克，没药15克，升麻15克，赤芍15克，桃仁15克，红花15克，连翘20克，金银花20克，败酱草20克，生蒲黄20克，益母草30克，蒲公英30克，紫花地丁30克，生黄芪30克。

加减：下腹坠痛甚加穿山甲珠；淋漓不净加茜草；带下多、

色黄甚加苍术、黄柏。

用法：月经前 1～2 日（或见少量出血时）开始，日 1 剂，水煎服，用至月经净。3 个月经周期为 1 疗程。

功效：疏肝解郁，清热解毒，活血化瘀。用于热毒血瘀型慢性盆腔炎不孕。

13. 湿热壅阻型

（1）蒲皂愈炎汤（王秀宝，等·《中医药学刊》2004，22）

组成：蒲公英 15 克，皂角刺 15 克，败酱草 15 克，赤芍 15 克，路路通 15 克，王不留行 15 克，丹皮 12 克，桃仁 12 克，薏苡仁 30 克，香附 10 克。

加减：随症加减。

用法：日 1 剂，水煎服。中、重度并用盆腔灌肠方：蒲公英、紫花地丁、赤芍、透骨草、延胡索、半枝莲各 15 克。炎性包块加三棱、莪术、夏枯草。水煎取浓缩液 100 毫升，药温约 15℃，保留灌肠；月经期停用。并用复方丹参注射液 20 毫升，加 5% 葡萄糖液，静滴，日 1 次。15 日为 1 疗程。

功效：清热利湿，祛瘀散结。用于湿热壅阻型慢性盆腔炎不孕。

（2）活血化瘀、清热利湿汤（孙少霞·《江西中医药》2004，35）

组成：当归 12 克，赤芍 12 克，白芍 12 克，延胡索 12 克，川芎 12 克，炒五灵脂 12 克，生蒲黄 12 克，丹参 30 克，薏苡仁 30 克，败酱草 30 克，红藤 18 克，桃仁 9 克，甘草 6 克。

加减：肝郁气滞加香附、柴胡；腰痛甚加菟丝子、枸杞子；包块（或粘连甚）加三棱、莪术。

用法：日 1 剂，水煎服。

功效：活血化瘀，清热利湿。用于湿热壅阻型慢性盆腔炎不孕。

（3）除湿活血汤（朱伟良·《江苏中医药》2005，26）

组成：瞿麦 12 克，扁蓄 12 克，泽泻 12 克，车前子 12 克，椿根皮 12 克，墓回头 12 克，山栀子 10 克，黄药子 10 克，川楝子 10 克，甘草 10 克，茯苓 15 克，皂角刺 15 克，水蛭 15 克，当归 15 克，红藤 30 克，败酱草 30 克。

加减：腹痛剧烈加细辛、延胡索；热毒炽盛加丹皮、赤芍；脾虚带下清稀加党参、黄芪、白术；血虚加白芍、熟地、大枣；阴虚口干加沙参、玄参、女贞子、墨旱莲；阳虚形寒加菟丝子、补骨脂、肉苁蓉；寒凝气滞加橘核、荔枝核、小茴香、青皮、陈皮；血瘀加红花、莪术、三棱。

用法：日 1 剂，水煎服；1 个月为 1 疗程。并用左氧沙星 0.2 克，头孢曲松 2 克，日 2 次；替硝唑 100 毫升，日 1 次；静滴；5 日为 1 疗程。

功效：活血化瘀，清热利湿。用于湿热壅阻型慢性盆腔炎不孕。

（4）清盆汤（刘峰·《光明中医》2004，19）

组成：土茯苓 30 克，茯苓 10 克，当归 10 克，川芎 10 克，陈皮 10 克，白芷 10 克，防风 10 克，甘草 10 克，大黄 5 克，木通 5 克，金银花 20 克，败酱草 20 克。

加减：肝肾阴虚加生地（或熟地）、山萸肉、山药；肾阳虚加菟丝子、巴戟天、杜仲；脾气虚加党参、白术、山药；肝经湿热加龙胆草、黄芩。

用法：日 1 剂，水煎服。第 3 煎取液，熏洗，坐浴，15 日为 1 疗程。月经期停用。

功效：活血化瘀，清热利湿。用于湿热壅阻型慢性盆腔炎不孕。

（5）金匮大黄牡丹汤（王玉霞·《中医药信息》1999，16）

组成：大黄 100 克，丹皮 50 克，桃仁 10 克，冬瓜籽 50 克，芒硝 25 克，苍术 20 克，黄柏 20 克。

加减：热甚加青蒿、鳖甲；脓肿加败酱草、薏苡仁；3 日后大黄、芒硝减半，苍术、黄柏加半量；1 周后，大黄、芒硝再减半。

用法：日 1 剂，水煎服。24 周为 1 疗程。

功效：活血化瘀，清热利湿。用于湿热壅阻型慢性盆腔炎不孕。

（6）清热化瘀汤（凌春波·《陕西中医》1999，20）

组成：败酱草 20 克，柴胡 12 克，黄芩 12 克，香附 12 克，川楝子 12 克，丹参 12 克，赤芍 15 克。

加减：冷痛加乌药；黄带多加薏苡仁、鱼腥草；腰痛甚加川断；有腹块加浙贝母、牡蛎。

用法：日 1 剂，水煎 100 毫升，药温 37℃，每晚保留灌肠 1次。10 日为 1 疗程。疗程间隔 1 周，经期停用。

功效：活血化瘀，清热利湿。用于湿热壅阻型慢性盆腔炎不孕。

（7）大黄牡丹皮汤加减（杨世勤，等·《甘肃中医》1998，11）

组成：黄芪 30 克，丹参 30 克，香附 12 克，黄柏 12 克，冬瓜子 12 克，菟丝子 12 克，桃仁 9 克，丹皮 9 克，大黄 9 克，甘草 3 克。

加减：气虚加党参、白术；血虚加当归；湿热甚加茵陈、红藤；血瘀甚加赤芍；寒凝气滞加小茴香、荔枝核；急性发作加蒲公英、败酱草；盆腔粘连加三棱、莪术；输卵管积水（或炎性包块）加茯苓、薏苡仁。

用法：日 1 剂，水煎服。15 日为 1 疗程。脓肿、腹膜炎酌用西药。

功效：活血化瘀，清热利湿。用于湿热壅阻型慢性盆腔炎不孕。

（8）清利汤（彭雅黎·《河南中医药学刊》2002，17）

组成：金银花 30 克，生薏苡仁 30 克，生山楂 30 克，败酱草 30 克，益母草 30 克，红藤 30 克，连翘 20 克，牛膝 15 克，枳壳 10 克，乌药 12 克，延胡索 12 克，川楝子 12 克，川牛膝 12 克。

加减：输卵管不通致不孕加皂角刺、路路通、王不留行；盆腔炎性包块加三棱、莪术、鳖甲、土鳖虫；腰膝酸软加续断、寄生、杜仲；腹胀加木香、莱菔子；不寐加炙远志、柏子仁、酸枣仁、菖蒲。

用法：日 1 剂，水煎服。药渣布包热敷小腹。30 日为 1 疗程，用 3 个疗程。

功效：活血化瘀，清热利湿。用于湿热壅阻型慢性盆腔炎不孕。

（9）活血清盆汤（顾亚萍·《江苏中医》1995，16）

组成：当归 10 克，丹参 10 克，赤芍 10 克，丹皮 10 克，延胡索 10 克，鸡血藤 15 克，薏苡仁 15 克，败酱草 30 克，红藤 30 克，广木香 6 克。

加减：热毒壅盛、湿浊阻滞加黄柏、大黄、蒲公英；寒湿凝滞去红藤、败酱草，加桂枝、吴茱萸、小茴香；体虚久病、脾气虚弱加党参、黄芪、白术；炎性包块加三棱、莪术。

用法：日 1 剂，水煎服。月经失调结合调周治疗。

功效：活血化瘀，清热利湿。用于湿热壅阻型慢性盆腔炎不孕。

（10）复方金刚藤（邱如卿·《福建中医学院学报》1997，7）

组成：金刚藤 15 克，大红藤 15 克，白花蛇舌草 15 克，两面针 9 克。

用法：日 1 剂，水煎服。1 个月为 1 疗程。

功效：活血化瘀，清热利湿。用于湿热壅阻型慢性盆腔炎不孕。

（11）除湿活血汤（朱勤芬·《江西中医药》2001，32）

组成：当归10克，川芎10克，赤芍10克，泽兰10克，苍术10克，黄柏10克，延胡索10克，制乳香10克，制没药10克，败酱草15克，白芍15克。

加减：随症加减。

用法：日1剂，水煎服。用毛冬青、两面针、透骨草、败酱草、黑老虎、蒲公英各适量，水煎取浓缩液，保留灌肠。并用皂角刺、透骨草、千年健、延胡索、羌活、独活、赤芍、乳香、白芷各适量，研细末，加温水、酒调糊，热敷下腹部。用丹参或鱼腥草注射液16～24毫升，加10%葡萄糖500毫升，静滴。均日1次，10日为1疗程。用2个疗程。

功效：活血化瘀，清热利湿。用于湿热壅阻型慢性盆腔炎不孕。

14．外治

（1）盆炎清灌注液保留灌肠（李喜香·《中药材》2000，23）

组成：金银花200克，连翘100克，苍术36克，川芎60克（上药取蒸馏液），蒲公英100克，地丁100克，三棱60克，莪术60克，赤芍60克，延胡索60克，桃仁40克，红藤40克，乌药40克。

用法：前4味余药渣药液加入后药，煮提法提取3次，用醇提后，加苯甲酸钠适量，吐温-80及上述蒸馏液，取滤液，加蒸馏水至1000毫升，静置，取上清叶，pH值8～9，每支30毫升。每次1支，日2～4次口服；并用3支，加2%普鲁卡因4毫升，药温35℃，保留灌肠，每晚1次，15日为1疗程，经期停用。用1～3个疗程。

（2）消毒活血汤（蒋继芳·《山东中医药大学学报》2002，26）

组成：蒲公英30克，败酱草30克，紫花地丁30克，丹参

20 克，皂角刺 15 克，延胡索 15 克，白花蛇舌草 15 克，桂枝 10克，大黄 10 克。

用法：日 1 剂，水煎取液 200 毫升，药温 37℃，保留灌肠；药渣纱布包，热敷少腹部 30 分钟。日 1 次，7 日为 1 疗程。用 2个疗程。

（3）红藤汤加减（王敏，等·《中国乡村医药》2004，11）

组成：红藤 30 克，蒲公英 30 克，败酱草 18 克，益母草 18克，丹参 15 克，赤芍 15 克，黄芪 15 克，金银花 12 克，香附 12克，桃仁 9 克，甘草 9 克。

加减：随症加减。

用法：日 1 剂，水煎，取液 200 毫升，保留灌肠，日 1 次，用 3 日。

（4）红藤汤（覃蜀艳·《中国乡村医药》2001，8）

组成：蒲公英 30 克，败酱草 30 克，鸭跖草 30 克，紫花地丁 30 克，红藤 30 克。

加减：炎性包块（或附件增厚）加三棱、莪术、桃仁；腹痛甚加木香、制香附、延胡索；气虚加黄芪、党参。

用法：日 1 剂，水煎取液 150 毫升，100 毫升高位保留灌肠3 小时；50 毫升作离子导入，电量 10～20mA，每次 30 分钟，日1 次；用 0.5%利多卡因 4 毫升、庆大霉素注射液 8 万单位，玻璃酸酶 1500 单位，地塞米松 2 毫克，作次髎穴位注射，隔日 1次。常规用抗生素。均 14 日为 1 疗程，月经期停用。

（5）中药妇炎康合剂保留灌肠（姜丽荣·《新疆中医药》1993，3）

组成：蒲公英 30 克，败酱草 30 克，紫花地丁 30 克，益母草 30 克，延胡索 30 克，柴胡 12 克，当归 15 克，丹参 15 克，栀子 10 克，木香 10 克，香附 10 克。

加减：附件有包块加三棱、莪术；带多色黄臭秽加薏苡仁、苍术、丹皮、黄柏；腹痛甚加乳香、没药、五灵脂、生蒲黄。

用法：浓煎至 100 毫升，保留灌肠 30 分钟，每晚 1 次，6次休息 1 日，1 个月为 1 疗程。甲硝唑 0.4 克，每晚 1 次，塞入阴道内，连用 10 日。

（6）中药敷脐疗法（马鸿雁·《新疆中医药》2004，22）

组成：红藤 30 克，透骨草 30 克，蒲公英 30 克，败酱草 30 克，丹参 20 克，鸡血藤 20 克，香附 20 克，茯苓 20 克，萆薢 20 克。

加减：气滞血瘀加三棱、莪术、海藻、桃仁、穿山甲；湿热蕴结加生鳖甲、车前子、川楝子、琥珀等。

用法：研末，用米醋（或黄酒）调成糊状，在铁锅内炒热，取适量敷脐，固定。每日换药 1 次，10 次为 1 疗程。

（7）红酱解毒汤（王晓玲·《中国乡村医药》2004，11）

组成：红藤 30 克，败酱草 30 克，蒲公英 30 克，延胡索 30克，制乳香 15 克，丹参 15 克，三棱 10 克，莪术 10 克。

用法：日 1 剂，水煎，取液 200 毫升，药温 39～41℃，保留灌肠＞半小时，日 1 次。早期用抗生素，微波治疗。15 日为 1疗程。月经期停用。

（8）中药灌肠（魏玉华·《吉林中医药》2002，22）

组成：红藤 30 克，鱼腥草 30 克，蒲公英 30 克，紫花地丁30 克，赤芍 30 克，丹参 30 克，桃仁 10 克，红花 10 克，丹皮10 克，茯苓 10 克。

加减：痛甚加延胡索；寒凝气滞加桂枝、川芎；气虚加党参、黄芪。

用法：水煎取浓缩 100 毫升，药温约 39℃，保留灌肠，日 1次；10 日为 1 疗程，疗程间隔 5～10 分钟。

（9）中药保留灌肠（张立凤，等·《安徽中医临床杂志》2003，15）

组成：蒲公英 30 克，紫花地丁 30 克，三棱 30 克，莪术 30

克，丹参30克，败酱草20克，红藤20克，黄连15克，黄柏15克，赤芍15克，桃仁15克，炮姜6克。

用法：水煎，取浓缩滤液，药温38～40℃，保留灌肠，每晚睡前1次；药渣装袋，加白酒少量，醋蒸10分钟，热敷下腹部，日1次。

（10）中药保留灌肠（赵永梅·《山西中医学院学报》2004，5）

组成：红藤30克，败酱草30克，赤芍30克，白芍30克，丹参30克，黄柏20克，三棱20克，莪术20克，延胡索20克，香附15克。

加减：黄带秽臭加蒲公英、地丁；盆腔炎性包块、卵巢囊肿加夏枯草、皂角刺、炙水蛭。

用法：水煎，取浓缩滤液，药温39～41℃，直肠滴入，每分钟70～80滴，每晚睡前1次；月经期停用。10日为1疗程。

（11）中药保留灌肠（耐华，等·《新疆中医药》2005，23）

组成：败酱草30克，鱼腥草30克，红藤15克，丹参15克，乳香15克，没药15克，延胡索12克，三棱12克，莪术12克，香附12克，夏枯草25克，紫花地丁25克，白花蛇舌草25克，桃仁10克，益母草10克，泽兰10克。

用法：日1剂，水煎，取浓缩液100毫升，药温约38℃，保留灌肠＞4小时，每晚1次，并于月经净后3日，用千年健、透骨草、艾叶各30克，血竭、寄生各15克，地鳖虫、当归、白芷、乳香、没药、防风、羌活、红花各10克，细辛5克。研碎，分装2袋。温度45～55℃，置包块处（或腹痛敏感部），每次1小时，两袋交替使用。10日为1疗程。

（12）盆腔炎1号灌肠法（李利娟·《现代中西医结合杂志》2005，14）

组成：当归12克，赤芍12克，白芍12克，荔枝核12克，鸡内金12克，泽兰12克，谷芽12克，麦芽12克，紫河车12

克，丹参15克，败酱草15克，鸡血藤15克，金银花15克，蒲公英15克。

加减：随症加减。

用法：2日1剂水煎，取液20毫升，用100毫升，保留灌肠>半小时，日1次；每个月经周期用20日为1疗程。月经量多停用。

（13）中药保留灌肠（徐淑民·《铁道医学》1994，22）

组成：红藤30克，败酱草30克，白花蛇舌草30克，蒲公英30克，赤芍20克，香附10克，乳香6克，没药6克。

用法：日1剂，用水浓煎成100～150毫升，睡前保留灌肠2小时，每日1次，10次为1疗程。

（14）中药保留灌肠（赵苏萍，等·《贵阳中医学院学报》2003，25）

组成：虎杖24克，土茯苓24克，连翘15克，黄柏15克，车前子15克，泽泻15克，白花蛇舌草15克，制香附15克，败酱草20克。

加减：有包块者加三棱、莪术各15克，丹参、赤芍、丹皮各12克。

用法：日1剂，水煎取液，保留灌肠，日1次。

（15）活血消癥汤保留灌肠（邢复新，等·《山东中医药杂志》1997，16）

组成：桃仁15克，丹参15克，川芎15克，三棱15克，莪术15克，海藻15克，穿山甲12克，土鳖虫12克。

加减：气滞血瘀加柴胡、郁金；瘀毒内结加金银花、生薏苡仁；气虚血瘀加党参、黄芪。

用法：日1剂，水煎取浓缩液100毫升，药温30～40℃，保留灌肠，日1次，10次为1疗程，疗程间隔7日，经期停用，用4个疗程。

（16）败毒活血汤保留灌肠（王敏·《辽宁中医药杂志》1997，24）

组成：丹参30克，赤芍30克，败酱草30克，夏枯草30克，柴胡10克，红藤20克，桂枝20克，三棱20克，莪术20克，细辛5克。

加减：腹痛加白芍、甘草；有包块加水蛭；白带多加土茯苓。

用法：日1剂，水煎取浓缩液100毫升，药温约30～40℃，保留灌肠，日1次，30日为1疗程，经期停用。

（17）清热活血汤保留灌肠（吴珍珠·《福建中医药》1997，28）

组成：败酱草30克，蒲公英30克，紫花地丁30克，金银花20克，川楝子12克，延胡索12克，丹参12克，桃仁12克。

加减：慢性加三棱、莪术。

用法：日1剂，水煎取浓缩液100毫升，药温约30～40℃，保留灌肠，日1次，10日为1疗程，经期停用。

（18）红藤汤（梁铁美·《时珍国医国药》2003，14）

组成：红藤100克，紫花地丁100克，败酱草100克，鸭跖草100克。

用法：水煎，取液1000毫升，用200毫升，加丁胺卡那0.2克，α-糜蛋白酶4000单位，月经净后开始，保留灌肠，用10日。

（19）妇洁灌肠液（谭亚非，等·《中国医院药学杂志》1998，18）

组成：蒲公英20克，鸭跖草200克，紫花地丁200克，金银花100克，红花100克，香附100克，苦参100克，柴胡100克，延胡索100克。

用法：水煎2次，蒸馏液减压浓缩得挥发油的重蒸馏液；

取两次浓缩煎液，加 95%乙醇使含醇量达 65%，静置 48 小时以上，过滤，回收乙醇，浓缩至约 100 毫升，加蒸馏水至 300 毫升，冷藏 12 小时以上，取滤液；合并上液，加热蒸馏水溶解的甲硝唑 5 克，盐酸普鲁卡因 1 克，加蒸馏水至 1000 毫升，过滤，蒸气灭菌 30 分钟，呈深棕色液体，pH 值 5.0～7.0，相对密度 1.03～1.10。用本品 100 毫升高位保留灌肠，每晚睡前 1 次。

（20）分三型保留灌肠（腾秀范，等·《黑龙江中医药》1996，1）

组成：肝郁气滞型：当归 20 克，丹参 15 克，茯苓 15 克，白术 15 克，川芎 15 克，香附 15 克，枳壳 10 克，桃仁 10 克，白芍 10 克。

湿热郁结型：黄芩 15 克，黄柏 15 克，茯苓 20 克，萆薢 20 克，泽泻 10 克，丹皮 10 克。

阳虚寒凝型：附子 10 克，官桂 10 克，桃仁 10 克，巴戟天 10 克，丹参 15 克，川芎 15 克，赤芍 15 克。

加减：有炎性包块者加三棱、莪术。

用法：日 1 剂，水煎取液，保留灌肠。10 日为 1 疗程。

（21）慢盆汤（王者香，等·《浙江中医学院学报》1996，20）

组成：金银花 15 克，连翘 15 克，赤芍 15 克，黄芪 15 克，三棱 15 克，莪术 15 克，丹参 20 克，夏枯草 30 克，败酱草 30 克。

用法：日 1 剂，水煎取浓缩液 100 毫升，药温 35～37℃，保留灌肠，日 1 次，14 日为 1 疗程。

（22）盆炎灵保留灌肠（王翠莲，等·《中国中医药科技》1999，6）

组成：蒲公英 30 克，徐长卿 30 克，鱼腥草 30 克，紫花地丁 30 克，鸭跖草 12 克。

用法：日 1 剂，水煎取浓缩液 100 毫升，药温适度，晚睡前保留灌肠，日 1 次。腹部压痛及反跳痛用大黄 30 克，芒硝 120 克，研末，加醋适量，调糊，装布袋，外敷痛处（冬季上覆热水袋），日 1～2 次，7～14 日为 1 疗程。

（23）盆炎散（张文，等·《辽宁中医杂志》1993，20）

组成：小茴香、没药、红花、当归、川芎、千年健、透骨草、赤芍、艾叶、延胡索、芒硝、黄连适量。

用法：研成粉末，加 35% 酒精 50 毫升，搅拌均匀，取适量药末放置纱布中，敷于患处，外加 TDP 照射，每次 30 分钟，每日 1 次，20 次为 1 疗程。

（24）熏洗湿敷法（徐枫，等·《中国中医药信息杂志》2001，8）

组成：黄柏 30 克，忍冬藤 30 克，透骨草 30 克，败酱草 30 克，土茯苓 20 克，虎杖 20 克，莪术 20，乳香 20 克，没药 20 克，川乌 20 克，胆南星 15 克。

用法：置入 SZ-88ⅢD 型智能熏蒸治疗仪，加水 1500 毫升，浸泡 1 小时，通电至药液沸后，温度降至 70～80℃ 时，保持 20 分钟后，药物蒸气熏蒸小腹，再将温度下调约 10～20℃，以患者能耐受为度，蒸 45 分钟，至皮肤发红、微汗止；再取药渣，加米醋 50 毫升，装布袋，湿敷小腹部 15 分钟。日 1 次，10 日为 1 疗程。传染病、高热及重要脏器衰竭者禁用。用 3 个疗程。

（25）针灸（冀萍，等·《中医杂志》1993，34）

取穴：主穴：关元、次髎、三阴交。

配穴：湿热型重于热配带脉、下髎、阴陵泉；寒凝气滞型配肾俞、脾俞、足三里；气滞血瘀型配肝俞、血海、太冲。

治法：虚证用补法（烧山火），实证用泻法（透天凉）。针后用灸 20 分钟，每日 1 次，10 次为 1 疗程。

（26）针刺配合微波照射（任永霞，等·《上海针灸杂志》2005，24）

取穴：①关元透中极、足三里、三阴交。②次髎。

治法：①患者仰卧位，直刺，平补平泻法，行针2～3次，留针50分钟。②患者俯卧位，针刺，强刺激，使针感向小腹部放射，不留针。并取关元、中极，按Ly-3型微波治疗机，微波照射，频率2450MHz，波长12.2cm，距离皮肤15cm，温度39～41℃，每次40分钟，日1次。10日为1疗程，疗程间隔3日。

（27）中药离子导入（郑洪俊，等·《江苏中医》1996，17）

组成：地丁草30克，野菊花30克，三棱30克，莪术30克，连翘24克，败酱草24克，延胡索24克，小茴香24克，活血莲40克，金银花40克。

用法：水煎取液，低温保存，用时加温至40～50℃。月经净后，用GLY-2型双路骨质增生治疗仪，将双极衬垫浸药液，置于下腹部和腰骶部直流体表导入，两接板隔日交换部位1次，输出功率15～20mA，每次20～30分钟，日1次，12次为1疗程。

【经验方精选】

1. 分三型（张嘉）

组成：①湿热蕴结型：蒲公英10克，败酱草10克，延胡索10克，乌药10克，香附10克，薏苡仁30克。②寒湿凝滞型：当归15克，赤芍15克，小茴香15克，炒蒲黄15克，五灵脂15克，制没药15克，延胡索15克，川芎6克，肉桂6克，干姜6克。③气滞血瘀型：白花蛇舌草15克，夏枯草15克，益母草15克，半枝莲15克，赤芍15克，枳壳10克，蒲黄10克，柴胡10克，鳖甲10克，延胡索10克，五灵脂10克，生甘草4克。

用法：日1剂，水煎服。

2. 分四型（刘凤英）

组成：①气虚血瘀型用理中汤加减：黄芪 30 克，山药 15 克，蒲公英 15 克，白花蛇舌草 15 克，鸡内金 10 克，知母 10 克，三棱 6 克，莪术 6 克，水蛭 3 克。②气滞血瘀型用逍遥散加味：白花蛇舌草 20 克，赤芍 12 克，柴胡 10 克，当归 10 克，白术 10 克，茯苓 10 克，五灵脂 10 克，生蒲黄 10 克，甘草 5 克。③热瘀互结型用五味消毒饮加减：蒲公英 30 克，金银花 15 克，野菊花 15 克，赤芍 20 克，天葵 10 克，地丁 10 克，丹皮 10 克，大黄 10 克，皂角刺 10 克，甘草 10 克。④寒湿瘀滞型用桂枝茯苓丸加减：丹参 20 克，茯苓 15 克，蒲公英 15 克，白花蛇舌草 15 克，丹皮 12 克，桂枝 10 克，桃仁 10 克，赤芍 10 克，乌药 10 克。

用法：日 1 剂，水煎服。

3. 分四型（李丽芸）

组成：①气滞血瘀型：当归 9 克，赤芍 9 克，丹皮 9 克，枳壳 9 克，香附 9 克，郁金 9 克，丹参 12 克，广木香 6 克。②湿热蕴结型：忍冬藤 20 克，薏苡仁 20 克，车前子 15 克（包），萆薢 9 克，厚朴 9 克，佩兰 9 克，黄柏 9 克，苍术 9 克，蔻仁 9 克。③肝郁脾虚型：党参 15 克，茯苓 15 克，山药 15 克，白术 9 克，苍术 9 克，法夏 9 克，柴胡 6 克，青皮 3 克，素馨花 4.5 克。④脾肾阳虚型：狗脊 15 克，续断 15 克，首乌 15 克，菟丝子 15 克，补骨脂 15 克，金樱子 15 克，淫羊藿 9 克，桂枝 9 克，益智仁 12 克，桑螵蛸 5 克。

加减：有包块者均加三棱、莪术各 6 克，穿破石 15 克，山楂 9 克。

用法：日 1 剂，水煎服。

4. 气滞血瘀型

（1）盆炎活血汤（梁勇才）

组成：丹参 30 克，乳香 6 克，没药 6 克，赤芍 12 克，丹皮

12 克，当归 9 克，桃仁 9 克，红花 9 克，香附 9 克，枳壳 9 克。

加减：气虚加党参、黄芪各 12 克；腰痛加川断、寄生各 12 克；肝郁气滞加柴胡、郁金各 9 克；腹痛加延胡索 12 克，木香 10 克；包块加三棱、莪术各 10 克；白带多加薏苡仁、芡实各 12 克；输卵管积水加车前子 9 克，防已、赤小豆各 12 克。

用法：日 1 剂，水煎服。

功效：用于气滞血瘀型慢性盆腔炎。

（2）活血行水汤（颜立江）

组成：益母草 30 克，石见穿 20 克，丹参 15 克，茯苓 12 克，车前子 12 克（包），茯苓 12 克，凌霄花 10 克，琥珀末 3 克（分冲），薏苡仁 45～60 克。

用法：日 1 剂，水煎服。

功效：活血行水。用于输卵管积水。

（3）化瘀清热汤（梁杰圣）

组成：当归 9 克，川芎 9 克，莪术 9 克，桃仁 9 克，香附 9 克，柴胡 9 克，赤芍 9 克，没药 9 克，乌药 6 克，木香 6 克，生蒲黄 6 克，鱼腥草 15 克，忍冬藤 15 克，薏苡仁 15 克，土茯苓 15 克。

用法：日 1 剂，水煎服。

功效：清热化瘀。用于瘀热型慢性盆腔炎。

（4）活血清盆汤（顾亚萍）

组成：当归 10 克，赤芍 10 克，丹参 10 克，丹皮 10 克，延胡索 10 克，鸡血藤 15 克，薏苡仁 15 克，广木香 6 克，红藤 30 克，败酱草 30 克。

加减：热毒壅盛，湿浊阻滞加蒲公英、黄柏、大黄；寒湿凝滞去红藤、败酱草，加桂枝、吴茱萸、小茴香；气虚久病，脾气虚弱加党参、黄芪、白术；包块加三棱、莪术。

用法：日 1 剂，水煎服。

功效：活血利湿解毒。用于瘀热型慢性盆腔炎。

（5）化瘀消癥汤（胡曼娟）

组成：丹参 15 克，赤芍 10 克，桃仁 10 克，三棱 10 克，莪术 10 克，红花 5 克，王不留行 12 克，路路通 12 克，皂角刺 12 克。

加减：腹痛甚加蒲黄、五灵脂；输卵管积水加茯苓、猪苓、车前子；湿热偏重加萆薢、红藤、蒲公英、败酱草、椿根皮；偏寒加桂枝、吴茱萸、小茴香、炮姜。

用法：日 1 剂，水煎服。

功效：活血利湿解毒。用于瘀热型慢性盆腔炎。

（6）活血化瘀汤（徐景兰）

组成：①经后至月经来潮：丹参 12 克，延胡索 12 克，焦山楂 12 克，丹皮 10 克，陈皮 10 克，王不留行 10 克，穿山甲 6 克，甘草 6 克，土鳖虫 3 克，茯苓 15 克，薏苡仁 20 克，金银花 30 克，蒲公英 30 克。②经期：当归 12 克，刘寄奴 12 克，延胡索 12 克，丹参 30 克，泽兰 10 克，陈皮 10 克，三棱 10 克，王不留行 10 克，薏苡仁 20 克，茯苓 20 克，土鳖虫 6 克，甘草 6 克，焦山楂 15 克。

加减：气虚加党参、黄芪、白术；腰酸痛加川断、杜仲；口苦咽干，心烦易怒加青皮、川楝子；热重于湿加黄柏、焦山栀。

用法：日 1 剂，水煎服。

功效：活血利湿。用于气滞血瘀型慢性盆腔炎不孕。

（7）少腹消癥汤（陈兴华）

组成：柴胡 6 克，枳实 10 克，桃仁 10 克，三棱 10 克，莪术 10 克，败酱草 10 克，川楝子 10 克，薏苡仁 12 克，红藤 12 克，延胡索 12 克，红花 3 克，甘草 3 克。

加减：气虚加党参、黄芪；无包块减三棱、莪术用量；便秘加大黄。

用法：日 1 剂，水煎服。

功效：活血利湿。用于气滞血瘀型慢性盆腔炎不孕。

（8）妇炎康（李华）

组成：当归 25 克，丹参 25 克，芡实 25 克，土茯苓 25 克，赤芍 15 克，三棱 15 克，莪术 15 克，延胡索 15 克，川楝子 15 克，山药 30 克，香附 10 克。

加减：湿热瘀结型加黄柏、苦参各 15 克；寒凝气滞型加小茴香、炮姜各 10 克。

用法：制成丸剂，每丸重 9 克。每次 1 丸，每日 3 次，30 日为 1 疗程。

功效：活血利湿。用于气滞血瘀型慢性盆腔炎不孕。

（9）少腹逐瘀汤加减（梁勇才）

组成：小茴香 6 克，炮姜 3 克，肉桂 3 克，川芎 10 克，赤芍 10 克，延胡索 10 克，没药 9 克，生蒲黄 12 克，炒五灵脂 9 克，当归 30 克。

加减：输卵管炎者加荔枝核、车前子各 12 克，川楝子 10 克，蒲公英、金银花各 24 克。

用法：日 1 剂，水煎服。连服 3～5 剂，月经来潮时服用，1 个月经周期为 1 疗程。

功效：活血化瘀。用于气滞血瘀型慢性盆腔炎不孕。

（10）盆炎灵（凌云）

组成：当归 20 克，红藤 30 克，败酱草 30 克，延胡索 15 克，丹参 15 克，三棱 10 克，香附 10 克，乌药 10 克，甘草 6 克。

用法：日 1 剂，水煎服。月经净后开始服药，12 日为 1 疗程。

功效：活血化瘀。用于气滞血瘀型慢性盆腔炎不孕。

（11）棱莪七味汤（徐步海）

组成：三棱15克，莪术15克，知母15克，山药30克，天花粉20克，鸡血藤50克，鸡内金末5克（冲）。

加减：血瘀兼宫寒加党参、黄芪各25克，肉桂15克，白术20克；血瘀兼湿热加黄柏、连翘各20克，金银花40克。

用法：日1剂，水煎服。

功效：活血化瘀。用于气滞血瘀型慢性盆腔炎不孕。

（12）归芍活血汤（徐琴）

组成：当归10克，赤芍10克，乌药10克，制没药10克，生蒲黄10克，路路通10克，荔枝核12克，土茯苓15克，生地15克，广木香6克。

用法：日1剂，水煎服，10日为1疗程。

功效：活血化瘀。用于气滞血瘀型慢性盆腔炎不孕。

（13）四君子汤加减（梁杰梅）

组成：生黄芪15克，党参15克，白术15克，山药15克，天花粉15克，三棱15克，生鸡内金15克，知母20克，莪术20~40克。

用法：日1剂，水煎服。

功效：用于风邪侵袭，或邪毒内进，客于胞宫，瘀血滞留之慢性盆腔炎不孕。

5. 湿热壅阻型

（1）败酱合剂（董世华）

组成：败酱草30克，夏枯草30克，薏苡仁30克，丹参20克，赤芍12克，延胡索12克，木香10克。

用法：日1剂，水煎服。15日为1疗程。行经期间停用本药，改服生化汤3~5日。共用3个疗程。

功效：清热利湿，化瘀通络。用于湿热壅阻之慢性盆腔炎不孕。

（2）红藤祛湿汤（梁杰圣）

组成：红藤 30 克，连翘 30 克，金银花 30 克，败酱草 30 克，薏苡仁 12 克，栀子 12 克，桃仁 12 克，丹皮 9 克，延胡索 9 克，川楝子 9 克，黄柏 12 克，茯苓 12 克，茵陈 12 克，赤芍 6 克，乳香 6 克，没药 6 克，甘草 6 克。

用法：日 1 剂，水煎服。

功效：清热利湿，化瘀通络。用于湿热壅阻之慢性盆腔炎不孕。

（3）双红合剂（徐琴）

组成：红藤 30 克，红木香 10 克，贯众 15 克，败酱草 12 克，蒲公英 12 克，萆薢 12 克。

用法：日 1 剂，水煎服。

功效：清热利湿，化瘀通络。用于湿热壅阻之慢性盆腔炎不孕。

6. 肝郁脾虚型

怡情解郁汤（梁勇才）

组成：生地 10 克，白芍 10 克，玉竹 10 克，枸杞子 10 克，八月扎 10 克，川楝子 10 克，绿梅花 6 克，合欢皮 15 克，麦冬 15 克。

用法：日 1 剂，水煎服。

功效：舒肝健脾。用于肝郁脾虚之慢性盆腔炎不孕。

7. 寒凝血滞型

（1）桂附活血汤（颜立江）

组成：制附子 10 克，桂枝 10 克，当归 10 克，赤芍 10 克，乌药 10 克，苍术 12 克，鹿角霜 12 克，胡芦巴 12 克，茯苓 15 克，广木香 6 克。

加减：小腹痛甚，桂枝易官桂；胀甚加荔枝核；气虚加黄芪；包块加莪术、石见穿。

用法：日 1 剂，水煎服。10 日为 1 疗程。

功效：温经散寒，活血祛瘀。用于寒凝血滞型慢性盆腔炎不孕。

（2）归苓二仙汤（路华）

组成：当归 10 克，制半夏 10 克，浙贝母 10 克，炒白芍 10 克，巴戟天 10 克，茯苓 12 克，覆盆子 12 克，仙茅 12 克，淫羊藿 12 克，金樱子 15 克，制南星 6 克，橘红 6 克。

用法：日 1 剂，水煎服。

功效：温经散寒，活血祛瘀。用于寒凝血滞型慢性盆腔炎不孕。

（3）理气活血止痛汤（凌云）

组成：炒当归 9 克，制香附 9 克，大腹皮 9 克，路路通 9 克，橘核 9 克，地龙 9 克，炒赤芍 6 克，川楝子 6 克，川芎 5 克，炒延胡索 5 克，炙桂枝 5 克，吴茱萸 5 克，陈皮 5 克，小茴香 3 克，木香 3 克，制乳香 3 克，制没药 3 克，逍遥丸 9 克（包）。

用法：日 1 剂，水煎服。

功效：温经散寒，活血祛瘀。用于寒凝血滞型慢性盆腔炎不孕。

（4）慢盆汤（梁勇才）

组成：丹参 12 克，赤芍 12 克，桃仁 12 克，乌药 9 克，香附 9 克，陈皮 9 克，肉桂 9 克，桂枝 9 克，小茴香 6 克，炮姜 6 克。

用法：日 1 剂，水煎服。

功效：温经散寒，活血祛瘀。用于寒凝血滞型慢性盆腔炎不孕。

8. 脾肾两虚型

（1）健脾益肾汤（梁杰宏）

组成：党参 30 克，黄芪 30 克，薏苡仁 30 克，芡实 15 克，杜仲 15 克，萆薢 15 克，蛇床子 15 克，败酱草 15 克，白头翁 15 克。

加减：脾肾阳虚加淫羊藿、女贞子各 10 克；寒湿积聚加细辛 3 克，小茴香 6 克，延胡索 10 克；下焦湿热参、芪减半，加栀子、龙胆草各 10 克。

用法：日 1 剂，水煎服。

功效：健脾益肾。用于慢性盆腔炎不孕。

（2）益阳调冲汤（徐步海）

组成：熟附片 12 克，肉苁蓉 12 克，党参 30 克，黄芪 30 克，寄生 30 克，菟丝子 30 克，杜仲 30 克，鸡内金 12 克，炒蒲黄 12 克，土鳖虫 12 克。

用法：日 1 剂，水煎服。

功效：补肾健脾。用于脾肾阳虚之慢性盆腔炎不孕。

9. 肾阳不足型

圣愈汤加味（梁勇才）

组成：党参 12 克，黄芪 12 克，枸杞子 12 克，淫羊藿 12 克，巴戟天 12 克，蛇床子 12 克，川楝子 9 克，当归 10 克，熟地 10 克。

用法：日 1 剂，水煎服。

功效：益气补肾。用于肾阳不足之盆腔炎性不孕。

10. 外治

（1）急性盆腔炎

①保宁汤

组成：鱼腥草 30 克，败酱草 30 克，蒲公英 30 克，赤芍 15 克，红藤 50 克。

治法：浓煎至 100～200 毫升，保留灌肠或隔日 1 次，10 次为 1 疗程，经期停用。

②保安煎

组成：败酱草 30 克，白花蛇舌草 30 克，蒲公英 30 克，紫花地丁 30 克，苦参 30 克。

治法：水煎，浓度成 100 毫升，保留灌肠，每日 1 次，10 次为 1 疗程。

③妇炎宁

组成：败酱草 15 克，大黄 15 克，姜黄 15 克，赤芍 10 克，丹参 15 克，乳香 10 克，延胡索 10 克，透骨草 15 克。

治法：制成散剂，温水加酒将散剂调成糊状，敷于下腹部，每日 2 次，每次 1 小时。

④妇炎康

组成：桃仁 30 克，莪术 30 克，丹参 30 克，败酱草 30 克，延胡索 10 克，樟脑 10 克，冰片 5 克。

治法：制成散剂，温水加酒将散剂调成糊状，敷于下腹部，每日 2 次，每次 1 小时。

（2）慢性盆腔炎

①参菊汤

组成：野菊花 30 克，蛇床子 30 克，苦参 20 克，百部 15 克，枯矾 12 克。

治法：用纱布包好，加水煎 30 分钟，取汁趁热熏阴部，每日 3～4 次，每次 15 分钟。

②妇炎清

组成：姜黄 15 克，大黄 15 克，丹参 15 克，乳香 10 克，没药 10 克，白芷 15 克，花椒 10 克，红花 10 克，樟脑 10 克，朴硝 15 克。

治法：共为细末，温酒调成糊状，敷于下腹部或疼痛处或炎性肿块，每日 2 次，10 次为 1 疗程。

③妇康乐

组成：生川乌 10 克，生草乌 10 克，花椒 10 克，皂角刺 10 克，透骨草 10 克，三棱 10 克，莪术 10 克，红花 10 克。

治法：共为细末，醋酒各半炒热，布包热敷少腹，每日 2 次，10 日为 1 疗程。

④盆炎康

组成：当归 15 克，赤芍 15 克，川芎 10 克，红花 10 克，羌活 10 克，独活 10 克，防风 10 克，白芷 10 克，透骨草 30 克，艾叶 300 克。

治法：共为粗末，取 500 克布包，蒸透后热敷患处。每日 2 次，每次 20 分钟，每包用 10 次，7～10 日为 1 疗程。用于盆腔有炎块者。

⑤盆炎消

组成：透骨草 100 克，三棱 12 克，白芷 10 克，花椒 10 克，路路通 15 克。

治法：共研细末，装入布袋中，水浸后隔水蒸 30 分钟，敷于下腹患处，每次 20 分钟，15 日为 1 疗程。连用 3 疗程。

⑥三生散

组成：生半夏 30 克，生南星 30 克，生川乌 30 克，猪牙皂 30 克，大贝母 30 克，大黄 30 克，姜黄 30 克，黄芩 30 克，黄柏 60 克，败酱草 60 克，芙蓉叶 60 克，穿山甲 45 克，白芷 15 克。

治法：共研极细末，以凡士林或蜂蜜调膏，外敷患处，每日 1 次。

⑦二花散

组成：白鸡冠花（醋汁）、红花（酒炒）、荷叶烧灰、茯苓、车前子、陈壁土等份，黄酒适量。

治法：共为细末。每次 35 克，用黄酒调成糊状，涂于神阙、脾俞两穴，盖以纱布，胶布固定，2 日 1 次。

⑧乳没散

组成：制乳香 6 份，制没药 6 份，炮山甲 6 份，蟾酥 1 份。

治法：共研极细末，用清水调成适合的药饼，用鲜姜汁适量滴于神阙、关元、归来等穴位上，再将药饼置于穴位上，盖一层不透水塑料薄膜，用敷料、胶布固定，早晚用热毛巾或热水袋敷于该处30分钟，2日1次，10日为1疗程。

⑨盆炎清

组成：红藤30克，紫花地丁30克，败酱草30克，蒲公英30克，土茯苓30克，三棱15克，莪术15克，枳实15克，枳壳15克，土鳖虫15克。

治法：煎取150毫升，待温时作保留灌肠，每日1次，10次为1疗程。

⑩解毒活血煎

组成：赤芍10克，桃仁10克，红藤10克，败酱草90克，蒲公英30克。

治法：水煎浓汁100毫升，作保留灌肠，每日1次，10次为1疗程。

⑪灌肠液

组成：红藤30克，败酱草30克，鸭跖草30克，蒲公英30克，延胡索10克，三棱10克，莪术10克，桃仁10克，香附10克。

治法：浓煎至100～200毫升，保留灌肠或隔日1次，10次为1疗程，经期停用。

⑫清解煎

组成：紫花地丁30克，野菊花30克，苦参15克，蒲公英30克，败酱草30克。

治法：浓煎成100毫升，保留灌肠，每日1次，10次为1疗程。

⑬盆炎灵

组成：红藤30克，丹参30克，败酱草30克，蒲公英30

克，三棱 15 克，莪术 15 克，延胡索 15 克。

治法：水煎浓缩至 100 毫升，待药温适宜时作保留灌肠，每日 1 次，10 次为 1 疗程，经期停用。

⑭清痰煎

组成：金银花 15 克，连翘 15 克，赤芍 15 克，黄芪 15 克，三棱 15 克，莪术 15 克，丹参 20 克，夏枯草 30 克，败酱草 30 克。

治法：日 1 剂水煎取浓汁 100 毫升，待温时作保留灌肠，14 日为 1 疗程。

⑮二藤煎

组成：红藤 20 克，忍冬藤 20 克，败酱草 30 克，延胡索 15 克，皂角刺 12 克，川楝子 10 克，五灵脂 10 克，荔枝核 10 克，路路通 10 克，杜仲 10 克，赤芍 10 克，没药 10 克，桃仁 10 克。

加减：苔黄腻加黄柏、苍术；低热加蒲公英；经血不畅加泽兰、益母草；小腹冷痛加艾叶、血竭；经血量多有血块加旱莲草、花蕊石；月经先期加丹皮、栀子、地榆炭；附件包块加三棱、莪术、鳖甲；便秘加黄连、枳壳。

治法：日 1 剂水煎取浓汁 100 毫升，待温时作保留灌肠，14 日为 1 疗程。

⑯解毒灌肠液

组成：蒲公英 50 克，紫花地丁 50 克，败酱草 30 克，白花蛇舌草 30 克，苦参 15 克。

治法：水煎取浓汁 100 毫升，加防腐剂备用。每次 50 毫升，以温开水稀释至 100 毫升，作保留灌肠。

⑰化瘀煎

组成：丹参 30 克，红藤 30 克，当归 10 克，三棱 10 克，莪术 10 克，制香附 10 克，益母草 12 克，失笑散 12 克，赤芍 12 克，水蛭 6 克，制没药 6 克，制乳香 6 克。

治法：浓煎至 120 毫升左右，浸透纱布垫，敷于下腹部，经直流电透入，月经净后隔日或每日 1 次，10 次为 1 疗程。

功效：用于盆腔炎之不孕。

⑱活血化瘀煎

组成：三棱 9 克，莪术 9 克，香附 9 克，当归 9 克，五灵脂 9 克，生蒲黄 9 克，乳香 6 克，没药 6 克，白花蛇舌草 30 克，红藤 30 克。

治法：浓煎取汁，浸透纱布敷患处，经直流电透入，隔日 1 次，10 次为 1 疗程。有皮肤反应者停用。

（⑲化瘀去癥煎

组成：透骨草 200 克，三棱 15 克，莪术 15 克，赤芍 15 克，丹皮 15 克，红藤 15 克，昆布 15 克，水蛭 10 克，桂枝 10 克，皂角刺 10 克，桃仁 12 克。

治法：共研细末，每次 5 克，水煎 5 分钟成糊状，将纱布垫浸药后置于少腹，用离子导入器行导入治疗 30 分钟，1～2 日 1 次，15 次为 1 疗程。

⑳盆症煎

组成：当归 10 克，赤芍 10 克，川芎 10 克，桃仁 10 克，乳香 6 克，没药 6 克，丹参 30 克，紫花地丁 30 克，金银花 15 克，土鳖虫 6 克，皂角刺 10 克，延胡索 10 克。

治法：水煎取浓汁 100 毫升，均匀地洒于衬垫上，敷患处，以直流电离子透入理疗仪导入体内，每次 20 分钟，每日 1 次，15 次为 1 疗程。

㉑分二型导入

组成：①湿热瘀结型：连翘 30 克，金银花 30 克，蒲公英 30 克，当归 20 克，川芎 10 克，黄芪 10 克，黄柏 10 克，丹皮 10 克，白芷 10 克，地丁 10 克。②寒凝气滞型：黄芪 30 克，丹参 20 克，益母草 15 克，续断 15 克，延胡索 15 克，党参 10 克，桂枝 10 克，香附 10 克，赤芍 10 克，红花 10 克。

治法：各煎取 500 毫升，用 KF-1 型电离子导入治疗机作离子导入术，每日 1 次，每次 30 分钟，12 次为 1 疗程，疗程间隔 4 天。

㉒拔罐法

取穴：肾俞、白环俞、三阴交（交替穴）、次髎、足三里。

治法：用针罐法、皮肤针罐、温姜（蒜）针罐法。先从肾俞至白环俞段施行涂蒜汁密罐法，再于其他穴位上，施行毫针罐法，留罐 10～15 分钟，每 1～3 日 1 次。

功效：除湿。用于湿热下注型盆腔炎性不孕。

㉓针刺

取穴：主穴：中极、关元、气海。

配穴：八髎、气海、中极、子宫、三阴交、阴陵泉。

治法：针刺，实则泻之，虚则补之。

取穴：关元、中极、归来、肾俞、次髎、足三里、三阴交。

治法：每次取 2～3 穴，中等刺激，隔日 1 次。

取穴：冲门、维胞、气穴、次髎、中髎、太冲、曲泉。

治法：泻法，间歇行针。留针 30 分钟。

功效：用于湿热内蕴型慢性盆腔炎性不孕。

取穴：合谷、曲池、行间、中封、次髎、冲门（留针 30～60 分钟）。

治法：前 5 穴，反复提插捻转，行泻法。

功效：用于慢性盆腔炎性不孕。

取穴：太溪、复溜、三阴交、大赫、气穴、肾俞。

治法：补法或平补平泻法。

功效：用于阴虚型慢性盆腔炎性不孕。

㉔耳针

取穴：脑、神门、屏间、内生殖器。

治法：每次取 3～4 穴，中强刺激，留针 30 分钟。

功效：用于盆腔炎性不孕。

取穴：主穴：盆腔、子宫、肾上腺。

配穴：卵巢、神门、内分泌、肾。

治法：每次选 4～6 穴，针刺，每日 1 次，10 次为 1 疗程。疗程间隔 2～3 天，或用王不留行籽贴穴。

㉕耳穴压豆法

取穴：子宫、卵巢、内分泌、肾上腺、盆腔、交感。

治法：用磁粒或王不留行籽敷贴穴位，并定时按压。

㉖皮肤针

取穴：腰$_3$～骶$_3$夹脊、小腹部任脉、肾经、胃经、脾经。

治法：用皮肤针叩刺腰、骶夹脊穴为主，再轮流叩刺腹部腧穴。以中或强刺激，每次 10～15 分钟，以患者舒适为度。

功效：用于慢性盆腔炎性不孕。

㉗灸法

取穴：主穴：带脉、隐白、气海、神阙、脾俞、三阴交。

配穴：中极、白环俞、次髎、足三里、阳陵泉、蠡沟。

治法：每次选 2～4 穴，艾条温和灸，每次每穴 15～30 分钟，每日 1 次，5 次为 1 疗程。

功效：温阳除湿。用于阳虚湿盛型慢性盆腔炎性不育。

㉘隔姜艾灸法

取穴：主穴：气海、归来、中极。

配穴：大肠俞、次髎。

治法：灸法，取直径 1.5 厘米，高 1.8 厘米，重约 800 毫克的圆柱艾绒置于 0.4 厘米厚的鲜姜片上，放在穴位上点燃灸之，每穴灸 3 壮，每壮灸 6～7 厘米。

取穴：主穴：足三里、气海、带脉。

配穴：脾虚者配脾俞、三阴交、归来；肾俞者配肾俞、关元、命门。

治法：电灼灸法，每日 1 次，每穴 1～2 壮，7 日为 1 疗程。

功效：调理冲任，健脾利湿。用于慢性盆腔炎性不孕。

㉙穴位注射法

取穴：八髎（上、次、中、下穴）。

治法：用复方当归注射液，每次选 2 穴，用 5 号针每穴注射药液 1 毫升，10 次为 1 疗程。进针后，待病人有酸胀得体感时，再缓缓注药。

㉚隔姜光照法

治法：用 8301 型经穴灸疗仪，将其固定安放在穴位上，其光斑处放置 0.2 厘米厚的姜片，每次光照 20 分钟，以皮肤舒适温热感为宜，每日 1 次，连照 20 日。

㉛推拿按摩

操作：取肾俞、关元、曲泉、归来等穴，用按法、揉法、点法、一指禅推法，施力大小按患者耐受程度为宜，应轻重结合，每次 15～30 分钟，每日 1～2 次。

【药膳】

1. 湿热壅阻型

（1）鸡冠花藕汁饮

组成：鲜白鸡冠花 500 克（加清水适量煎煮，每 20 分钟取汁 1 次，共取汁 3 次，3 汁合并用文火浓缩），鲜藕汁 500 毫升，白砂糖 500 克。

用法：将藕汁加入鸡冠花液中，再浓煎至稠粘时，待温，拌入白砂糖，将煎汁吸净，拌匀晾干。每次 20 克，开水冲服，每日 3 次。

功效：清热解毒。用于湿热壅阻之慢性盆腔炎不孕。

（2）鸡头粥

组成：芡实 50 克（洗净），粳米 50 克（淘净），白糖少许，清水适量。

用法：将前二味加入清水，常规煮至粥熟，加入白糖调味，温热空腹服。每日2次。

功效：健脾燥湿。用于湿热壅阻之慢性盆腔炎不孕。

（3）芡实莲子荷叶粥

组成：芡实100克（去壳，洗净），莲子100克（去皮、心），粳米（淘净）适量，鲜荷叶（手掌大小）1块。

用法：常规煮粥。温热服用，每日2次。

功效：补脾益肾，清热利湿。用于湿热壅阻之慢性盆腔炎不孕。

2. 血虚型

（1）桃仁粥

组成：桃仁10克，生地10克（同煎去渣取汁），桂心粉2克，粳米100克（淘净），红糖50克。

用法：将粳米放入药汁内煮至粥熟，加入桂心粉、红糖即成。上下午分食。

功效：养阴益血，活血止痛。用于血虚型兼血瘀之慢性盆腔炎腹痛及痛经者。

（2）当归生姜羊肉汤

组成：当归20克（洗净），生姜5片，羊肉250克（洗净，切块）。

用法：共煮汤，喝汤吃肉。

功效：补虚养血，和血散寒止痛。用于体虚有寒之慢性盆腔炎。

3. 肝郁气滞型

玫瑰山楂酒

组成：玫瑰花15克，山楂30克，白酒500毫升，冰糖适量。

用法：浸泡1周。每晚睡前饮服10毫升。

功效：理气开郁，活血通经止痛。用于肝郁气滞型慢性盆腔炎腹痛及痛经者。

4. 肝肾亏虚型

黑豆通经受孕饮

组成：生地 15 克，当归 30 克，白芍 30 克，黑豆 30 克，丹皮 9 克，阿胶珠 9 克，黄柏 6 克，淮牛膝 6 克，制香附 6 克（上药均洗净），大枣 10 枚（去核）。

用法：日 1 剂，水煎至枣熟，喝汤吃枣。

功效：滋阴清热。用于月经不调、慢性盆腔炎性不孕。

第四节　生殖器结核

由结核杆菌引起的女性生殖器炎症称生殖器结核。本病多见于性成熟期及育龄期妇女。本病病程缓慢，很少出现急性炎症症状，甚至没有自觉症状。患者常因不孕、月经不调而就诊。

中医无生殖器结核病名记载，属于"月经不调"、"闭经"、"劳瘵"、"虚劳"、"不孕"等范畴。

【病因病机】

1. **阴虚血燥**：多为素体阴虚，或久病阴血耗损，致虚热内生，热灼营血，血海渐涸。

2. **气虚两虚**：阴血屡伤，日久心脾受损，化源不足，致血虚气弱，血海失盈。

3. **肝肾不足**：禀赋素弱，或久病失养，致肾经亏虚、肝血不足，冲任虚损。

【辨证诊断】

1. 阴虚内热型

主证：月经稀少，渐至闭经，少腹隐痛，形体消瘦，五心烦热，午后潮热，两颧潮红，盗汗，口渴咽干，小便短黄。

舌象：舌红少苔。

脉象：脉细数。

2. 气血两虚型

主证：月经延后，量少色淡，甚则闭经，少腹疼痛，面色萎黄，头昏眼花，倦怠乏力，食欲不振，或心悸气短，少寐多梦。

舌象：舌质淡，苔少或白薄。

脉象：脉虚弱或细。

3. 肝肾不足型

主证：月经量少渐至闭经，小腹隐痛，头晕耳鸣，腰膝酸软，失眠健忘。

舌象：舌淡苔少或薄白。

脉象：脉细或弱。

【基本方剂】

1. 阴虚内热型

治则：养阴清热调经。

方剂：加减一阴煎加味。方药：生地 12 克，芍药 12 克，麦冬 12 克，熟地 12 克，旱莲草 12 克，女贞子 15 克，地骨皮 10 克，知母 10 克，炙甘草 4 克。加减：潮热甚加鳖甲 12 克，青蒿 10 克；虚烦少寐加酸枣仁 12 克，丹参 10 克；有包块加丹皮 10 克，丹参、鳖甲、海藻、夏枯草各 12 克；盗汗加浮小麦 10 克，五味子 5 克，山萸肉 9 克；食欲不振加茯苓、山药各 10 克。

用法：日 1 剂，水煎服。

2. 气血两虚型

治则：益气养血调经。

方剂：人参养荣汤加味。方药：人参 9 克，黄芪 9 克，白芍 9 克，当归 9 克，白术 9 克，远志 9 克，熟地 12 克，茯苓 12 克，鸡血藤 12 克，陈皮 6 克，五味子 3 克，甘草 3 克。加减：纳差腹胀，便溏加煨木香、焦楂、焦曲各 9 克，扁豆 12 克；少寐多梦加酸枣仁 12 克，柏子仁 9 克。

用法：日 1 剂，水煎服。

3. 肝肾不足型

治则：补肾养肝调经。

方剂：左归饮加味。方药：熟地 12 克，山药 12 克，山萸肉 12 克，枸杞子 12 克，茯苓 12 克，黄精 12 克，制首乌 12 克，龟板 10 克，炙甘草 4 克。加减：失眠健忘加炒枣仁 10 克，五味子 3 克；食欲不振加党参、白术各 9 克；有低热加地骨皮、秦艽各 9 克；有包块加鳖甲、海藻各 10 克，夏枯草 15 克。

用法：日 1 剂，水煎服。

【经验方精选】

1. 阴虚内热型

阴平汤（朱宜宾）

组成：生地 10 克，龟板胶 10 克，百部 10 克，川贝母 10 克，黄芩 9 克，桑叶 9 克，黄连 6 克，甘草 3 克。

用法：日 1 剂，水煎服。

功效：用于阴虚火旺之生殖器结核不孕。

2. 痰瘀内结型

（1）抗痨方（梁勇才）

组成：丹参 12 克，百部 12 克，鱼腥草 12 克，夏枯草 12 克，皂角刺 12 克，山海螺 15 克，功劳叶 15 克，王不留行子 9 克，淮牛膝 9 克，生地 9 克，路路通 9 克。

用法：日 1 剂，水煎服。

功效：用于输卵管结核者不孕。

（2）滋阴软坚汤（徐琴）

组成：生地 12 克，女贞子 12 克，旱莲草 12 克，丹参 12 克，昆布 12 克，海藻 12 克，夏枯草 12 克，炙鳖甲 10 克，龟板

10克，赤芍10克，地骨皮9克，青蒿9克。

用法：日1剂，水煎服。

功效：用于生殖结核有包块不孕。

（3）活血软坚汤（梁杰圣）

组成：赤芍9克，川芎9克，三棱9克，莪术9克，桃仁9克，昆布9克，海藻9克，夏枯草9克，穿山甲9克，皂角刺9克，制乳香9克，制没药9克，益母草15克，路路通15克，功劳叶12克，百部12克，丹参30克。

用法：日1剂，水煎服。

功效：散瘀活血，软坚化痰。用于输卵管结核不孕。

【药膳】

阴虚内热型

（1）天地黄精粥

组成：天冬30克，生地30克，黄精30克（均洗净，煎汤取汁），粳米160克（淘净）。

用法：将粳米加入药汁内煮至粥熟。1日内分服或顿食。

功效：滋阴清热养血。用于阴虚内热型生殖器结核不孕。

（2）牛髓膏

组成：天冬30克，地黄100克，黄精150克（水煎取汁，浓缩为膏），牛骨（或猪骨）适量（熬取骨髓）。

用法：将两膏拌匀。每日晨起空腹1汤匙。

功效：补肾填精，滋阴养血。用于阴虚内热型生殖器结核不孕。

第四章　子宫性不孕

第一节　子宫发育不良

子宫发育欠佳，受精卵难以着床发育成胚胎，即称为子宫发育不良性不孕症。子宫发育不良是不能成孕的重要原因，在不孕症患者中约占 16%。

本病属中医"全不产"、"无子"范畴。

【病因病机】

子宫发育不良主要与肾虚及冲任失调相关，或先天不足，或后天发育期营养不良，或久病不已，导致肾气虚弱，肾精匮乏，冲任气血衰少，胞宫失于荣养而发育欠佳，因胞宫发育不良，不能摄精成孕，以致不孕。

【当代妙方精选】

肾虚型

（1）育宫汤（夏桂成·《不孕专辑》）

组成：当归 10 克，赤芍 10 克，山药 10 克，干地黄 10 克，菟丝子 10 克，肉苁蓉 10 克，紫河车 10 克，茺蔚子 15 克，川芎 6 克。

加减：偏阴虚者，加女贞子、玄参各 10 克，炙龟板、炙鳖甲各 15 克；偏阳虚者，加淫羊藿 10 克，雀卵 2 个，猫犬胎盘等。

用法：日 1 剂，水煎服。

功效：补肾，促子宫发育。用于肾虚型子宫偏小或过小发育不良者。

（2）束宫汤（夏桂成·《不孕专辑》）

组成：人参 10 克，淮山药 10 克，熟地 10 克，白芍 10 克，鹿角胶 10 克（烊化），巴戟天 10 克，菟丝子 10 克，金樱子 10 克，五味子 6 克，茧壳 7 个。

用法：日 1 剂，水煎服。外用川乌白及散栓剂于阴道，促进子宫及宫颈收缩。

功效：补益肾气，收缩固摄子宫。用于肾虚型子宫松软，或宫颈口松弛者。

（3）定宫汤（夏桂成·《不孕专辑》）

组成：当归 10 克，白芍 10 克，川断 10 克，黄芪 10 克，人参 10 克，紫河车 10 克，淮山药 10 克，干地黄 10 克，菟丝子 10 克，蛇床子 10 克，茧壳 7 个，巴戟天 6 克。

用法：日 1 剂，水煎服。

功效：益气补肾。用于肾虚型子宫前后倾左右歪。

（4）举宫汤（夏桂成·《不孕专辑》）

组成：黄芪 15～30 克，党参 15 克，菟丝子 10 克，川楝子 10 克，白术 10 克，陈皮 6 克，柴胡 5 克，升麻 5 克。

用法：日 1 剂，水煎服。外用川乌白及散栓剂塞于阴道，促进子宫及宫颈收缩。

功效：补益肾气，收缩固摄子宫。用于肾虚型子宫位置降低，或者下垂Ⅱ度者。

（5）石英毓麟汤（张长仪，等·《陕西中医学院学报》2000，23）

组成：紫石英 30 克，当归 12 克，川续断 12 克，淫羊藿 12 克，菟丝子 10 克，枸杞子 10 克，香附 10 克，赤芍 10 克，白芍 10 克，丹皮 10 克，川椒 1.5 克，肉桂 6 克，川芎 6 克。

用法：日 1 剂，水煎服。

功效：补肾温阳。用于肾虚型幼稚子宫不孕。

【经验方精选】

1. 肾虚型

（1）补肾活血助孕汤（梁勇才）

组成：当归 18 克，肉苁蓉 15 克，山茱萸 15 克，补骨脂 15 克，桑寄生 15 克，益母草 15 克，泽泻 15 克，蛇床子 15 克，覆盆子 15 克，菟丝子 25 克，泽兰 12 克，赤芍 12 克，丹参 10 克，川芎 10 克，红花 10 克。

加减：肾阳虚者去红花、赤芍，加巴戟天 10 克，鹿角霜 15 克；肾阴虚者去补骨脂，加生地、何首乌、女贞子各 20 克；脾虚者去赤芍、泽兰，加党参、白术、鸡血藤、枸杞子各 20 克；肝郁不孕去肉苁蓉、补骨脂，加制香附、郁金各 12 克，天花粉 6 克；气滞者去肉苁蓉，加莪术 10 克，木香 6 克；血虚者去赤芍、红花，加黄精、阿胶、枸杞子各 12 克；血瘀者去补骨脂、蛇床子，加延胡索、制木鳖子各 12 克；痰湿者去补骨脂、蛇床子，加茯苓 20 克，紫石英 15 克，天南星、天花粉、天竺黄各 10 克。

用法：日 1 剂，水煎服。正值经期第 1 天开始服药，18 天为 1 疗程。一般服 2～3 疗程。

功效：补肾活血助孕。用于子宫发育不良各型不孕。

（2）榆钱四物汤（徐琴）

组成：生地榆 25 克，马钱子 0.5 克，熟地 15 克，鹿角霜 15 克，巴戟天 10 克，淫羊藿 10 克，菟丝子 10 克，枸杞子 10 克，补骨脂 10 克，当归 10 克，黄柏 10 克，杜仲 10 克，茯苓 10 克，川牛膝 10 克，甘草 5 克。

用法：日 1 剂，水煎，经净后第 5 天开始服用，连服 10 剂为 1 疗程。

功效：补肾助孕。用于子宫发育不良性不孕。

2. 肾阳亏虚型

（1）乾坤定生丹（梁杰圣）

组成：熟地 20 克，枸杞子 12 克，菟丝子 12 克，补骨脂 12 克，白术 12 克，淫羊藿 15 克，紫石英 15 克，当归 15 克，茯神 15 克，仙茅 10 克。

用法：间日 1 剂，水煎，于经净后 14 天开始服用，坚持用药 30 日。

功效：温肾助阳，益精补肾。用于子宫发育不良性不孕。

（2）育麟奇效方（王庆兰）

组成：芥菜花 15 克，艾叶 3 克，炙甘草 3 克，紫石英 30 克，补骨脂 10 克，菟丝子 10 克，肉苁蓉 10 克，益母草 10 克，当归 10 克，黑大豆 90 克，鸡蛋 3 枚。

用法：先将鸡蛋煮熟去壳，再与上药同煎 20 分钟，先食鸡蛋，后服药汁，行经时 1 日 1 剂至经净。

功效：补肾虚，壮肾阳，暖胞宫，调冲任。用于子宫发育不良性不孕。

（3）石英毓麟汤（李广文）

组成：紫石英 15～30 克，川续断 12～15 克，川牛膝 12～15 克，淫羊藿 12～15 克，当归 12～15 克，枸杞子 9 克，菟丝子 9 克，香附 9 克，丹皮 9 克，赤芍 6 克，白芍 6 克，桂心 6 克，川椒 1.5 克。

用法：日 1 剂，水煎服。

功效：温肾养宫，调经助孕。用于子宫发育不良性不孕。

（4）温阳种子汤（梁勇才）

组成：附子 10 克，当归 10 克，仙茅 10 克，淫羊藿 20 克，熟地 20 克，桂枝 15 克，巴戟天 15 克，枸杞子 15 克。

用法：日 1 剂，水煎服。经期停服。

功效：温肾养宫，调经助孕。用于子宫发育不良性不孕。

（5）温经汤加减方（凌云）

组成：当归9克，白芍9克，半夏9克，党参9克，阿胶9克（烊化），吴茱萸9克，紫河车15克，鹿角片15克，菟丝子12克，韭子12克，川芎6克，桂枝6克，甘草6克。

用法：日1剂，水煎服。

功效：温阳益肾，调补冲任。用于子宫发育不良性不孕。

（6）益肾汤（智晓红）

组成：仙茅9克，淫羊藿9克，肉苁蓉9克，覆盆子9克，巴戟天9克，金刚丸9克，阳起石12克，桑寄生12克，菟丝子12克，党参12克，熟地12克，锁阳12克。

用法：日1剂，水煎，于经净后连服4剂。排卵期（经净后7天）再服4剂。

功效：补肾壮阳。用于子宫发育不良性不孕。

（7）求子益经汤（王宗铁）

组成：熟地20克，山药20克，茯苓20克，补骨脂15克，覆盆子15克，菟丝子15克，山茱萸15克，淫羊藿12克，乌贼骨12克，鹿角胶12克，仙茅12克，鸡内金10克，紫河车粉10克（吞），肉桂10克，附片10克，茜草10克，泽泻6克。

用法：日1剂，水煎服。

功效：补肾益经，兼调冲任。用于子宫发育不良性不孕。

3. 肝气郁结型

（1）伽南合剂（徐步海）

组成：伽南沉、紫蔻、木香、枳壳、桃仁、大黄、细辛、甘草等量。

用法：共研细末，蜜丸，每丸8克。月经过后第6天开始服用，每日1丸，连服4日，连服2个月经周期。

功效：舒肝解郁。用于子宫发育不良性不孕。

（2）补宫嗣子汤（梁杰宏）

组成：丹参30克，葛根30克，益母草30克，当归15克，香附15克，菟丝子15克，丹皮12克，红花10克，川牛膝10克，沉香末10克（分吞），杜仲24克，川断24克。

用法：日1剂，水煎，于月经来潮前1周开始服，连服7剂，共服3个月经周期，孕后停服。

功效：舒肝解郁。用于子宫发育不良性不孕。

4. 肾虚肝郁型

（1）调肝益肾汤（丸）（梁勇才）

组成：①调肝益肾汤：当归12克，赤芍12克，杜仲12克，香附12克，淫羊藿12克，巴戟天12克，枸杞子12克，荔枝核24克，益母草24克，熟地24克，柴胡8克，紫蔻4.5克，沉香粉2克（冲）。②调肝益肾丸：上方加菟丝子15克，沙苑子15克，金樱子15克，紫石英15克，龟板胶10克，鹿角胶10克，紫河车6克，细辛4.5克。

用法：汤剂：每日1剂，水煎，从经后第6天服药至经至；丸剂：加6倍量，研末，蜜丸，每丸10克。每次1丸，每日3次。

功效：补肾调经，舒肝理气。用于子宫发育不良性不孕。

（2）茜草桃红汤（凌云）

组成：茜草4克，桂枝4克，桃仁3克，红花3克，川断4克，鸡血藤10克，泽泻5克，郁金5克，全瓜蒌5克，枳壳3克，五灵脂3克，石斛4克，香附3克。

用法：日1剂，水煎，月经期连服3～6剂，月经中期（排卵期）再服3～6剂。3个月经周期为1疗程。

功效：补肾活血。用于肾虚血瘀型之子宫发育不良性不孕。

5. 胞宫虚寒型

（1）嗣子汤（梁勇才）

组成：鹿衔草60克，菟丝子15克，白蒺藜15克，槟榔15

克，高良姜 10 克，当归 10 克，辛夷 10 克，细辛 6 克。

用法：日 1 剂，水煎服。

功效：用于子宫发育不良性不孕。

（2）参芪菟鹿饮（梁杰梅）

组成：党参 30 克，黄芪 30 克，仙鹤草 20 克，桑寄生 15克，鹿角胶 15 克（烊），桑螵蛸 15 克，益母草 10 克，鸡内金10 克，生龟板 10 克，土鳖虫 10 克，炒蒲黄 10 克，阿胶珠 10克，白术 10 克，槟榔 10 克，官桂 2 克，巴戟天 12 克，广木香6 克。

用法：日 1 剂，水煎服。

功效：温肾健脾，益气养血。用于胞宫虚寒之子宫发育不良性不孕。

6. 冲任不调型

（1）嗣宝散（梁勇才）

组成：鹿角霜 500 克，紫河车 500 克，肉苁蓉 500 克，覆盆子 500 克，女贞子 500 克，紫珠 500 克，当归 500 克，珍珠 25克，紫石英 100 克。

用法：共研极细末。每次 10 克，每日 3 次，3 个月为 1 疗程，最多服 3 个疗程。

功效：峻补天癸，调养冲任，促进排卵，滋养胞宫。用于子宫发育不良性不孕。

（2）促排卵汤、排卵汤（徐步海）

组成：①促排卵汤：当归 15 克，白芍 15 克，山茱萸 15 克，菟丝子 15 克，枸杞子 20 克，女贞子 20 克，鸡血藤 20 克，丹参20 克，巴戟天 12 克，淫羊藿 12 克。②排卵汤：当归 15 克，泽兰 15 克，川牛膝 15 克，枸杞子 12 克，赤芍 12 克，香附 12 克，益母草 20 克，熟地 10 克，红花 9 克，甘草 6 克。

用法：经净后第 5 天开始服促排卵汤 5 剂，接着改服排卵汤

5 剂，以后接服胎盘粉 2 克，每日 2 次。加服维生素 E 10 毫克。月经来潮时停药。反复用药 3 个月。

功效：用于子宫发育不良性不孕。

7. 肾精亏损型

补肾求嗣汤（梁勇才）

组成：熟地 10 克，茯苓 10 克，紫丹参 10 克，菟丝子 10 克，茺蔚子 10 克，枸杞子 10 克，补骨脂 10 克，当归 6 克，龟板 15 克（先煎），鹿角胶 10 克（烊）。

用法：日 1 剂，水煎服。

功效：补肾益精。用于肾精亏损之子宫发育不良性不孕。

8. 外治

（1）活血化瘀膏

组成：川芎、杜仲、当归、白芍、香附、红花、细辛等份。

治法：共研细末，用蜜调膏。敷于气海、关元、三阴交穴，外盖纱布，胶布固定，隔日 1 换，10 次为 1 疗程。

功效：活血化瘀。用于子宫发育不良性不孕。

（2）桂仲子嗣膏

组成：杜仲、牛膝、续断、甘草、锁阳、鹿茸、龙骨、海马、沉香、乳香、母丁香、木香、没药、小茴香、川附子、大茴香、天麻子、补骨脂、肉苁蓉、熟地、紫梢花适量。

治法：炼制为膏。温热化开，贴于脐部。3～5 天换药 1 次。

功效：滋补肝肾，养血温经。用于下元虚弱型子宫发育不良之不孕。

（3）坐药法

组成：五灵脂 20 克，五味子 12 克，五加皮 12 克，五谷虫 8 克，凡士林适量。

治法：共研细末，凡士林调膏纳入阴道内。行气活血，化湿助育。用于子宫发育不良性不孕。

（4）针刺

取穴：①三阴交、关元、地机、水道。②归来、大赫、曲骨、血海。③水道、中极、归来、三阴交。

治法：三组穴位轮流使用，每日 1 组，连续 4～6 天。平补平泻法，留针 30 分钟。调冲任，和气血，促排卵，用于子宫发育不良性不孕。

取穴：中极、大赫、地机、三阴交。

治法：每次选用 3～4 穴，于月经中期连刺 3 天，留针 20 分钟，连用 5 个周期。用于子宫发育不良性不孕。

（5）灸法

取穴：主穴：归来、血海、三阴交。

配穴：①行间、太溪；②足三里、公孙；③命门、关元、太冲。

治法：主穴必选，据症状加配穴。每穴每日艾条灸 2 次，每穴灸 5～10 壮，至愈为止。补肾养肝，调经助孕。用于子宫发育不良性不孕。

取穴：关元、气海、肾俞、曲骨、太溪、足三里、三阴交。

治法：灯火隔艾叶灸或灯心炷直火灸法，两法均为每天施灸 1 次，每次灸 1～2 次，10 天为 1 疗程。补肾养血，调补冲任。用于子宫发育不良之肾虚型不孕。

取穴：神阙。

治法：用食盐（炒至干燥）、川椒（末）等量，黄豆大艾炷适量。患者仰卧位，将炒干的食盐填满脐窝略高 1～2 厘米，再将艾炷放于盐上点燃灸之，连灸 7 壮后，去掉食盐，改换川椒末填入脐内，上铺生姜片，姜片上放艾炷点燃频灸 14 壮。每隔 3 天灸 1 次，10 次为 1 疗程。连续用 3 个疗程。用于宫寒之子宫发育不良性不孕。

（6）耳压法

取穴：主穴：子宫、内分泌、卵巢、肝、肾、脾。

配穴：肝郁配脑点，血虚不寐配神门，心跳缓慢配心、交感，心跳快配迷根。

治法：常规消毒耳穴，去除油腻。用耳穴测探仪探准穴位，贴压王不留行籽，每 2 天换药 1 次，10 次为 1 疗程。每天自行按压穴位 3～5 次。用于子宫发育不良性不孕。

取穴：脑点、卵巢、内分泌。

治法：用 3%～5% 当归注射液 2 毫升，或红花注射液 2 毫升，每穴注射 0.2 毫升，每日或隔日 1 次，15 次为 1 疗程。补肾活血，调补冲任。用于子宫发育不良性不孕。

（7）拔罐法

取穴：气海、关元、归来、命门、中极、大枢、三阴交、带脉。

治法：穴位拔罐，每日 1 次，每次 20～30 分钟。调补冲任。用于子宫发育不良性不孕。

（8）推拿按摩

①毓麟法

操作：取俯卧位，用滚法施以背部，在督脉及膀胱处自上而下操作，约 5～10 分钟，按揉肾俞、脾俞、肝俞。再取仰卧，点揉关元、中脘、三阴交、足三里、太冲穴，每穴 2 分钟，擦小腿内侧 5 分钟。适用于子宫发育不良性不孕。

②求嗣法

操作：取仰卧位，点揉关元、气海、归来、三阴交、足三里，每穴 1 分钟。用手掌揉腹部，重点在脐以下的少腹，按 3～5 分钟。然后用手掌内侧部向耻骨联合按摩 20 次。俯卧位，腰痛部揉 5～10 分钟，重点在腰骶部；点按肾俞、关元、次髎 3～5 分钟，叩击腰骶部 30 次。本法可使子宫发育不良得子怀麟。

【药膳】

1. 气血两虚型

八珍膏

组成：当归 100 克，白术 100 克，大枣 100 克，川芎 50 克，白芍 80 克，熟地 150 克，人参 30 克。

用法：上药洗净，用清水煎煮 3 次，去渣取汁 3000 毫升，再用文火将药汁浓缩成膏，防腐贮存。每次 15 克，早晚空腹各服 1 次。

功效：滋阴补气养血。用于子宫发育不良性不孕。

2. 气滞血瘀型

益母草红糖茶

组成：益母草 60 克，红糖 50 克。

用法：水煎取汁分服。

功效：活血益气。用于子宫发育不良性不孕。

3. 肝肾两虚型

旱莲鸡汤

组成：鸡 1 只（宰杀，去毛、内脏，洗净，切块），旱莲草 15 克。

用法：共入锅内同煮，至肉烂熟为度。食鸡肉喝汤。

功效：补益肝肾，滋阴助孕。用于子宫发育不良性不孕。

第二节　子宫内膜异位症

子宫内膜组织生长于子宫腔以外部位而引起的病变，称为子宫内膜异位症。

异位于子宫肌层者，称为内在性子宫内膜异位症。

本病属中医"痛经"、"月经不调"、"倒经"、"症瘕"、"不孕"等范畴。

【病因病机】

本病病因甚为复杂，其最主要为瘀血所致。

1. **寒凝血瘀**：素禀赋阳虚，阴寒内甚，温煦不及，或寒湿内伤，阴寒客于胞宫，搏结于内，阻滞脉络，冲任之气不利，经血凝滞不畅。

2. **气滞血瘀**：七情内伤，肝气郁结，气机不畅，血行受阻，冲任督带，气血不通。

3. **气虚血瘀**：素体虚弱，气血不足，运血乏力，瘀血停滞，或病久积瘀，新血不生，气血虚甚，推血无力，瘀血阻络。

4. **热郁血瘀**：内伤郁热日久，或邪热遇血相结，阻隔脉络，或积瘀化热所致。

【辨证诊断】

1. **寒凝血瘀型**

主证：经行腹部坠痛，小腹冷凉，得热则舒，经色紫暗，夹有血块，淋沥不畅，面色苍白，四肢不温，腰膝酸软。

舌象：舌质黯淡，或有瘀点，苔薄白。

脉象：脉沉细，无力。

2. **气滞血瘀型**

主证：经行不畅，先后无定期，经色紫黯，夹有血块，经行小腹胀痛，痛有定处，肛门坠痛，经量增多，块下痛减，经行乳房胀痛，胸胁胀满，情志不舒，烦躁易怒，大便不畅，或便结不解。

舌象：舌质黯，或有瘀点瘀斑，苔薄腻。

脉象：脉沉弦涩。

3. **气虚血瘀型**

主证：病程较长，腹痛喜按，经色黯淡，头晕目眩，神疲乏力，面色无华，肛门坠痛，时欲如厕。

舌象：舌淡胖，或暗而胖大，边有齿痕，苔少。

脉象：脉细弱。

4. 热郁血瘀型

主证：经行腹痛，经色红赤，夹有血块，可有低热，口干口苦口渴，少便黄赤，大便秘结，或带下黄赤。

舌象：舌质红，苔黄或腻。

脉象：脉细滑。

【基本方剂】

1. 寒凝血瘀型

治则：温经散寒，活血化瘀。

方剂：①少腹逐瘀汤加减。方药：当归 10 克，川芎 15 克，赤芍 15 克，没药 10 克，延胡索 10 克，蒲黄 10 克（包），五灵脂 10 克，小茴香 6～10 克，干姜 6～10 克，肉桂 6～10 克。加减：痛剧，汗出肢冷，加附子 6～9 克；恶心呕吐加吴茱萸 6～9 克；腹泻加胡芦巴、补骨脂各 6～9 克。②萸桂煎加减。方药：吴茱萸 3～5 克，肉桂 5～10 克，蒲黄 10 克（包），五灵脂 10 克，延胡索 10 克，丹参 30 克。加减：四肢不温，痛甚而厥者加细辛 3 克，附子 5～10 克；恶心呕吐者加吴茱萸 3 克，制半夏 10 克。

用法：日 1 剂，水煎服。连服 3 个月经周期为 1 疗程，一般连服 1～3 个疗程，待病情好转后将汤方改制成丸药继续服之，以巩固疗效。

2. 气滞血瘀型

治则：舒肝理气，活血化瘀。

方剂：①血府逐瘀汤加减。方药：当归 10 克，生地 12 克，桃仁 12 克，红花 10 克，柴胡 10 克，枳壳 10 克，赤芍 15 克，川芎 10 克，桔梗 10 克，牛膝 15 克，蒲黄 10 克（包），五灵脂

10 克，川楝子 10 克，延胡索 10 克，甘草 5 克。加减：少腹剧痛加茴香 10～15 克；瘀久入络，肿块不消，加全蝎、土鳖虫各 6～9 克；瘀热便秘加大黄、黄柏各 6～10 克。②复方大黄汤。方药：生大黄 10 克（后下），川楝子 10 克，延胡索 10 克，桃仁 10 克，红花 10 克，鳖甲 15 克，琥珀末 1 克（分冲）。

用法：日 1 剂，水煎服。连服 3 个月经周期为 1 疗程，一般连服 1～3 个疗程，待病情好转后将汤方改制成丸药继续服之，以巩固疗效。

3. 气虚血瘀型

治则：补气行气，活血化瘀。

方剂：温经汤加减。方药：当归 10 克，赤芍 10 克，丹参 10 克，川芎 10 克，五灵脂 10 克，生蒲黄 10 克（包），人参 10 克（另煎），吴茱萸 10 克，黄芪 15～30 克，木香 6 克，鸡血藤 30 克。加减：血虚加熟地 15 克；肛门坠痛加升麻、枳实各 10 克。

用法：日 1 剂，水煎服。连服 3 个月经周期为 1 疗程，一般连服 1～3 个疗程，待病情好转后将汤方改制成丸药继续服之，以巩固疗效。

4. 热郁血瘀型

治则：清热利湿，活血化瘀。

方剂：红藤失笑散合血府逐瘀汤加减。方药：当归 10 克，川芎 10 克，赤芍 10 克，生蒲黄 12 克（包），五灵脂 12 克，延胡索 10 克，川楝子 10 克，牛膝 10 克，红藤 30 克，败酱草 30 克，炒薏苡仁 30 克，银柴胡 6～10 克，黄柏 6～10 克。加减：便秘者加生大黄 10 克。

用法：日 1 剂，水煎服。连服 3 个月经周期为 1 疗程，一般连服 1～3 个疗程，待病情好转后将汤方改制成丸药继续服之，以巩固疗效。

【当代妙方精选】

1. 分二型（刘毓敏·《天津中医学院学报》1994，13）

组成：①气滞血瘀型：丹参9克，赤芍9克，当归9克，香附9克，三棱9克，莪术10克，延胡索10克，蒲黄12克，五灵脂12克。②气虚血瘀型：用上方加党参、黄芪。

加减：均随症加减。

用法：日1剂，水煎服。并用甲基睾丸素5毫克，每日1～2次，口服，连服20日，连用3个月，每个月总量小于200毫克，可用雌-孕激素同时治疗继发性闭经、不孕和月经失调。

2. 顺序法（奚嘉·《山东中医杂志》2000，19）

组成：①经后期用内异方1号：熟地15克，石见穿15克，制鳖甲12克，皂角刺12克，昆布12克，血竭10克，三棱10克，莪术10克，桃仁10克，红花10克，香附10克，乌药10克，水蛭10克，生牡蛎20克（先煎）。②经期用内异方2号：当归10克，白芍10克，青皮10克，陈皮10克，桂枝10克，制乳香10克，制没药10克，延胡索10克，五灵脂12克，炒蒲黄12克。

加减：腰痛加杜仲、川续断、淫羊藿；出血多加花蕊石；畏寒加制附子、艾叶。

用法：日1剂，水煎服。3个月为1疗程。

3. 顺序法（张萍青·《中国中医药信息杂志》2001，8）

组成：①月经净后用逐瘀清热汤1号：忍冬藤20克，白毛藤20克，夏枯草15克，蒲公英15克，丹参15克，赤芍10克，土鳖虫10克，皂角刺30克，桂枝3克，血竭5克，水蛭6克。②月经前1周用逐瘀清热汤2号：当归15克，益母草15克，延胡索15克，川楝子10克，川芎10克，泽泻10克，泽兰10克，乌药10克，炒小茴香6克。

加减：随症加减。

用法：日 1 剂，水煎服。3 个月经周期为 1 疗程。

4. 调周（陈金娇·《山东中医杂志》2000，19）

组成：①月经后期用补肾活血汤：鹿角 20 克，丹参 20 克，当归 15 克，枸杞子 15 克，巴戟天 10 克，肉苁蓉 10 克，生蒲黄 10 克，香附 10 克，红花 10 克。②月经中期用血府逐瘀汤加减：柴胡 10 克，当归 10 克，生地 10 克，赤芍 10 克，桃仁 10 克，红花 10 克，延胡索 10 克，淮牛膝 5 克，川芎 5 克，水蛭 5 克，甘草 5 克。③经前期用四二五汤加减：当归 20 克，熟地 12 克，红花 15 克，川芎 10 克，白芍 10 克，仙茅 10 克，淫羊藿 10 克，枸杞子 10 克，菟丝子 10 克，覆盆子 10 克，急性子 10 克，王不留行 10 克。④行经期用少腹逐瘀汤加水蛭、乌药。

用法：日 1 剂，水煎服。

5. 调周（李小平·《新中医》2005，37）

组成：①经后方：三棱 10 克，莪术 10 克，淫羊藿 10 克，水蛭 6 克，菟丝子 25 克，巴戟天 15 克。②经前方：三棱 20 克，莪术 20 克，香附 20 克，水蛭 6 克，血竭 2 克，柴胡 10 克，延胡索 10 克。③经期方：三棱 20 克，莪术 20 克，延胡索 20 克，水蛭 6 克，血竭 2 克，炒蒲黄 10 克，五灵脂 10 克。

用法：日 1 剂，水煎服；分别于月经净后用 5 日、经前用 10 日、经期用 5 日。

6. 调周（邢玉霞·《辽宁中医杂志》2003，30）

组成：①月经后期：熟地 12 克，枸杞子 12 克，当归 12 克，丹参 12 克，山茱萸 10 克，红花 10 克，莪术 10 克，鳖甲 10 克，制香附 10 克，鸡血藤 15 克，水蛭 5 克。②排卵期：川桂枝 10 克，红花 10 克，三棱 10 克，莪术 10 克，制香附 10 克，吴茱萸 3 克，当归 12 克，川牛膝 12 克，路路通 15 克，䗪虫 6 克，木香 6 克。③经前期：熟地 12 克，枸杞子 12 克，当归 12 克，淫羊藿 12 克，赤芍 10 克，白芍 10 克，桃仁 10 克，红花 10 克，仙茅 10 克，鹿角胶 10 克，莪术 10 克，柴胡 6 克，䗪虫 6 克。④行经期：炒蒲黄 15 克，益母草 15 克，花蕊石 15 克，延胡索 15 克，炒五灵脂（包）10 克，当归 10 克，红花 6 克，炙乳香 6 克，炙没药 6 克，葛根 12 克，血竭 3 克，肉桂（后下）3 克。

用法：日 1 剂，水煎服。3 个月为 1 疗程。

7. 分二期（陈芷玲·《河北中医》2003，25）

组成：①行红期用清肝引经汤加味：当归 10 克，栀子 10 克，黄芩 10 克，川楝子 10 克，生甘草 10 克，白芍 12 克，生地 12 克，丹皮 12 克，茜草 20 克，白茅根 30 克。益母草 30 克。②月经间期用血府逐瘀汤加减：当归 12 克，生地 10 克，赤芍 10 克，桃仁 10 克，红花 10 克，枳壳 10 克，柴胡 10 克，桔梗 10 克，川牛膝 10 克，炙水蛭 10 克，生甘草 10 克，海藻 20 克。

加减：随症加减。

用法：日 1 剂，水煎服。1 个月经周期为 1 疗程。用 3～8 疗程。

8. 分二期（王璞，等·《光明中医》1999，14）

组成：①间歇期用加味麦冬汤：麦冬 15 克，党参 12 克，山药 12 克，丹参 9 克，清半夏 9 克，生白芍 9 克，生桃仁 6 克，甘草 6 克，大枣 3 枚。②加减：肝经火郁型生白芍增量，加香附、丹皮、炒栀子；胃热实火型加炒黄连、生石膏、炒莱菔子、丹皮；肺肾虚火型加生地、熟地、知母、山萸肉、女贞子。③发作期用加味麦冬汤，半夏增量，加牛膝、枳实。

用法：间歇期隔日 1 次，水煎服。用 4～6 周；发作期日 1 剂，水煎服；吐衄停止后，转为间歇期治疗。用 3～6 个月。

9. 血瘀型

（1）消瘀止痛汤（余丽霞·《黑龙江中医药》2003，5）

组成：丹参 30 克，桃仁 10 克，莪术 10 克，赤芍 20 克，川芎 15 克，香附 15 克，生蒲黄 15 克，五灵脂 15 克，薏苡仁 15

克，败酱草 15 克，甘草 3 克，益母草 30 克。

加减：虚寒加淫羊藿、巴戟天；气虚加党参、黄芪；胞宫虚寒加艾叶、炮姜；痰气郁结加浙贝、胆南星。

用法：日 1 剂，水煎服。3 个月经周期为 1 疗程。

功效：活血祛瘀。用于血瘀型子宫内膜异位症不孕。

（2）补肾活血汤（刘凤云·《中国中西医结合急救杂志》2003，10）

组成：①排卵期用本方 1 号：淫羊藿 20 克，丹参 20 克，延胡索 20 克，川芎 12 克，三棱 12 克，莪术 12 克，茯苓 10 克，桂枝 10 克，黄芪 30 克，巴戟天 15 克，党参 15 克，当归 15 克，赤芍 15 克。②排卵后期用 2 号：淫羊藿 15 克，巴戟天 15 克，茯苓 15 克，三棱 15 克，莪术 15 克，川芎 15 克，桂枝 10 克，水蛭 10 克，红花 10 克，赤芍 20 克，丹参 20 克，延胡索 30 克。

用法：日 1 剂，水煎服。后期并用红藤 30 克，败酱草、皂角刺、三棱、莪术各 20 克，生大黄 10 克，制乳香、制没药各 6 克。日 1 剂，水煎取液，保留灌肠，每晚 1 次。

功效：活血祛瘀。用于血瘀型子宫内膜异位症不孕。

（3）异位消痛合剂（王世友，等·《湖北中医杂志》2004，26）

组成：急性子 15 克，红藤 15 克，生苏木 15 克，生马鞭草 40 克，败酱草 20 克，醋延胡索 20 克，酒丹参 30 克，桃仁 10 克，白芍 12 克，川芎 12 克，泽兰 12 克，当归 12 克，香附 18 克，红糖少量。

用法：每次煎取 80 毫升，日 3 次温服；从月经周期第 16 日开始，用至月经来潮后痛止。用 3 个月经周期。

功效：活血祛瘀。用于血瘀型子宫内膜异位症不孕。

（4）穿蛭合剂（徐琴·《河北中医》1999，11）

组成：穿山甲 10 克，水蛭 8 克，三棱 12 克，莪术 12 克，当归 12 克，香附 12 克，牛膝 12 克，淫羊藿 12 克，菟丝子 12

克，白芥子 12 克，薏苡仁 30 克，鳖甲 30 克。

用法：经净后 2～3 日开始，日 1 剂，水煎服。经期停用。

功效：活血祛瘀。用于血瘀型子宫内膜异位症不孕。

（5）宫外孕 2 号方合桂枝茯苓胶丸（高慧明·《国医论坛》2002，17）

组成：丹参 24 克，赤芍 15 克，桃仁 10 克，三棱 6 克，莪术 6 克。

加减：气滞加徐长卿；湿热加蒲公英、薏苡仁；瘀甚加土鳖虫、制乳香、制没药。

用法：日 1 剂，水煎服。并用桂枝茯苓胶囊 4 粒，日 3 次口服。1 个月为 1 疗程。月经过多、经期停用。

功效：活血祛瘀。用于血瘀型子宫内膜异位症不孕。

（6）活血化瘀丸（皇甫礼，等·《云南中医中药杂志》1995，16）

组成：当归、川芎、重楼、蜂房、桃仁、红花、杭白芍、制香附、薏苡仁、刘寄奴、土鳖虫。

加减：气滞血瘀型加制乳香、制没药、炒柴胡、枳壳、水蛭、皂角刺；热蕴血瘀型加大丹皮、栀子、地丁、紫草、大黄、金银花；气虚血瘀型加黄芪、太子参、白术、柴胡、升麻、大枣；寒凝血瘀型加吴茱萸、桂枝、细辛、艾叶、小茴香。

用法：制成蜜丸，每丸合生药 0.5 克，每次 1 丸，日 3 次饭后服，3 个月为 1 疗程。

功效：活血祛瘀。用于血瘀型子宫内膜异位症不孕。

（7）消异汤（管晓燕·《陕西中医》2001，22）

组成：①消异汤：三七粉 3 克，血竭粉 3 克，鹿角粉 3 克（均分冲、痛经控制、囊肿结节消失或缩小后，分别装胶囊，每日各 3 粒顿服），丹参 10 克，丹皮 10 克，赤芍 10 克，没药 10克，炮山甲 10 克。②四草汤：马鞭草 30 克，鹿衔草 30 克，益母草 30 克，茜草 15 克。

加减：随症加减。

用法：日 1 剂，水煎服。月经期改用四草汤。痛经甚，45 岁以下并于月经第 5 日开始用甲孕酮 4～6 毫克，日口服，用 22 日；45 岁以上于月经第 6 日开始用甲基睾丸素每日 2.5～5 毫克舌下含服，用 20 日，均用至痛经减轻。3 个月为 1 疗程。不孕者配合中药调周。

功效：活血祛瘀。用于血瘀型子宫内膜异位症不孕。

10. 血虚型

四物汤加味（张惠媛，等·《中国全科医药》2000，3）

组成：生地（或熟地）15 克，白芍 15 克，当归 15～20 克，川芎 15～20 克。

加减：气虚血瘀加党参、黄芪、白术；气滞血瘀加黄芪、赤芍、三棱、桃仁、红花。

用法：月经净后第 5 日开始，日 1 剂，水煎服。用 10 日，1 个月为 1 疗程。

功效：滋阴补血。用于血虚型子宫内膜异位症不孕。

11. 血热型

清热降冲汤（刘国香·《安徽中医学院学报》1999，18）

组成：生地 12 克，丹参 12 克，丹皮 10 克，白芍 10 克，麦冬 10 克，枸杞子 10 克，川楝子 10 克，川牛膝 10 克，栀子 8 克，赫石 15 克，荆芥炭 9 克。

用法：经前 3～4 日开始，日 1 剂，水煎服。用 10 日。1 个月经周期为 1 疗程。

功效：清热降冲。用于血热型子宫内膜异位症不孕。

12. 气虚血瘀型

（1）益气化瘀汤（何淑英·《四川中医》1993，11）

组成：党参 20 克，黄芪 20 克，三棱 20 克，莪术 20 克，柴

胡 10 克，陈皮 10 克，路路通 10 克，延胡索 10 克，生蒲黄 10
克，熟蒲黄 10 克，赤芍 10 克，乳香 10 克，没药 10 克，升麻
6 克。

加减：阳虚加杜仲、附片；肛门抽掣痛加小茴香、川楝子；
血虚加阿胶、首乌；便秘加生大黄；月经量多加仙鹤草、黄芩
炭、侧柏炭；腰酸加杜仲、桑寄生、肉苁蓉；有包块、巧克力囊
肿加皂角刺、苏木。

用法：日 1 剂，水煎服。

功效：补气化瘀。用于气虚血瘀型子宫内膜异位症不孕。

（2）加味当归四逆汤（余跃平·《云南中医杂志》1993，14）

组成：当归 10 克，川芎 10 克，莪术 15 克，桂枝 15 克，杭
芍 15 克，益母草 30 克，蒲黄 30 克，细辛 6 克，吴茱萸 3 克。

加减：气虚加黄芪、党参各 30 克；月经将至者当归、川芎、
蒲黄减量分别为 8、4、15 克。

用法：日 1 剂，水煎服。15 日为 1 疗程。

功效：补气化瘀。用于气虚血瘀型子宫内膜异位症不孕。

（3）破血消瘀汤（吴晓瑜·《陕西中医》1993，14）

组成：三棱 9 克，莪术 9 克，路路通 9 克，水蛭 9 克，赤芍
9 克，穿山甲 12 克，地鳖虫 12 克，丹皮 12 克，丹参 12 克，制
香附 12 克，夏枯草 12 克。

加减：气滞加川楝子、广郁金；气虚加炙黄芪、炒党参；阳
虚寒凝加炮附子、川桂枝；脾胃虚弱加炒白术、淮山药；肾阳虚
加仙茅、淫羊藿、胡芦巴；肾阴虚加生地、熟地、山茱萸；乳房
胀痛加八月扎、青皮、陈皮、广木香；月经过多加仙鹤草、乌贼
骨、生茜草、阿胶等。部分症状严重者加用药物灌肠；经行腹痛
甚加耳针。月经期停服。

用法：日 1 剂，水煎服。

功效：补气化瘀。用于气虚血瘀型子宫内膜异位症不孕。

（4）加味桂枝茯苓丸（金季玲·《辽宁中医杂志》1994，21）

组成：桂枝 10 克，茯苓 10 克，桃仁 10 克，丹皮 10 克，芍药 10 克，三棱 10 克，莪术 10 克，川楝子 10 克，延胡索 12 克，丹参 12 克，夏枯草 15 克，山慈菇 6 克。

加减：经血量多经期去三棱、莪术、山慈菇、桃仁，加五灵脂、蒲黄炭、茜草、三七、乌贼骨。

用法：日 1 剂，水煎服。

功效：补气化瘀。用于气虚血瘀型子宫内膜异位症不孕。

（5）消异汤（周映华·《云南中医杂志》1994，15）

组成：莪术 6 克，当归 6 克，五灵脂 6 克，桂枝 6 克，红花 4 克，川芎 3 克，赤芍 12 克，延胡索 10 克，鳖甲 10 克，蒲黄 15 克。

加减：血寒者加吴茱萸；肾阴虚加女贞子；肾阳虚加巴戟天；气血虚加黄芪、黄精。

用法：日 1 剂，水煎服。

功效：补气化瘀。用于气虚血瘀型子宫内膜异位症不孕。

13. 肾虚血瘀型

（1）补肾散结汤（丁琅娟·《浙江中医杂志》2000，35）

组成：菟丝子 20 克，巴戟天 20 克，皂角刺 15 克，夏枯草 15 克，赤芍 15 克，白芍 15 克，三棱 10 克，莪术 10 克，枳壳 10 克，鳖甲 10 克，薏苡仁 30 克，鸡内金 6 克（研末，冲），生大黄 6 克，甘草 6 克，穿山甲 4 克（研末，冲），水蛭 4 克（研末，冲）。

用法：日 1 剂，水煎服。留药液 100 毫升，睡前高位保留灌肠。并用血竭、乳香、没药、三棱、莪术、细辛、肉桂、大黄、芒硝、透骨草各等份，研粗末，加青盐，纱布包，热敷脐及下腹部，上腹热水袋，每次 30～45 分钟，日 2～3 次。3 个月经周期为 1 疗程。用 1～3 个疗程。

功效：补肾活血，通腑散结。用于肾虚血瘀型子宫内膜异位症不孕。

（2）当归芍药散加减（郑美华·《新疆中医药》2001，19）

组成：当归15克，白芍15克，丹参12克，香附12克，延胡索12克，巴戟天6克，鹿角6克，乳香6克，没药6克，川芎10克，牛膝9克，甘草9克。

加减：痛经于月经前及经期加荆芥炭、五灵脂、炒蒲黄；月经过多于经前及经期加地榆炭，气虚下陷加党参、黄芪、柴胡；热甚加地榆、槐花、乌贼骨等；膀胱刺激症加扁蓄、瞿麦、木通、滑石、车前草等；粘连甚加三棱、莪术等。

用法：日1剂，水煎服。3个月为1疗程。

功效：补肾活血，通腑散结。用于肾虚血瘀型子宫内膜异位症不孕。

14. 宫寒血瘀型

（1）桂枝茯苓丸加味（钱静，等·《南京中医药大学学报》2000，16）

组成：桂枝8克，茯苓10克，丹皮10克，桃仁10克，赤芍10克，淫羊藿15克，血竭粉1.5克（冲）。

用法：日1剂，水煎服，用5日，间隔5日，6个月为1疗程。

功效：温宫散寒，化瘀散结。用于宫寒血瘀型子宫内膜异位症不孕。

（2）良方温经汤（朱兰，等·《中国中西医结合杂志》2000，20）

组成：当归8克，川芎8克，肉桂10克，莪术10克，赤芍15克，菟丝子15克，人参末2克（分冲），干姜3克，酒大黄4克。

用法：从月经净后至下次月经至第2日，日1剂，水煎服。

4周为1疗程，用2个疗程。

功效：温宫散寒，化瘀散结。用于宫寒血瘀型子宫内膜异位症不孕。

15. 痰瘀互结型

内异消汤（周元荣，等·《新中医》1999，31）

组成：川贝母15克，薏苡仁15克，淮牛膝15克，鳖甲15克（先煎），穿山甲12克，土鳖虫12克，海藻12克，三七9克，甘草9克，大黄5克，血竭3克（分冲）。

加减：经前、经期均痛经加桂枝、益母草、五灵脂、蒲黄；月经过多加生地炭、地榆炭、花蕊石。

用法：日1剂，水煎服。3个月为1疗程。月经不调及不孕酌用人工周期疗法。

功效：祛痰化瘀，散结通络。用于痰瘀互结型子宫内膜异位症不孕。

16. 外治

（1）分二型保留灌肠（李先菊·《湖南中医杂志》1999，15）

组成：①气滞血瘀型：丹参20克，制香附20克，五灵脂20克，川楝子20克，延胡索20克，炒当归20克，炒白芍15克，桂枝15克。②结节癥瘕型：丹参20克，三棱20克，莪术20克，红藤20克，赤芍15克，桃仁15克，海藻15克，黄柏15克，皂角刺15克，穿山甲15克，败酱草15克。

用法：水煎取浓缩液500毫升，每次100毫升保留灌肠，日2次，5日为1疗程。用3个疗程。

（2）内异灌肠液（瞿结宗，等·《甘肃中医》1996，9）

组成：败酱草20克，鸡血藤20克，延胡索15克，皂角刺15克，桂枝15克，川芎15克，赤芍15克，乳香15克，没药15克，细辛5克。

加减：阳虚去桂枝，加附子、肉桂、淫羊藿；阴虚加生地、女贞子；气虚加黄芪、太子参；经量多加蒲黄炭、茜草根；有包块、巧克力囊肿加三棱、莪术。

用法：日1剂，水煎取药液100毫升，保留灌肠20分钟，每晚1次，经期停用。1个月为1疗程。耳穴取交感、卵巢、子宫等，消毒后用王不留行籽置小块麝香壮骨膏上贴压双耳穴，5日换药1次，间隔2～3日再贴，4次为1疗程。

（3）活血汤（朱良玉·《上海中医药杂志》1994，1）

组成：丹皮9克，丹参9克，莪术9克，炒赤芍9克，白茯苓12克，皂角刺12克，制乳香6克，制没药6克，石见穿15克。

加减：气滞血瘀型加川桂枝、台乌药各4.5克，单桃仁9克，败酱草30克；寒凝血瘀型加肉桂、淡吴茱萸各4.5克，木香3克，败酱草15克。

用法：加水煎至100毫升，保留灌肠，每晚1次。子宫内膜异位于阴道后穹窿部者用扩阴器暴露该部位，用棉签按压结节部位，于压痛明显处旁开0.3～0.5厘米用新吉尔灭消毒，用复方丹参注射液4毫升缓慢注入，隔日1次，均10次为1疗程。配合氦氖激光治疗；两少腹痛取子宫、关元、阿是穴，腹痛取八髎穴。

（4）活血化瘀汤（蔡玉华·《中国中西医结合杂志》1993，13）

组成：当归、三七、乳香、土鳖虫、沉香等各等份。

用法：研粉末，用黄酒调糊状，可加少许麝香，放棉球上贴于穹窿结节处，隔日1次，经期停用。1个月为1疗程。

（5）内异消保留灌肠（刘艳巧，等·《浙江中医学院学报》2003，27）

组成：川断15克，淫羊藿15克，三棱15克，莪术15克，五灵脂15克，炒蒲黄15克，桃仁10克，红花10克，香附10克，当归10克，穿山甲10克，地鳖虫10克。

加减：子宫寒冷加桂枝、艾叶；下焦湿热加红藤、败酱草；气滞加柴胡、郁金；痛经甚加乌药、炙甘草；痰湿阻滞加浙贝；输卵管不通加王不留行、路路通。

用法：日 1 剂，水煎，取液 200 毫升，用结肠途径治疗仪，用电解质溶液清洁肠腔后，保留灌肠 4～12 小时。3 个月为 1 疗程，月经期停用。

（6）七厘失笑棱莪汤保留灌肠（陆涛，等·《上海中医药杂志》1998，10）

组成：七厘散 0.3 克，失笑散 15 克（包），莪术 15 克，三棱 15 克，皂角刺 10 克。

加减：便秘加生大黄；气虚加生黄芪。

用法：日 1 剂，水煎取液 100～20 毫升，药温 40～45℃，保留灌肠，日 1 次，3 个月为 1 疗程。

（7）散结止痛汤灌肠（蔡嘉兴，等·《河北中医》2000，22）

组成：桃仁 10 克，红花 10 克，没药 10 克，三棱 10 克，莪术 10 克，延胡索 10 克，小茴香 10 克，肉桂 10 克，枳实 10 克。

用法：日 1 剂，水煎取浓缩液 100 毫升，药温约 37℃，保留灌肠，每晚 1 次，经期停用。90 日为 1 疗程。

（8）穴位注射加隔药饼灸（汪慧敏·《中国针灸》2000，20）

取穴：①足三里。②次髎、三阴交。

治法：用丹参注射液，穴位注射，每穴 2 毫升，两组穴位隔日交替使用。再取关元、次髎，上置药饼（附子 5 份，鹿角霜 2 份，肉桂、乳香、五灵脂各 1 份，研末，用黄酒调，制成药饼，厚 0.4 厘米，直径 2 厘米），垫纱布，置艾绒，每次灸 3 壮。2 个穴位隔日交替使用，均 2 个月为 1 疗程。

【经验方精选】

1．调周（徐步海）

组成：①月经来潮时用经期方：当归 10 克，白芍 10 克，贯众 10 克，益母草 15 克，泽兰 15 克，蒲黄 20 克（包），红花 6 克，炙甘草 5 克。加减：偏寒加艾叶、炮姜、吴茱萸；偏热加生地、栀子、桑叶。②月经干净后用经后方：当归 10 克，白芍 10 克，白术 10 克，党参 10 克，香附 10 克，女贞子 15 克，菟丝子 15 克，覆盆子 15 克，炙甘草 6 克。

用法：日 1 剂，水煎服。经期方服 2 剂，经后方服 4 剂，连续治疗 3 个月经周期。

2. 调周（凌云）

组成：①益气温经活血方：黄芪 12 克，党参 12 克，杭白芍 12 克，五灵脂 10 克，桂枝 10 克，蒲黄 10 克（包），艾叶 10 克，香附 10 克，益母草 15 克。加减：经量多加阿胶 15 克，蒲黄炭、艾叶炭各 20 克。②健脾补肾养肝活血方：黄芪 20 克，党参 20 克，当归 12 克，白术 12 克，淫羊藿 12 克，菟丝子 15 克，益母草 15 克，丹参 15 克，旱莲草 10 克，炙甘草 10 克。③活血化瘀消癥方：黄芪 20 克，当归 12 克，三棱 10 克，莪术 10 克，䗪虫 10 克，赤芍 10 克，五灵脂 10 克，炮甲珠 10 克，皂角刺 10 克，王不留行 10 克，红花 6 克。

用法：月经周期第 27～4 日用益气温经活血方；第 4～8 日用健脾补肾养肝活血方；第 9～26 日用活血化瘀消癥方，日 1 剂，水煎服，连续治疗 4 个月经周期以上。

3. 调周（徐琴）

组成：①经前方：生蒲黄 12 克（包），五灵脂 12 克，川牛膝 12 克，丹参 12 克，三棱 9 克，莪术 9 克，制乳香 9 克，制没药 9 克，刘寄奴 15 克，炒川芎 6 克，三七片 6 片（分 3 次服）。②经期方：蒲黄炭 12 克，炒五灵脂 12 克，炒黄柏 12 克，花蕊石 30 克，香附炭 9 克，炒乌药 9 克，炒川芎 6 克，大黄炭 6 克，炙黄芪 15 克，肉桂 3 克。③经后方：桃仁 9 克，桂枝 9 克，赤芍 12 克，丹皮 12 克，昆布 12 克，三棱 12 克，莪术 12 克，王不留行 12 克，逍遥丸 12 克，制鳖甲 15 克，炙土鳖虫 15 克，锁阳 15 克，茯苓 15 克，淫羊藿 30 克。

加减：寒凝血瘀型用以上基础方；气虚血瘀型加黄芪、党参各 15～30 克（剂量宜大）；阴虚血瘀型经前方中去肉桂，加侧柏叶、地榆各 12 克，经后方中去桂枝、锁阳、淫羊藿，加玄参 12 克，麦冬、桑枝各 9 克，便秘加大黄 3 克，瓜蒌仁 15 克；盆腔肿块者加花蕊石 30 克或皂角刺 15 克。

用法：经前方于经前 5～7 日，经期方于经期 3～7 日，经后方于经后 5～7 日，每日 1 剂，水煎服。对治疗 3～6 个月以上者交替使用活血化瘀复方、散剂或针剂，或药膏、抗炎、激光照射患处及穴位。

4. 调周（梁杰梅）

组成：①经期：桂枝 10 克，细辛 10 克，鳖甲 10 克，王不留行 10 克，路路通 10 克，延胡索 10 克，三棱 20 克，莪术 20 克，丹参 30 克，薏苡仁 30 克。②非经期：分气滞血瘀、寒凝血瘀、湿热血瘀、肾虚血瘀四型论治。

用法：日 1 剂，水煎服。3 个月为 1 疗程。

5. 调周（梁杰圣）

组成：①非经期：三棱 10 克，莪术 10 克，赤芍 10 克，桂枝 10 克，茯苓 10 克，桃仁 10 克，丹皮 10 克，川楝子 10 克，延胡索 12 克，皂角刺 12 克，丹参 12 克，夏枯草 15 克。②经期：茜草 10 克，白芷 10 克，没药 10 克，五灵脂 10 克，蒲黄炭 10 克，川楝子 10 克，延胡索 12 克，刘寄奴 12 克，没药 12 克，细辛 6 克，三七粉 6 克（分冲）。

用法：日 1 剂，水煎服。

6. 分二型（颜立江）

组成：①气滞血瘀型：丹参、赤芍、蒲黄、当归、香附、三棱、莪术、五灵脂、延胡索。②气虚血瘀型：上方加党参、黄芪。

用法：于经净后连服 10～15 剂，3 个月为 1 疗程。同时服甲基睾丸素，每个月总量小于 200 毫克。

7. 分三型（梁杰梅）

组成：①气血不调兼血瘀型：党参、黄芪、白术、当归、川芎、官桂、丹参、蒲黄、三棱、炙香附、延胡索。②肝肾两虚兼血瘀型：当归、川芎、赤芍、丹参、乳香、香附、血竭、枸杞子、菟丝子、覆盆子、车前子、五味子、桑寄生。③痰湿瘀阻兼血瘀型：陈皮、半夏、白术、茯苓、泽泻、丹皮、三棱、莪术、昆布、海藻、浙贝母、皂角刺。

加减：酌情加减。

用法：日 1 剂，水煎服。

8. 血瘀型

（1）化瘀通腑丸（梁勇才）

组成：醋制生大黄 2 份，醋制炙鳖甲 2 份，琥珀 1 份。

用法：共研细末，制丸。每次 2.5 克，每日 2 次，饭前开水送服，月经期不停药，连服 3 个月以上。

功效：化瘀通络。用于血瘀型子宫内膜异位症。

（2）活血化瘀方（凌云）

组成：三棱 9～15 克，莪术 9～15 克，生蒲黄 9～12 克（包），五灵脂 9～15 克，桃仁 9 克。

加减：肌腺瘤加土鳖虫 10 克，天花粉 30 克。

用法：日 1 剂，水煎服。并用七厘散 3 克保留灌肠。

功效：化瘀通络。用于血瘀型子宫内膜异位症。

（3）失笑归竭汤（路华）

组成：炒蒲黄 8 克，五灵脂 12 克，当归 10 克，血竭 3 克，田七粉 1.5 克（冲）。

加减：经量多加阿胶 10 克，京墨 8 克；经量过少加青皮 5

克，益母草 15 克；盆腔炎发热者加金银花 12 克，丹皮 10 克；虚寒者加党参 15 克，白术、巴戟天各 10 克。

用法：于经前 3 日开始服药，日 1 剂，水煎服。

功效：化瘀通络。用于血瘀型子宫内膜异位症。

9. 肾虚血瘀型

（1）补肾祛瘀方（徐步海）

组成：仙茅 12 克，淫羊藿 12 克，熟地 15 克，山药 15 克，丹参 9 克，香附 9 克，三棱 9 克，莪术 9 克，鸡血藤 9 克。

加减：阳虚加附片、肉桂；阴虚加女贞子、地骨皮；气虚加党参、黄芪；血虚加何首乌、当归；经量多加仙鹤草、阿胶；腰酸甚加杜仲、桑寄生；腹痛甚加失笑散、制没药、制乳香；赤带加旱莲草、茜草；少腹有包块加苏木、皂角刺。

用法：日 1 剂，水煎服。少腹有包块或用三棱、莪术各 9 克，蜂房、赤芍、皂角刺各 12 克，水煎保留灌肠。经行腹痛甚者配合耳压疗法。

功效：补肾祛瘀。用于肾虚血瘀型子宫内膜异位症。

（2）补肾祛瘀汤（梁勇才）

组成：丹参、川芎、三棱、莪术、黄芪、青皮、生牡蛎、延胡索、枸杞子、川续断、茺蔚子、血竭末。

用法：日 1 剂，水煎服。3 个月为 1 疗程。

功效：补肾祛瘀。用于肾虚血瘀型子宫内膜异位症。

（3）温肾化瘀汤（徐琴）

组成：当归 15 克，川芎 15 克，苏木 15 克，五灵脂 15 克，夏枯草 15 克，鸡血藤 15 克，制附片 12 克，山药 12 克，续断 12 克，白芍 10 克，延胡索 10 克，吴茱萸 10 克。

用法：日 1 剂，水煎服。少取子宫、关元、阿是穴，用氦氖激光针灸仪，波长 632.8nm，输出功率 1.7～3W，功率密度 9600W/cm^2，光针芯径小于 200um，每次选 3 穴，每穴照射 5 分钟，隔日 1 次，12 次为 1 疗程。疗程间隔 1 周。

功效：温肾祛瘀。用于肾虚血瘀型子宫内膜异位症。

10. 气虚血瘀型

克痛汤（陆树人）

组成：党参 15 克，赤芍 12 克，川芎 12 克，三七粉 2 克（冲）。

加减：月经期加琥珀 1 克；经后加黄精 10 克，平时加莪术、三棱各 10 克。

用法：日 1 剂，水煎服。连服 1 个月，以后隔日 1 剂，3 个月为 1 疗程。

功效：补气行血。用于气虚血瘀型子宫内膜异位症不孕。

11. 气滞血瘀型

（1）分期活血汤（梁勇才）

组成：①非经期（月经前后）方：三棱 10 克，莪术 10 克，赤芍 10 克，桂枝 10 克，茯苓 10 克，桃仁 10 克，红花 10 克，川楝子 10 克，延胡索 12 克，丹参 12 克，皂角刺 12 克，淫羊藿 15 克，巴戟天 15 克，夏枯草 15 克。②月经期方：茜草 10 克，白芷 10 克，没药 10 克，蒲黄炭 10 克（包），五灵脂 10 克，川楝子 10 克，延胡索 10 克，刘寄奴 15 克，当归 15 克，黄芪 15 克，小茴香 6 克，大黄炭 6 克，三七粉 6 克（冲）。

用法：日 1 剂，水煎服。非经期方于月经前后服用，经期方于经期服。连服 3 个月经周期为 1 疗程。

功效：活血化瘀。用于气滞血瘀之子宫内膜异位症。

（2）内异系列方（梁杰梅）

组成：①内异Ⅰ号方：丹参 9 克，炒赤芍 9 克，炒白芍 9 克，茺蔚子 9 克，制香附 9 克，刘寄奴 9 克，延胡索 12 克，徐长卿 12 克，乌药 6 克，川芎 4.5 克，桂枝 4.5 克。②内异Ⅱ号方：生蒲黄 20 克（包），玉米须 20 克，血见愁 20 克，炒丹皮

4.5 克，醋制香附 4.5 克，丹参 4.5 克，炒赤芍 9 克，大黄炭 9 克，震灵丹 9 克，花蕊石 12 克，三七粉 2 克（冲）。③内异Ⅲ号方：赤芍 20 克，石见穿 20 克，皂角刺 12 克，土鳖虫 12 克，炙山甲 12 克，丹参 12 克，海藻 12 克，桃仁 9 克，川芎 9 克，制没药 6 克。

用法：以上三方均可结合辨证加减，并加用适量中成药内服，日 1 剂，水煎服。内异Ⅰ号方于经前 3～7 日及经期服，用于经期腹痛为主者；内异Ⅱ号方于经前及经期服，用于月经过多伴腹痛为主者；内异Ⅲ号方于经净 3 日后服。重症患者可联合孕激素周期疗法 3～6 个周期。3 个月为 1 疗程，连续治疗 3～6 个疗程。

功效：活血化瘀。用于气滞血瘀之子宫内膜异位症。

（3）痛经散（凌云）

组成：当归 10 克，白芍 10 克，丹皮 10 克，香附 10 克，郁金 10 克，莪术 10 克，乌药 10 克，红花 10 克，川楝子 10 克，延胡索 10 克，川芎 5 克。

加减：腹痛甚加乳香、没药各 5 克，生蒲黄 10 克；经量多加陈棕炭、重楼各 10 克；有热者加黄芩、栀子各 10 克；有寒者加白芥子 10 克，炮姜 3 克；盆腔有包块者加三棱、橘核各 10 克。

用法：于经前 3～5 日连服 7～10 剂。

功效：行气化瘀。用于气滞血瘀型子宫内膜异位症不孕。

（4）转位汤（梁勇才）

组成：当归 10 克，白芍 10 克，丹皮 10 克，栀子 10 克，桃仁 10 克，牛膝 10 克，生大黄 10 克，川楝子 10 克，生地 15 克，益母草 15 克，制香附 15 克，甘草 3 克。

用法：日 1 剂，水煎服。于经前 10 日连服 7 日，经后服逍遥丸或丹栀逍遥丸，治疗 3 个周期。

功效：行气化瘀。用于气滞血瘀型子宫内膜异位症不孕。

（5）罗氏内异方（罗文进）

组成：丹参、蒲黄、山楂、川芎、乌药、乌梅、海藻、桃仁、牡蛎、益母草、土鳖虫、延胡索、浙贝母、五灵脂。

用法：制成口服液，每毫升含生药 1 克。每次 30 毫升，每日 3 次口服。

功效：行气化瘀。用于气滞血瘀型子宫内膜异位症不孕。

（6）加味绀珠正气天香散（梁杰梅）

组成：苏叶 10 克，泽兰叶 10 克，生香附 10 克，五灵脂 10 克，川楝子 6 克，制没药 6 克，制乳香 6 克，淡吴茱萸 6 克，乌药 6 克，青皮 6 克，陈皮 6 克，当归 18 克，小茴香 12 克，延胡索 18 克。

加减：瘀甚加三棱、莪术、丹参；寒甚加艾叶、干姜；血虚加熟地、桑椹子。

用法：月经第 1 日 2 剂水煎，于排经 1.5 小时口服；3 个月经周期为 1 疗程。

功效：行气化瘀。用于气滞血瘀型子宫内膜异位症不孕。

12. 痰瘀互结型

莪棱合剂（司徒仪）

组成：三棱 6 克，莪术 6 克，当归 10 克，鸡内金 10 克，丹参 15 克，赤芍 15 克，鳖甲 15 克，浙贝母 15 克，郁金 12 克，枳壳 12 克，水蛭 4.5 克。

用法：日 1 剂，水煎服。从月经干净 2～3 日始服至下次月经来潮。

功效：祛痰化瘀，散结消肿。用于痰瘀互结之子宫内膜异位症。

13. 外治

离子透入法（见盆腔炎）。

【药膳】

1. 血瘀型

芎归芍糖茶

组成：川芎 10 克，当归 10 克，赤芍 15 克，甘草 12 克（均洗净），红茶 6 克，红糖适量。

用法：每日 1 剂，水煎去渣，取汁当茶饮。平素经常饮之，经期亦可少量饮之。

功效：活血化瘀。用于血瘀型子宫内膜异位症不孕。

2. 气郁型

香附痛经茶

组成：香附 10 克，乌药 10 克，延胡索 10 克，肉桂 3 克（均洗净），红糖适量。

用法：每日 1 剂，泡茶饮服。

功效：行气化郁止痛。用于气郁型子宫内膜异位症不孕。

3. 血虚型

当归羊肉汤

组成：当归 20 克（洗净），羊肉 250 克（洗净，切块），生姜 5 片，大枣 10～15 枚。

用法：共煮汤。食肉喝汤，经常服食。

功效：活血补虚止痛。用于血虚型子宫内膜异位症不孕。

第三节 宫腔粘连

宫腔粘连，又称子宫内粘连（IUA）。是因子宫壁粘连使宫腔部分或全部闭锁，或宫颈内口粘连而导致月经紊乱。严重 IUA 患者不孕。

【当代妙方精选】

肾精不足型

养宫汤（夏桂成·《不孕专辑》）

组成：当归 10 克，山楂 10 克，白芍 10 克，淮山药 10 克，干地黄 10 克，菟丝子 10 克，肉苁蓉 10 克，紫河车 10 克，茺蔚子 15 克，龟板 15 克，鳖甲 15 克，茜草 15 克。

用法：日 1 剂，水煎服。亦可合生化汤同服。

功效：补肾养精。用于肾精不足型刮宫等手术后，子宫内膜层损伤，以致内膜增生不利者。

第四节　子宫肌瘤

子宫平滑肌细胞和少量纤维结缔组织增生而形成的肿块，称为子宫平滑肌瘤，简称子宫肌瘤。据统计，约有 25%～35% 的肌瘤患者伴不孕。

本病属中医"胞宫凝结"、"癥瘕"、"月经不调"、"积聚"等范畴。

【病因病机】

1. **气滞血瘀**：情志失畅，肝失疏泄，气机不利，或恚怒伤肝，肝气郁结，瘀滞胞宫，日增成瘤。

2. **寒湿凝滞**：经期感受寒湿之邪，气血凝滞，或产时产后，寒湿之邪乘虚入侵胞脉，瘀阻胞宫，久增成瘤。

3. **气虚血瘀**：瘀阻胞脉，新血逆行，崩中漏下，气随血脱，固摄无权，崩下尤甚。

4. **瘀热交阻**：癥瘕积聚，郁久化热，热迫冲任，灼伤脉络，崩漏不休。

5. **阴虚火旺**：癥瘕日久，崩漏反复，营阴耗伤，阴虚内热，热扰冲任，崩漏不止。

6. **瘀血内阻**：外邪乘虚进入，凝滞气血，气滞血瘀，积结成癥。瘀血内阻，冲任失调。

7. **痰湿积聚**：素体脾肾不足，阳气虚衰，脾失健运，水湿不化，聚而成痰，痰滞胞络与血气相合，积而成癥。

【辨证诊断】

1. **气虚血瘀型**

主证：腹有癥瘕积聚，经期延长，或突然血崩，经色先红后淡，瘀下血块，淋漓不止。头晕目眩，面色㿠白，心悸气短，神疲乏力。

舌象：舌质淡胖，苔薄。

脉象：脉弦细无力。

2. **瘀热交阻型**

主证：下腹癥瘕，经行量多，色红质稠，瘀下有块，或淋漓不止，血色黯滞，少腹胀痛，头晕目赤，口干唇躁，心烦不寐。

舌象：舌质红边有瘀点，苔薄黄。

脉象：脉细弦数。

3. **气滞血瘀型**

主证：腹有癥瘕，小腹胀痛或刺痛，平素抑郁寡欢，经前乳房胀痛，胸胁胀满，心烦易怒，轻则月经正常，重则崩漏，血色黯红，夹有血块。

舌象：舌质紫黯，边有瘀点瘀斑。苔薄白。

脉象：脉细弦。

4. **寒湿凝滞型**

主证：腹有积聚，带下绵绵，畏寒怯冷，四肢不温，或遇寒则小腹疼痛。

舌象：舌质黯滞，或边有瘀点瘀斑。苔薄白。

脉象：脉弦紧。

5. 肝郁脾湿型

主证：腹内癥瘕，月经后期，量多如注，或漏下不止，小腹下坠，面目虚浮，经后带多，大便溏薄。

舌象：舌质淡白，苔薄腻。

脉象：脉细数。

6. 痰湿阻滞型

主证：下腹急剧，四肢作痛，按之柔软，胸脘痞闷，带下量多，色白质稀，形体畏寒。

舌象：舌质淡，苔薄腻。

脉象：脉沉滑。

7. 阴虚火旺型

主证：下腹癥瘕，积聚日久，月经先期，经行崩漏，期中出血，经色黯红，头晕耳鸣，口干咽燥，手足心热，胸中灼热，或腹内觉热，烘热出汗，颧红面赤，心烦易怒，乳头痒或刺痛，经后带下赤白，或黄白相杂，尿赤便结。

舌象：舌质红，苔薄黄。

脉象：脉细数。

8. 气血两虚型

主证：下腹积聚，突然血崩，出血量多，或经期延长，淋漓不尽，色淡质清，面色㿠白，神疲乏力，头晕目眩，心悸气短。

舌象：舌质淡，苔薄。

脉象：脉虚大或细弱。

9. 瘀血内阻型

主证：下腹有块，结块坚硬，固定不移，疼痛拒按，经量多或经期延后，面色晦暗。

舌象：舌质紫黯，边有瘀点。

脉象：脉沉涩。

【基本方剂】

1. 气虚血瘀型

治则：益气养阴，祛瘀止血。

方剂：①固本止崩汤加减。方药：人参10～15克（另煎），黄芪10～30克，熟地10～30克，当归10～15克，白术10克，黑姜3～5克。②参茜固经冲剂。方药：人参10克（另煎），生地15～30克，白芍10～15克，升麻10克，茜草10克，大蓟10克，小蓟10克，山楂10克，槐花10克，乌贼骨10克。加减：出血过多夹血块者加花蕊石10克，贯众炭、炮姜炭各10克，三七末3克；血虚头晕目眩者加熟地、首乌各15克，阿胶、女贞子、旱莲草各10克。

用法：日1剂，水煎服。

2. 瘀热交阻型

治则：清热化瘀，凉血止血。

方剂：①震灵丹加减。方药：禹余粮15克，代赭石15克，紫石英15克，赤石脂15克，五灵脂15克，乳香10克，没药10克，朱砂2克（分冲）。②逐瘀止血汤加减。方药：生地15克，当归10克，赤芍10克，丹皮10克，枳壳10克，桃仁10克，龟板10克，制大黄10克。加减：经量多有块者加炒蒲黄、山楂、茜草各10克，花蕊石30克；经量多色红者加槐花、地榆、大蓟、小蓟各10克，藕节15～30克；热甚伤阴者加麦冬、沙参、阿胶各10克；腹痛者加炒蒲黄、五灵脂各10克，红藤15克，败酱草30克。

用法：日1剂，水煎服。

3. 气滞血瘀型

治则：行气活血，化瘀消癥。

方剂：①抵当汤合三甲散加减。方药：桃仁15克，水蛭15克，三棱12克，制大黄12克，香附12克，乌药10克，昆布20

克，海藻 20 克，鳖甲 20 克，龟板 20 克，夏枯草 20 克，生牡蛎 20 克。②香棱丸加减。方药：郁金 12 克，三棱 12 克，莪术 12 克，枳壳 12 克，川楝子 12 克，青皮 10 克，木香 10 克，小茴香 6 克，丁香 6 克。加减：月经不调者加丹参 15 克，香附 10 克；腹痛甚者加延胡索 12 克，田七 6 克。③膈下逐瘀汤合香棱丸加减。方药：当归 15 克，生地 20 克，赤芍 10 克，白芍 10 克，川芎 10 克，丹皮 10 克，延胡索 15 克，五灵脂 20 克，三棱 20 克，红藤 30 克，枳壳 10 克，青皮 10 克，漏芦 12 克，槐角 15 克，公丁香 10 克，炙甘草 10 克。加减：乳房胀痛者加郁金、梭罗子、橘核、八月扎、路路通各 10 克；血瘀甚者加莪术、炙鳖甲、瓦楞子各 15 克，夏枯草 10 克。

用法：日 1 剂，水煎，经净后开始服药，经期停服。

4. 寒湿凝滞型

治则：温阳散寒，活血化瘀，软坚散结。

方剂：桂枝茯苓丸加减。方药：桂枝 10 克，茯苓 12 克，赤芍 12 克，白芍 12 克，丹皮 10 克，莪术 10 克，桃仁 10 克，红花 10 克。加减：血瘀甚者加三棱、水蛭、泽兰、乳香、没药各 10 克，虻虫 3 克；痰湿者加昆布、海藻、山慈菇、冬葵子各 15 克，夏枯草 10 克，生牡蛎 30 克；小腹痛甚者加炒蒲黄、延胡索各 15 克，乌药、刘寄奴各 10 克，五灵脂 20 克。

用法：日 1 剂，水煎服。

5. 肝郁脾湿型

治则：健脾益气，疏肝固冲，消瘤缩宫。

方剂：举元煎合平肝开郁止血汤合震灵丹加减。方药：人参 10 克，黄芪 30 克，白术 12 克，升麻 12 克，白芍 15 克，生地 10 克，熟地 10 克，黄精 20 克，柴胡 6 克，黑芥穗 10 克，鬼箭羽 20 克，半枝莲 30 克，重楼 30 克，震灵丹 12 克（分吞），玉米须 20 克，炙甘草 10 克。

用法：日 1 剂，水煎服。

6. 痰湿阻滞型

治则：理气燥湿，化痰软坚。

方剂：二陈汤加减。方药：制半夏 10 克，陈皮 10 克，青皮 10 克，川芎 10 克，苍术 10 克，槟榔 10 克，生姜 10 克，茯苓 12 克，香附 15 克，莪术 12 克，甘草 5 克，木香 6 克。

用法：日 1 剂，水煎服。

7. 阴虚火旺型

治则：清热养阴，凉血止血。

方剂：①犀角地黄汤合生脉饮合逐瘀止血汤加减。方药：水犀角 30 克，生地炭 30 克，莲蓬炭 30 克，半枝莲 30 克，紫草 30 克，生白芍 20 克，丹皮 15 克，白沙参 15 克，炙龟板 15 克，五味子 10 克，黄柏 10 克，枳壳 10 克，鬼箭羽 10 克，制大黄 6 克，麦冬 12 克。②青海丸合固经丸加减。方药：熟地 15 克，山药 10 克，丹皮 10 克，麦冬 10 克，白芍 10 克，白术 10 克，黄柏 10 克，黄芩 10 克，沙参 10 克，玄参 10 克，香附 10 克，石斛 10 克，五味子 10 克，地骨皮 10 克，龟板 15 克，龙骨 15 克。

用法：日 1 剂，水煎服。

8. 气血两虚型

治则：补气摄血，养血消瘤。

方剂：十全大补汤加减。方药：人参 10 克，茯苓 12 克，白术 12 克，当归 12 克，白芍 12 克，熟地 15 克，黄芪 30 克，川芎 10 克，阿胶 10 克（烊化），蒲黄 10 克，艾叶炭 10 克。加减：出血多者加槐花、大蓟、小蓟、茜草各 10 克。

用法：日 1 剂，水煎服。

9. 瘀血内阻型

治则：活血散结，破瘀消癥。

方剂：桂枝茯苓丸加减。方药：桂枝 10 克，茯苓 12 克，丹皮 10 克，赤芍 12 克，桃仁 15 克，鳖甲 20 克，生牡蛎 24 克，当归 10 克，鸡内金 10 克，浙贝母 10 克，橘核 10 克。加减：月经过多，崩漏不止者去桃仁，加血余炭 15 克，蒲黄炭 10 克；痛甚者加延胡索 15 克，乳香、没药各 10 克。

用法：日 1 剂，水煎服。

【当代妙方精选】

1. 顺序法（李凤军·《河南中医》2005，25）

组成：消瘤丸。桂枝 15 克，三棱 15 克，莪术 15 克，桃仁 9 克，白芍 9 克，丹皮 9 克，茯苓 9 克，枳壳 9 克，川芎 9 克，穿山甲 9 克，炮姜 9 克，牡蛎 20 克，木香 6 克，丁香 6 克，甘草 6 克，海藻 12 克，当归 12 克。

用法：研细末，制蜜丸，每丸 9 克，每次 1 丸，每日 3 次口服，月经期停用。并于月经周期第 5～14 日用复合维生素 B_1 1 片，每日 3 次；第 12～26 日用维生素 C 5 片，每日 2 次；第 14～26 日用维生素 E 100 毫克，第 15～26 日用维生素 A 150 毫克，第 5～26 日用甲睾酮 5 毫克，每日 1 次；口服。

2. 分二期（黄缨·《甘肃中医》1994，7）

组成：①非经期用消癥汤加味。血瘀型：桃仁 9 克，红花 9 克，三棱 9 克，莪术 9 克，生地 12 克，赤芍 12 克，当归 12 克，枳实 12 克，香附 12 克，川芎 6 克，鳖甲 11 克，刘寄奴 15 克。加减：痰湿重用昆布、海藻。血瘀型：党参 9 克，红花 9 克，三棱 9 克，黄芪 30 克，桃仁 6 克，川芎 6 克，生地 12 克，赤芍 12 克，当归 12 克，鳖甲 15 克，刘寄奴 15 克。②经期用消癥汤加味：当归 9 克，地黄 9 克，白芍 9 克，茜草 9 克，刘寄奴 9 克，蒲黄粉 9 克，丹参 15 克，紫草根 15 克，阿胶 12 克，益母草 12 克。加减：血量多减少活血药，加赤石脂、乌贼骨；腰痛加旱莲草、续断。

用法：日 1 剂，水煎服。并用消癥汤水煎液 100 毫升，每日 1 次，保留灌肠，保留 2 小时左右。

3. 分三型（邹定华·《江西中医药》1993，24）

组成：①脾肾阳虚型：附片 10 克，茯苓 10 克，白术 10 克，白芍 10 克，香附 10 克，仙茅 10 克，川牛膝 10 克，当归 10 克，党参 15 克，生黄芪 20 克，醋瓦楞 20 克，皂角刺 20 克，炙甘草 3 克。②肝肾亏损型：熟地 15 克，枸杞子 15 克，山萸肉 15 克，菟丝子 15 克，山药 12 克，川牛膝 10 克，当归 10 克，知母 10 克，丹参 20 克，鳖甲 20 克，牡蛎 20 克，炙甘草 6 克。③肝气郁结型：柴胡 10 克，青皮 10 克，白芍 10 克，枳实 10 克，香附 10 克，炙甘草 10 克，川牛膝 10 克，川芎 6 克，夏枯草 10 克，生地 10 克，昆布 20 克，牡蛎 25 克。

用法：日 1 剂，水煎服。

4. 寒凝血瘀型

桂枝茯苓汤（李凤仪·《新中医》1993，25）

组成：桂枝 15 克，茯苓 15 克，鳖甲 15 克（先煎），赤芍 15 克，三棱 10 克，丹参 30 克，王不留行 30 克，生牡蛎（先煎）30 克，地鳖虫 6 克。

加减：气虚加黄芪 30 克，党参 20 克；虚寒去赤芍，加当归、川芎各 15 克；阴虚去桂枝，加生地 20 克，山萸肉 15 克；痰湿加法半夏 12 克，橘核 15 克；湿热去桂枝，加浙贝母、地丁各 15 克；血瘀甚加桃仁、丹皮、田三七各 10 克。

用法：日 1 剂，水煎服。30 日为 1 疗程。

功效：用于寒凝血瘀型子宫肌瘤不孕。

5. 血瘀蕴结型

散结消瘤汤（李灵芝·《天津中医药》2003，20）

组成：鳖甲 9 克，穿山甲 9 克，桂枝 9 克，生牡蛎 30 克，仙鹤草 30 克，瓜蒌 15 克，白术 15 克，茯苓 15 克，半枝莲 15 克，红藤 15 克，山楂核 15 克，枳壳 12 克，党参 20 克，三棱 10 克，莪术 10 克，甘草 6 克。

用法：日1剂，水煎服。3个月为1疗程，月经期停服。

功效：用于血瘀蕴结型子宫肌瘤不孕。

6. 痰瘀蕴结型

（1）宫肌宁丸（焦明莉，等·《现代中医药》2005，3）

组成：当归13克，生地13克，炒白芍13克，茯苓10克，桂枝10克，浙贝母10克，三七10克，生牡蛎30克，太子参30克，鸡血藤30克，水蛭15克，夏枯草15克。

用法：粉碎，过100目筛，制水丸。每次6克，每日3次口服；3个月为1疗程。经期停用。

功效：用于痰瘀蕴结型子宫肌瘤不孕。

（2）消瘤丸（刘金云，等·《中国中西医结合杂志》2002，22）

组成：丹参20克，黄芪30克，醋鳖甲30克，当归15克，白术15克，莪术15克，海藻15克，夏枯草15克，浙贝母12克，山慈菇12克，赤芍10克，香附10克，三棱10克，生水蛭10克。

用法：每丸9克。每次1丸，日3次口服，用半年。并用米非司酮粉12.5毫克，于月经第5日开始，每晚睡前1次冲服。

功效：活血化瘀，通络消瘤。用于痰瘀蕴结型子宫肌瘤不孕。

（3）消肌瘤方（王建红·《辽宁中医杂志》2002，29）

组成：桂枝10克，茯苓20克，海藻20克，夏枯草20克，鬼箭羽20克，丹参30克，生贯众30克，半枝莲30克，生牡蛎30克，花蕊石30克，赤芍15克，三棱15克。

加减：气虚加党参、黄芪；月经过多加生地、小蓟、仙鹤草、侧柏叶；阴虚去桂枝，加生地、龟板；湿热去桂枝；血瘀甚加桃仁、炒五灵脂、生蒲黄。

用法：日1剂，水煎服。

功效：活血化瘀，通络消瘤。用于痰瘀蕴结型子宫肌瘤不孕。

（4）消囊丸（王希臣，等·《天津中医学院学报》1995，14）

组成：消囊丸：刘寄奴 14 克，半枝莲 15 克，黄药子 15 克，天葵子 15 克，鸡内金 15 克，当归 15 克，海藻 15 克，桃仁 20 克，水蛭 20 克，败酱草 20 克。

化瘤汤：当归 15 克，黄芪 15 克，石见穿 15 克，白花蛇舌草 15 克，鸡内金 20 克（研末，冲），水蛭 20 克（研末，冲），桃仁 20 克，半枝莲 20 克，白术 25 克，侧柏叶 40 克，丹参 30 克。

用法：消囊丸方蜜制 20 丸。每次 1 丸，日 2 次口服。化瘤汤日 1 剂，水煎服。小腹痛、下血夹瘀块停服。治疗 1～2 月。

功效：活血化瘀，通络消瘤。用于痰瘀蕴结型子宫肌瘤不孕。

7. 脾虚型

补中益气汤加减（王道庆·《浙江中医杂志》1994，29）

组成：黄芪 30 克，昆布 30 克，龙骨 30 克，牡蛎 30 克，党参 15 克，白术 15 克，陈皮 15 克，肉苁蓉 15 克，夏枯草 15 克，海藻 15 克，升麻 10 克，柴胡 10 克。

加减：下血多加地榆炭、仙鹤草，云南白药 0.5 克，每日 2 次，口服；腹痛加五灵脂、炒蒲黄；血热加生地、黄芩；血虚加当归身、阿胶；漏下不止或黄带绵绵加槐花、赤石脂；下血不多或治后下血已少加三棱、莪术，另加补中益气丸 9 克，每日 2 次，口服。

用法：日 1 剂，水煎服。

功效：用于脾虚型子宫肌瘤不孕。

8. 肝郁气滞型

（1）疏肝化瘀汤（梁勇才·《四川中医》1997，25）

组成：柴胡、当归、白术、茯苓、薄荷、赤芍、桃仁、三棱、莪术、水蛭、淫羊藿、生甘草。

加减：偏肾阳虚酌加黄芪、桂枝、炮姜、川断；偏肝肾阴虚加栀子、丹皮、夏枯草、枸杞子、牛膝。

用法：日 1 剂，水煎服。3 个月为 1 疗程。

功效：疏肝解郁，扶正祛邪。用于肝郁气滞型子宫肌瘤不孕。

（2）扶正祛邪汤（张国恒，等·《新疆中医药》2000，18）

组成：党参 15～20 克，熟地 15～20 克，赤芍 15～20 克，郁金 15～20 克，黄芪 25～50 克，柴胡 10～15 克，当归 10～15 克，枳壳（或枳实）10～15 克，川芎 10 克，三棱 10 克，莪术 10 克，五灵脂 10 克，桃仁 15 克，红花 15 克。

用法：日 1 剂，水煎服。

功效：疏肝解郁，扶正祛邪。用于肝郁气滞型子宫肌瘤不孕。

9. 气虚血瘀型

（1）消癥汤（缪雪影·《中级医刊》1994，29）

组成：丹参 15 克，赤芍 15 克，黄芪 15 克，五灵脂 6 克，海藻 6 克，夏枯草 6 克，紫石英 6 克，王不留行 6 克，枳壳 6 克，白花蛇舌草 30 克，甘草 3 克，水蛭 2 克（研末装胶囊另服）。

加减：气血两虚加党参、当归；偏热加丹皮、金银花；偏寒加桂枝、小茴香；气滞加青皮、柴胡、川楝子；血瘀加三棱、莪术；肾虚腰痛加桑寄生、狗脊；痰湿重加煮半夏、浙贝母；围绝经期加寒水石、青黛。经期量多有瘀块，用去瘀生新汤：丹参、桃仁、红花、益母草、香附、炒黄芩、生蒲黄、炒蒲黄各 10 克，鸡冠花 30 克，甘草 3 克。

用法：日 1 剂，水煎服。药渣热敷下腹部，60 剂为 1 疗程，经期停服。

功效：用于气虚血瘀型子宫肌瘤不孕。

（2）理冲散结丸（朱嘉扬，等·《新中医》1997，29）

组成：党参 15 克，黄芪 15 克，山药 15 克，三棱 15 克，莪术 15 克，浙贝母 15 克，鸡内金 10 克，天花粉 10 克，知母 10 克，丹参 10 克，当归 6 克，白术 6 克，续断 6 克，甘草 3 克。

用法：制丸，每次 10 克，日 3 次口服。3 个月为 1 疗程。

功效：补气益血，活血散结。用于气虚血瘀型子宫肌瘤不孕。

10. 气滞血瘀型

化瘀消瘤片（罗贤初，等·《湖南中医导报》1997，3）

组成：田七、丹参、青皮、白参、酒制大黄、土鳖虫、炮山甲、生牡蛎、夏枯草、山慈菇、阿胶珠、醋制柴胡、酒制香附。

用法：制成半浸糖衣片，每片 0.3 克，每次 10 片，日 3 次口服，1 个月经周期为 1 疗程，经期停用。

功效：行气活血，化瘀消瘤。用于气滞血瘀型子宫肌瘤不孕。

11. 血瘀型

（1）消癥散（王桂生·《光明中医》2000，15）

组成：桂枝 30 克，三棱 30 克，赤芍 30 克，桃仁 30 克，茯苓 30 克，泽泻 40 克，水蛭 150 克。

用法：研细末，装 0.5 克胶囊，每次 5 粒，日 2 次饭后服，3 个月为 1 疗程。经期停用。

功效：散瘀通络。用于血瘀型子宫肌瘤不孕。

（2）消瘤汤（周靖，等·《云南中医中药杂志》2000，21）

组成：黄芪 20 克，白术 12 克，藁本 12 克，炒柴胡 12 克，赤芍 15 克，川芎 15 克，茯苓 15 克，莪术 10 克，三七粉 10 克（冲），甘草 10 克，姜黄 6 克，牡蛎 30 克（先煎）。

加减：气虚甚莪术减量，加党参、黄芪；月经过多致气血暴脱用西洋参顿服；出血不止加续断、茜草、血竭、花蕊石、炒卷柏；阴虚去黄芪、白术，加生地、麦冬；肌瘤过大质坚、体壮加水蛭、鳖甲、粉甲珠；痰湿加浙贝母、白芥子、夏枯草、皂角刺、昆布；湿热加苍术、黄柏。

用法：日1剂，水煎服，3个月为1疗程。

功效：散瘀通络。用于血瘀型子宫肌瘤不孕。

（3）化瘀消癥饮（瞿结宗，等·《甘肃中医》1998，11）

组成：1号：紫丹参20克，当归尾20克，赤芍20克，川芎20克，桂枝20克，香附15克，丹皮15克，桃仁15克，红花15克，夏枯草15克，甘草5克。加减：气虚加太子参、黄芪；阴虚夹瘀加生地、地骨皮；血热夹瘀加黄芩、栀子；湿热加败酱草、椿根皮。2号：三棱30克，莪术30克，穿山甲30克，鸡血藤30克，白芍20克，大黄20克。

用法：1号日1剂，水煎服。1个月为1疗程。2号水煎取液150~200毫升，保留灌肠，隔晚1次，15日为1疗程。均经期停用。

功效：散瘀通络。用于血瘀型子宫肌瘤不孕。

（4）桃红马鞭汤（朱鸿全·《陕西中医》1998，19）

组成：丹参15克，泽兰15克，马鞭草30克，赤芍12克，白芍12克，当归10克，川芎10克，桃仁10克，红花10克，延胡索10克，川牛膝10克。

加减：气虚加党参、黄芪、白术；瘀块多加蒲黄炭、茜根炭、生三七；偏湿热加丹皮、栀子、红藤、败酱草；血瘀癥瘕加桂枝、三棱、莪术、炮山甲；腹痛甚加乳香、没药、蒲黄、五灵脂、炙甘草等；经间期分型施治。

用法：日1剂，水煎服。

功效：散瘀通络。用于血瘀型子宫肌瘤不孕。

（5）九仙合剂（曹东，等·《云南中医中药杂志》1999，20）

组成：仙鹤草 200 克，益母草 100 克，鸡血藤 100 克，延胡索 100 克，当归 100 克，茯苓 100 克，柴胡 100 克，三棱 100克，莪术 100 克，虎杖 100 克，地榆 100 克。

用法：研为粗末，水煎取浓缩液 900 毫升，置冰箱内保鲜。每次 30 毫升，洋虫 8 只，日 3 次餐后 1 小时服，3 个月为 1疗程。

功效：散瘀通络。用于血瘀型子宫肌瘤不孕。

（6）化煎汤（洪妙兰，等·《浙江中医杂志》1999，34）

组成：王不留行 100 克，夏枯草 30 克，生牡蛎 30 克（先煎），生黄芪 30 克，苏子 30 克，丹参 30 克，三棱 10 克，莪术12 克，茜草 12 克，当归尾 12 克。

加减：脾肾气虚加生淮山药、乌贼骨；气虚两虚倍黄芪，加熟地；血瘀胞宫加失笑散、水蛭、血竭；寒凝瘀阻冲任加官桂、炮姜、艾叶、小茴香；气滞胞膜加柴胡、橘叶、荔枝核。

用法：日 1 剂，水煎空腹服。1 个月为 1 疗程。

功效：散瘀通络。用于血瘀型子宫肌瘤不孕。

（7）三甲二虫丸（弭阳·《山东中医杂志》1996，15）

组成：炙鳖甲 9 克，炙龟板 9 克，牡蛎 15 克（均先煎），水蛭 7 克，土鳖虫 7 克，知母 10 克，黄柏 10 克，桂枝 10 克，丹皮 10 克，赤芍 10 克，茯苓 10 克，炒桃仁 12 克，甘草 6 克。

加减：经量多，色紫红且有血块去赤芍，加白芍、黄芩炭、地榆炭、阿胶（烊），色淡质稀加党参、黄芪、炒白术；经量少，下腹坠痛加当归、三棱、莪术、泽兰；下腹部胀坠痛加五灵脂、炒蒲黄、刘寄奴、延胡索；带下量多、黏稠臭秽加忍冬藤、土茯苓、白花蛇舌草。

用法：日 1 剂，水煎服。2 个月为 1 疗程。用 3 个疗程。

功效：散瘀通络。用于血瘀型子宫肌瘤不孕。

（8）消瘤方（王婉娇·《实用中医药杂志》2001，17）

组成：桂枝 10 克，三棱 10 克，丹皮 10 克，茯苓 10 克，木香 10 克，鸡内金 10 克，炙鳖甲 10 克，莪术 15 克，生黄芪 15 克，赤芍 20 克，生牡蛎 30 克（先煎）。

加减：下腹痛加乳香、没药、延胡索；月经过多加血余炭、蒲黄炭、花蕊石；痰湿甚加昆布、橘核、法半夏；血瘀甚加桃仁、三七、土鳖虫；体虚黄芪增量，加党参。

用法：于月经净后，日 1 剂，水煎服。用 15～20 日，月经期停用，3 个月经周期为 1 疗程。

功效：散瘀通络。用于血瘀型子宫肌瘤不孕。

（9）少腹逐瘀汤加减（李宇燕·《湖北中医杂志》2002，24）

组成：当归 1000 克，川芎 1000 克，乳香 1000 克，没药 1000 克，五灵脂 1000 克，桃仁 1200 克，官桂 1200 克，三棱 1200 克，莪术 1200 克，血竭 1200 克，红花 600 克，水蛭 600 克，小茴香 600 克，黄芪 1500 克。

加减：气滞血瘀型三棱、莪术加倍，加木香、香附、台乌药；肝郁血瘀型加柴胡、桂枝；肾虚血瘀型加附子、熟地、山茱萸。

用法：制成胶囊剂，每次 6 粒，日 3 次口服，2 个月为 1 疗程。并用药液（三棱、莪术、乳香、没药、丹参、血竭、益母草、夏枯草各 500 克，三七、土鳖虫各 400 克，加 75%酒精，浸泡 1 个月）浸泡 12 层纱布，外敷少腹部，神灯照射约 30 分钟，以患者能耐受为度。1 周为 1 疗程，疗程间隔 3 日。

功效：散瘀通络。用于血瘀型子宫肌瘤不孕。

12. 外治

（1）少腹逐瘀汤灌肠（李亚平·《中医杂志》2003，44）

组成：小茴香 20 克，延胡索 20 克，蒲黄 20 克，五灵脂 20 克，干姜 15 克，没药 15 克，川芎 15 克，赤芍 15 克，当归 10 克，肉桂 10 克。

用法：水煎，取液 200 毫升，低压保留灌肠，右侧、平卧位各 20 分钟；月经来潮前 3 日开始，用至经净；3 个月为 1 疗程。

（2）针刺（李国安·《上海针灸杂志》1999，18）

取穴：足三里、三阴交、地机、阴陵泉（均双）。

治法：平补平泻法，得气后，嘱患者以意引至病所。留针 20～30 分钟，隔日 1 次，10 次为 1 疗程，疗程间隔 7 日。

（3）针灸（刘炳权，等·《针灸临床杂志》2002，18）

取穴：主穴：关元、归来、足三里。

配穴：气滞型配太冲、合谷；血瘀型配血海、膈俞、合谷（补法），三阴交（泻法）；痰湿型配三阴交、脾俞。

治法：留针 30 分钟，出针后，艾条悬灸小腹部（或子宫肌瘤在腹部的对应区）30 分钟。2 日 1 次，12 次为 1 疗程。均取耳穴内分泌、皮质下、子宫，埋耳针，3 日 1 次，两耳穴交替使用。用 10 个月。

（4）温针灸配合耳穴贴压（林明花，等·《中国针灸》1998，18）

取穴：①曲骨、中极、子宫、天枢、足三里、三阴交、太冲。②肾俞、次髎、三阴交。

治法：针刺，两组穴交替使用，腹及腰骶部穴加温针灸，1～2 日 1 次。并取耳穴内生殖器（子宫）、肾、耳中、内分泌、皮质下、肾上腺。月经量多配脾、缘中；痛经配神门；乳腺增生配颈（乳腺）等；经期去内分泌。王不留行籽穴位单侧贴压，每周 2 次或隔日 1 次，每日按压 4 次，两耳交替使用。3 个月为 1 疗程。

【经验方精选】

1. 气滞血瘀型

橘荔散结丸（梁勇才）

组成：橘核、荔枝核、川断、乌药、海藻、莪术、党参、小茴香、川楝子、岗稔根、制首乌、生牡蛎、风栗壳、益母草。

用法：共研细末，制成丸剂。每次 6 克，每日 3 次。经净后 3 天开始，半空腹时以开水送服，月经前 3～5 天停药，3 个月为 1 疗程。

功效：温中散寒，消肿散结。用于卵巢囊肿、子宫肌瘤性不孕。

2. 瘀血内阻型

（1）桂枝茯苓丸（徐琴）

组成：桂枝 10 克，茯苓 10 克，桃仁 10 克，丹皮 10 克，赤芍 10 克，鳖甲 10 克，卷柏 10 克，艾叶 10 克，青皮 10 克，川断 10 克，北芪 10 克，黄柏 6 克，生牡蛎 30 克。

用法：蜜丸，每丸 10 克。每次 1 丸，每日 3 次，口服。15～90 天为 1 疗程，连服 1～3 疗程。

功效：活血散结，破瘀消癥。用于卵巢囊肿、子宫肌瘤性不孕。

（2）桂苓消瘤丸（颜立江）

组成：丹皮 10 克，桃仁 10 克，穿山甲 10 克，鳖甲 12 克，桂枝 12 克，赤芍 12 克，茯苓 15 克。

用法：共研细末，炼蜜为丸，每丸重 10 克。每次 1 丸，每日 1 次，口服，30 日为 1 疗程。可连服 3 疗程。

功效：活血散结，破瘀消癥。用于卵巢囊肿性、子宫肌瘤性不孕。

（3）化瘀消癥汤（梁杰圣）

组成：党参 20 克，生牡蛎 20 克，珍珠母 20 克，桑寄生 30 克，何首乌 30 克，桃仁 15 克，橘核 15 克，乌药 15 克，海藻 15 克，三棱 10 克，莪术 10 克，郁金 10 克。

用法：日 1 剂，水煎，于月经干净后服。

功效：活血化瘀，散结消癥。用于子宫肌瘤性不孕。

（4）化瘀散结汤（徐步海）

组成：桃仁 15 克，水蛭 15 克，鳖甲 20 克，龟板 20 克，昆布 20 克，海藻 20 克，生牡蛎 20 克，猫爪草 20 克，夏枯草 20 克，制大黄 12 克。

用法：日 1 剂，水煎，经净后开始服，行经期停药。并用大黄、芒硝各 100 克，香附 200 克，加米醋适量炒热后外敷下腹部。

功效：活血化瘀，散结消癥。用于子宫肌瘤性不孕。

（5）化瘀止血软煎汤（梁杰梅）

组成：岗稔根 40 克，益母草 30 克，何首乌 30 克，生牡蛎 20 克，珍珠母 20 克，党参 20 克，桃仁 15 克，海藻 15 克，续断 15 克，乌梅 10 克，荆芥炭 10 克。

用法：日 1 剂，水煎服。

功效：化瘀止血，软坚消癥。用于子宫肌瘤性不孕经来量多或经期延长。

（6）消瘤散（朱宜宾）

组成：莪术 10 克，三棱 10 克，桂枝 10 克，茯苓 10 克，丹皮 10 克，桃仁 10 克，赤芍 10 克，红花 10 克，昆布 10 克，海藻 10 克，牛膝 10 克，当归 10 克，三七 10 克，阿胶 10 克，水蛭 10 克，穿山甲 10 克，浙贝母 10 克，生半夏 10 克，夏枯草 10 克，白芥子 10 克，山慈菇 10 克，五灵脂 10 克，土鳖虫 10 克，王不留行 10 克，熟地 50 克，生黄芪 50 克，生鳖甲 50 克。

加减：气虚者加党参、白术；血虚者加当归、白芍；月经过多者加血余炭、山萸肉；乳房胀痛者加柴胡、香附；痰湿者加胆南星、瓜蒌皮；实寒者加吴茱萸、艾叶。

用法：共研极细末，加猪骨髓 500 克（蒸熟，捣如泥），制成蜜丸如黄豆大。每日 10～30 克，分 3 次饭后服。30 日为 1 疗程。

功效：活血化瘀，软坚消癥。用于子宫肌瘤性不孕。

3. 气虚血瘀型

宫癥汤（梁勇才）

组成：党参 10 克，白术 12 克，茯苓 12 克，当归 12 克，桃仁 12 克，莪术 12 克，香附 12 克，续断 12 克，夏枯草 12 克，淮牛膝 12 克，王不留行 10 克，三棱 10 克，薏苡仁 30 克。

用法：日 1 剂，水煎服。经期开始加用三棱注射液 4 毫升，每日肌注 1 次，连用 7 日。

功效：益气活血，消肿散结。用于卵巢囊肿、子宫肌瘤性不孕。

4. 痰湿阻滞型

燥湿化痰散结汤（徐步海）

组成：黄芪 30 克，茯苓 20 克，白术 15 克，苍术 15 克，橘核 15 克，乌药 15 克，桃仁 15 克，桂枝 15 克，法半夏 15 克，陈皮 6 克，生牡蛎 20 克，珍珠母 20 克。

用法：日 1 剂，水煎服，形体肥胖或痰积血瘀型者于月经干净后服用。

功效：燥湿化痰，散结消癥。用于子宫肌瘤性不孕。

5. 外治

（1）热敷法

组成：当归尾 10 克，白芷 10 克，赤芍 10 克，穿山甲 20 克，小茴香 20 克，生艾叶 20 克。

用法：共研粗末，装入长 21 厘米，宽 15 厘米的布袋内，置于小腹上，再上置热水袋，每晚 1 次，每次 20 分钟，30 日为 1 疗程。

（2）针刺

取穴：子宫穴（双侧，斜刺 0.8～1 寸）、曲骨、横骨（均斜刺 0.6～0.8 寸）。

治法：三穴交替使用，平补平泻，留针5～20分钟，隔日1次，10次为1疗程。

【药膳】

1. 牛膝酒

组成：牛膝1000克（洗净），白酒1500毫升。

用法：密封浸泡数日。量酒量温服。

功效：破血消癥。用于子宫肌瘤性不孕。

2. 桃仁粥

组成：桃仁10克（去衣，洗净，捣烂如泥，去渣取汁），粳米30克（淘净），清水适量。

用法：常规煮粥，每日2次，空腹温食。

功效：消瘀散结。用于瘀血停积之子宫肌瘤性不孕。

3. 三七蛋

组成：三七末3克，藕汁1小杯，鸡蛋1枚，陈酒半小杯。

用法：共入碗内，隔水炖熟食，每日1～2次，经常服之。

功效：补气益血，活血化瘀。用于瘀血停滞之子宫肌瘤性不服用。

第五节　输卵管阻塞性不孕

输卵管炎症可造成管腔阻塞，使卵子的输送和精子的进入受到阻碍，精子不能和卵子相遇结合，这是女性不孕的重要原因，约占女性不孕原因的1/3。

【病因病机】 参见慢性盆腔炎节。

【辨证诊断】 参见慢性盆腔炎节。

【基本方剂】 参见慢性盆腔炎节。

【当代妙方精选】

1. 分二型（周玉藤，等·《中国中西医结合杂志》2004，9）

组成：①湿热下注型：当归 15 克，白芍 15 克，红藤 15 克，柴胡 12 克，白术 6 克，青皮 10 克，香附 10 克，路路通 10 克，炒乳香 10 克，没药 10 克，蒲公英 30 克，金银花 30 克。取穴：子宫、气海、关元、中极。针刺并灸。②寒湿凝滞型：当归 15 克，白芍 15 克，川牛膝 15 克，丹参 15 克，川芎 6 克，小茴香 6 克，五灵脂 10 克，炒乳香 10 克，没药 10 克，皂角刺 10 克，香附 10 克，延胡索 10 克，西红花 3 克，穿山甲 12 克。

用法：日 1 剂，水煎服。并用当归、红花、皂角刺、路路通、透骨草、乳香、没药各 20 克，蒲公英、丹参各 30 克。布包 2 包，蒸 30 分钟，敷双下腹；隔日 1 次，用 1 个月。两型分别于行经前、行经时输卵管再通术，用输通液（含庆大霉素 8 万单位，地塞米松 5 毫克，α-糜蛋白酶 4000 单位，加生理盐水 40 毫升）10～20 毫升，导管注入，术后用抗生素，口服，用 1 周。每月通液 1 次；≤3 个月。第 1 个月禁房事，第 2～3 个月经周期用避孕套。用半年至 1 年。

2. 分二型（谭彩群，等·《中国基层医药》2005，12）

组成：①寒湿凝滞、瘀阻胞宫：当归 15 克，川牛膝 15 克，丹参 15 克，路路通 15 克，小茴香 6 克，桂枝 6 克，香附 12 克，延胡索 12 克，炒五灵脂 12 克，生蒲黄 10 克，炒乳香 10 克，炒没药 10 克，西红花 3 克。②外感邪毒、脉络不通：金银花 3 克，连翘 20 克，红藤 20 克，败酱草 20 克，白芷 10 克，炒乳香 10 克，炒没药 10 克，桃仁 10 克，当归 15 克，路路通 15 克，皂角刺 15 克，赤芍 12 克，炮穿山甲 12 克，红花 12 克，蒲公英 30 克。

用法：寒湿凝滞、瘀阻胞宫，月经来潮开始，用 3 日。外感邪毒、脉络不通，月经干净后开始，用 3～5 日。日 1 剂，水煎服。取穴：子宫、气海、关元、中极、三阴交、太溪、命门、肾俞。针刺，平补平泻法。留针30分钟，日1次，月经来潮开始，用5～7日。用当归、丹参、乳香、没药各20克，蒲公英、败酱草、路路通、皂角刺、透骨草各30克，加酒调，分装2袋，蒸30分钟，热敷双侧下腹部，每次30分钟，隔日1次，3日换药1次，经期停用。行经宫颈选择性输卵管造影及再通术。

3. 分四型（郑云萍·《辽宁中医杂志》1993，20)

组成：①寒凝气滞型：鸡血藤、当归、附子、肉桂、菟丝子、淫羊藿、白术、白芍、泽兰、三棱、莪术、穿山甲、路路通、橘叶、炮姜等。②痰湿瘀滞型：贝母、苍术、白术、生牡蛎、皂角刺、昆布、夏枯草、丹参、赤芍、穿山甲、路路通。③气虚血瘀型：党参、黄芪、白术、茯苓、山药、赤芍、陈皮、当归、川芎、桃仁、丹皮、鸡血藤、穿山甲、路路通。④血虚瘀滞型：用桂枝茯苓丸加熟地、当归、川芎、党参、黄芪等。

用法：日1剂，水煎服。并用庆大霉素8万单位，氟美松10毫克，盐酸654-21毫克，利多卡因5毫克，加生理盐水至20毫升，以每分钟5毫升速度行宫腔灌注，每个月经周期1～3次，于排卵前隔日注入，病程长病情重者予糜蛋白酶5毫克（或透明质酸酶1500单位），654-21毫克，溶于生理盐水至5毫升，宫腔输卵管保留灌注，注药后臀高位平卧30分钟。

4. 分四型（朱庭舫·《四川中医》1997，15)

组成：①肝郁气滞型用柴胡舒肝散合桃红四物汤加减：柴胡10克，枳实10克，桃仁10克，红花10克，当归12克，制香附12克，赤芍15克，王不留行15克，路路通15克。②邪毒内侵型用五味消毒饮合失笑散：连翘20克，丹参20克，金银花20克，野菊花15克，地丁草15克，半枝莲15克，莸蔚子15克，五灵脂10克，生蒲黄10克，生甘草10克，三棱12克，三七6克。③脾肾阳虚型用桂枝茯苓丸加减：川桂枝10克，赤茯苓10

克，车前子 10 克（包），淫羊藿 10 克，胡芦巴 10 克，琥珀 10 克，昆布 10 克，海藻 10 克，赤芍 15 克，通草 6 克，水蛭 6 克，皂角刺 30 克。④肝肾阴虚型用五子衍宗丸合两地汤加减：枸杞子 15 克，菟丝子 15 克，覆盆子 15 克，王不留行 15 克，夏枯草 15 克，阿胶 15 克，赤芍 15 克，生地 12 克，熟地 12 克，地骨皮 12 克，川楝子 12 克，穿山甲 10 克，玄参 10 克，紫丹参 20 克。

用法：日 1 剂，水煎服，均用 7 日。肝郁气滞型经期并用青盐 500 克，花椒 50 克，炒热装布袋，外敷少腹；邪毒内侵型经净后并用红藤、败酱草各 30 克，透骨草 20 克，乌药、木香各 10 克，日 1 剂，水煎取汁，保留灌肠；脾肾阳虚型并用药饼（细辛、花椒、羌活各 5 克，白酒调和，制成圆饼）置脐部，艾条灸 15 分钟，每晚睡前 1 次；肝肾阴虚型并用小金丹 2 丸，日 3 次口服。

5. 分四型（张鹏天，等·《陕西中医学院学报》2000，23）

组成：①肝郁气滞型：柴胡 10 克，枳壳（实）10 克，桃仁 10 克，川芎 10 克，红花 10 克，赤芍 12 克，白芍 12 克，炮穿山甲 12 克，当归 15 克，制香附 15 克，路路通 15 克，王不留行 15 克。②脾肾阳虚型：桂枝 10 克，茯苓 10 克，附子 10 克，当归 10 克，淫羊藿 10 克，巴戟天 10 克，菟丝子 10 克，车前子 10 克（包），熟地 15 克，赤芍 15 克，通草 6 克，水蛭 6 克，皂角刺 30 克。③肝肾阴虚型：山药 15 克，赤芍 15 克，枸杞子 15 克，菟丝子 15 克，覆盆子 15 克，王不留行 20 克，阿胶 9 克（烊化）。④邪毒内侵型：连翘 20 克，丹参 20 克，金银花 20 克，败酱草 20 克，鸡血藤 20 克，忍冬藤 20 克，地丁草 15 克，野菊花 15 克，半枝莲 15 克，马鞭草 15 克，土茯苓 10 克，五灵脂 10 克，生蒲黄 10 克，生甘草 10 克，赤芍 10 克。

用法：日 1 剂，水煎服，用 7 日。月经净后 3～7 日，用庆大霉素 8 万单位，地塞米松 10 毫克，透明质酸酶 1500 单位（或糜蛋白酶 8000 单位）注入输卵管。肝郁气滞型并取穴关元、次髎，针刺；用桃仁 10 克，皂角刺 20 克，败酱草 30 克，水煎取液热敷；脾肾阳虚型用药饼（细辛、花椒、羌活各 5 克，白酒适量）外敷，再用艾条灸 15 分钟，每晚 1 次；肝肾阴虚型并服小金丹丸 2 粒，日 3 次；邪毒内侵型并用红藤、败酱草各 30 克，透骨草 20 克，乌药、木香各 10 克，日 1 剂，水煎取液，保留灌肠。

6. 顺序法（王雪敏，等·《河南中医》2001，21）

组成：①BBT 上升前 2 日，特别是前 3～5 日（或月经周期第 6～13 日）：首乌 10 克，生地 10 克，泽泻 10 克，茯苓 10 克，当归 10 克，丹皮 10 克，白芍 10 克，山茱萸 6 克，砂仁 6 克，山药 20 克，女贞子 15 克，鹿茸 1 克（研末，分冲）。②BBT 上升前 2 日至上升后 1 日（或月经周期第 14～16 日）：续断 10 克，肉苁蓉 10 克，巴戟天 10 克，菟丝子 10 克，女贞子 15 克，紫石英 15 克（先煎），川牛膝 6 克，川芎 6 克，红花 6 克，山药 20 克，鹿茸 1 克（研末，分冲）。③排卵后（或月经周期大于 17 日）：菟丝子 10 克，补骨脂 10 克，覆盆子 10 克，炒白术 10 克，生地 10 克，续断 10 克，黄芪 30 克，党参 15 克，紫石英 15 克（先煎），砂仁 4 克（后下），山药 20 克，鹿茸 1.5 克（研末，分冲）。

用法：日 1 剂，水煎服。月经 35 日以上未至，用黄体酮 40 毫克，肌注 1 次。

7. 血瘀型

（1）通瘀汤（库玉花·《浙江中医杂志》2004，39）

组成：桂枝 6 克，茯苓 15 克，丹参 15 克，皂角刺 15 克，路路通 15 克，赤芍 12 克，三棱 10 克，桃仁 9 克，穿山甲 9 克，莪术 9 克，甘草 3 克。

加减：气虚加党参、黄芪；肝气郁滞加柴胡、青皮、陈皮；

寒凝加肉桂、乌药、小茴香；输卵管积水加猪苓、茯苓皮、泽兰、薏苡仁；附件炎加蒲公英、紫花地丁、败酱草；附件包块重用穿山甲，酌加鳖甲；少腹痛加生蒲黄、炒五灵脂等。

用法：日1剂，水煎服；月经期停用。并用消癥散（含透骨草30克，肉桂、当归15克，乳香、没药、艾叶、白芷各20克，红花25克，羌活、独活各35克，防风10克。粉碎装袋）蒸热敷下腹（或两侧少腹），每次30分钟，每日2次，2日1剂。两药均月经后开始，每个月经周期用20日。2个月经周期为1疗程。

功效：活血化瘀。用于血瘀型输卵管阻塞性不孕。

（2）活血化瘀汤（孙轶贞·《吉林中医药》2005，25）

组成：当归15克，炮穿山甲15克，丹参15克，赤芍15克，杜仲15克，续断15克，路路通30克，鸡血藤30克，忍冬藤30克，威灵仙12克。

加减：寒湿去忍冬藤，加桂枝、苍术、肉桂；湿热去威灵仙，加丹皮、败酱草、鱼腥草；肝郁去续断，加柴胡、郁金、浙贝母；气虚去丹参，加党参、黄芪、茯苓。

用法：日1剂，水煎服。于月经第3日开始，至来潮前5日。经期用妇科再造丸10粒，每日2次，口服，用肉桂、吴茱萸等量（或白芷），研末，温水调敷肚脐，创可贴固定；局部按摩，每次15分钟，日2次；2日换药1次。月经干净后2日，用透骨草、皂角刺、制乳香、木香、三棱、威灵仙各15克，毛冬青、蒲公英、紫花地丁各30克，莪术、丹参各20克，2日1剂，水煎，取液100毫升，药温39℃，保留灌肠，用10次；经期停用。1个月经周期为1疗程。

功效：活血化瘀。用于血瘀型输卵管阻塞性不孕。

（3）疏通汤（王道萍·《安徽中医学院学报》2003，22）

组成：当归12克，香附12克，生蒲黄（包）12克，赤芍9

克，白芍9克，川芎9克，桃仁9克，红花9克，延胡索9克，丹参30克，穿山甲粉3克（分冲），皂角刺6克，炒小茴香6克，连翘15克。

加减：随症加减。

用法：日1剂，水煎服。并排空大便后，用盆腔炎灌肠方：红藤、败酱草、紫花地丁、蒲公英各30克，三棱、莪术、桃仁、皂角刺各12克，制乳香、制没药各9克。水煎，取液120毫升，加葡萄糖液，静滴，日1次；用10日。均于月经净后开始，用2～3个月经周期。第1个月经周期月经净后3～5日，禁房事；用阿托品0.5毫克，肌注；30分钟后，用EUB-405型B型超声波机行输卵管再通术，阴道、腹部探头分别65、3.5MHz，用2%利多卡因1毫升，丁胺卡那0.2克，地塞米松5毫升，40%低分子右旋糖酐15～30毫升，经3F导管输卵管注入，用1次。

功效：活血化瘀。用于血瘀型输卵管阻塞性不孕。

（4）通瘀汤（张晓春，等·《广州中医药大学学报》2003，20）

组成：柴胡10克，枳实10克，穿山甲10克，皂角刺10克，麦冬10克，赤芍12克，路路通12克，丹参15克，三七粉3克（分冲），甘草6克。

加减：阴虚加女贞子、旱莲草；肝郁加香附、郁金；痰湿加苍术、茯苓；小腹胀痛加延胡索、小茴香；附件有包块加三棱、莪术。

用法：日1剂，水煎服。用2周。用丹参、赤芍各30克，透骨草、三棱、枳实、皂角刺、当归各15克，乳香、没药各10克。水煎，取浓缩液200毫升，药温38～40℃，直肠滴注，保留4～5小时，日1次，用10日。

功效：活血化瘀。用于血瘀型输卵管阻塞性不孕。

（5）通瘀活血汤（康晓玲，等·《现代中医药》2004，1）

组成：当归10克，川芎10克，赤芍10克，桃仁10克，红

花 10 克，连翘 10 克，蒲公英 10 克，穿山甲 10 克，皂角刺 10
克，丹参 30 克。

　　加减：小腹坠痛、黄带加黄柏、土茯苓；小腹冷痛、带下清
冷加肉桂、小茴香；气虚加黄芪、党参；月经来潮乳胀、心烦易
怒加郁金、川楝子、青皮；形体肥胖、白带多粘加瓜蒌、苍术、
薏苡仁；手足心热，腰膝酸困加龟板、枸杞子、桑椹子、女
贞子。

　　用法：日 1 剂，水煎服。月经量多者，经期停用。并用红
藤、丹参各 30 克，败酱草 20 克，赤芍、路路通、王不留行、三
棱、莪术各 15 克，炒蒲黄、五灵脂各 10 克。水煎，取液 200 毫
升，药温 38～42℃，保留灌肠，每晚 1 次。经期停用。用庆大
霉素针剂 8 万单位，地塞米松 5 毫克，糜蛋白酶酶针 400 万单
位，生理盐水 20 毫升，经宫腔输卵管注入。月经净后第 5 日开
始，隔日 1 次。用 3 个月。

　　功效：活血化瘀。用于血瘀型输卵管阻塞性不孕。

　　（6）活血汤（许士英，等·《中医药学刊》2003，21）

　　组成：当归 25 克，川芎 25 克，皂角刺 10 克，赤芍 15 克，
路路通 15 克，海藻 15 克，丹皮 20 克，丹参 20 克，熟地 20 克。

　　加减：随症加减。

　　用法：于月经第 5 日开始，日 1 剂，水煎餐前服，用 15 日。
用桃仁、制大黄、水蛭、地鳖虫、桂枝、炮穿山甲珠、山药、生
黄芪。于月经净后第 2 日开始，水煎取浓缩液，药温 39℃，保
留灌肠，每晚 1 次，用 13 日。用丹参、赤芍、乳香、没药、三
棱、莪术、透骨草，水煎取液，浸药垫，置下腹部两侧，用直流
电疗机，离子导入，每次 30 分钟，日 1 次；15 日为 1 周期。并
用庆大霉素 8 万单位，地塞米松、α-糜蛋白酶各 5 毫克，阿托品
0.5 毫克，生理盐水 30 毫升，输卵管注入，速度 5 毫升/分钟，
压力 20kPa；继用复方丹参注射液、胎盘注射液各 4 毫升，2%

利多卡因 2 毫升。阴道侧穹窿 3、9 点封闭，2 日 1 次，1 个月经周期用 4 次。均月经净后第 3 日开始。3 个月为 1 疗程。

功效：活血化瘀。用于血瘀型输卵管阻塞性不孕。

（7）化瘀汤（陈弥·《山东中医杂志》2000，19）

组成：三棱 9 克，莪术 9 克，赤芍 9 克，桃仁 9 克，红花 9 克，昆布 9 克，海藻 9 克，制乳香 9 克，制没药 9 克，夏枯草 9 克，皂角刺 15 克，路路通 15 克，蒲公英 15 克，益母草 30 克，丹参 30 克。

加减：随症加减。

用法：日 1 剂，水煎服。经净后 3 日，用诺氧沙星、甲硝唑各 0.2 克，日 3 次口服；多烯环素 0.1 克，日 1 次口服。均 10 日为 1 疗程。并用庆大霉素 8 万单位，地塞米松 5 毫克，糜蛋白酶 4000 单位，生理盐水 20 毫升，宫腔灌注，日 1 次，用 3 日。

功效：活血化瘀。用于血瘀型输卵管阻塞性不孕。

（8）化瘀通管汤（魏明久，等·《中级医刊》1999，34）

组成：赤芍 10 克，当归 12 克，丹参 20 克，茯苓 20 克，蒲公英 20 克，川芎 9 克，三棱 9 克，昆布 9 克，海藻 9 克，皂角刺 9 克，炮穿山甲 9 克，延胡索 9 克，夏枯草 9 克，益母草 9 克，败酱草 15 克，路路通 15 克。

用法：日 1 剂，水煎服。并用庆大霉素 16 万单位，地塞米松 10 毫克，玻璃质酸酶 1500 单位，654-210 毫克，生理盐水 40 毫升，经净 3 日后开始，至排卵前，通液，隔日 1 次；并用超声波下腹部理疗。用刘寄奴 20 克，当归尾、制附子、大黄、木香各 10 克，乳香、没药、丹皮、红花、牛膝各 15 克，桃仁 12 克，小茴香 5 克，包蒸 20 分钟，加黄酒，热敷 30 分钟，日 2 次，5 日 1 剂，经期停用。均 2 个月周期为 1 疗程。

功效：活血化瘀。用于血瘀型输卵管阻塞性不孕。

（9）通管汤（孟安琪·《中医药学刊》2001，19）

组成：当归15克，枳壳15克，蒲黄15克，五灵脂15克，皂角刺15克，王不留行15克，红花15克，桃仁10克，川芎10克，香附20克，延胡索20克，穿山甲20克。

加减：随症加减。

用法：月经净后开始，日1剂，水煎服。药渣装布袋，外敷小腹部，每次30分钟，日1次，用6日。2个月为1疗程。并于月经净后3～7日，无房事及生殖道炎症者，用庆大霉素16万单位，普鲁卡因2毫升，注射用水20毫升，通过子宫输卵管造影导管，宫腔注入，每分钟5毫升，用3个疗程。

功效：活血化瘀。用于血瘀型输卵管阻塞性不孕。

（10）输管汤（魏光宇，等·《河南中医》2001，21）

组成：当归12克，三棱12克，牛膝12克，桃仁12克，红花9克，赤芍9克，枳壳9克，川芎9克，莪术10克，穿山甲10克，桔梗8克，甘草6克。

加减：冲任虚损型加桂枝、枸杞子各12克，吴茱萸、麦冬各15克，黄芪20克；痰瘀化热型加栀子15克，板兰根20克，鱼腥草25克，大黄9克。

用法：日1剂，水煎服。2个月为1疗程。月经期停用。月经净后2～3日开始，用地塞米松10毫克，庆大霉素16万单位，生理盐水40毫升，输卵管内注射，日1次。用1～4个疗程。

功效：活血化瘀。用于血瘀型输卵管阻塞性不孕。

（11）少腹逐瘀汤（孙杰·《现代中西医结合杂志》2002，11）

组成：当归6克，官桂6克，干姜6克，小茴香6克，制没药6克，炒蒲黄15克，五灵脂15克，川芎15克，赤芍15克，玄参15克。

加减：随症加减。

用法：日1剂，水煎服。于月经净后开始，用6～10日。并于月经净 3 日开始，用 α-糜蛋白酶、地塞米松各 5 毫克，庆大霉素 8 万单位，2%普鲁卡因 2 毫升，碳酸氢钠 10 毫升，生理盐水 10～20 毫升，输卵管通液，隔日 1 次，用 3～16 次。抗感染。1 个月为 1 疗程。用 1～6 疗程。

功效：活血化瘀。用于血瘀型输卵管阻塞性不孕。

（12）祛瘀通脉汤（叶佳荣·《浙江中医杂志》2002，37）

组成：炮穿山甲 12 克，制香附 12 克，土鳖虫 10 克，炒水蛭 10 克，路路通 10 克，忍冬藤 30 克，败酱草 30 克，马鞭草 30 克，红藤 30 克，炒黄柏 15 克。

加减：痛经甚加失笑散、延胡索、制没药、丹参；带下黄臭加苦参、白头翁；输卵管积液其加土茯苓、生薏苡仁；肾虚加菟丝子、淫羊藿。

用法：日 1 剂，水煎服。2 个月经周期为 1 疗程。

功效：活血化瘀。用于血瘀型输卵管阻塞性不孕。

（13）祛瘀通脉汤（魏仲逵·《山东中医学院学报》1996，20）

组成：柴胡 10 克，赤芍 10 克，川芎 10 克，枳实 10 克，炒桃仁 10 克，红花 10 克，穿山甲 10 克，土鳖虫 10 克，路路通 10 克，当归 12 克，甘草 3 克。

加减：下腹痛、白带多、质稠气秽加土茯苓、白花蛇舌草、红藤；经前乳房胀痛加青皮、香附、郁金；经期小腹冷痛或带多清稀多腥加吴茱萸、鹿角霜；输卵管积水加桂枝、茯苓、泽泻；子宫发育不良加山茱萸、紫河车；面色苍白、舌淡加人参、黄芪；附件包块加三棱、莪术。

用法：日 1 剂，水煎服。治疗 1 个月至半年。

功效：活血化瘀。用于血瘀型输卵管阻塞性不孕。

（14）活血化瘀汤（李明霞·《河南中医药学刊》1997，12）

组成：当归 15 克，川芎 15 克，丹参 15 克，柴胡 15 克，地丁 15 克，路路通 15 克，穿山甲 15 克，蒲公英 15 克，红花 15

克，桃仁 6 克，大黄 6 克，香附 10 克，三棱 10 克，莪术 10 克，鱼腥草 12 克。

加减：气虚加黄芪；阳虚加桂枝；热毒甚加金银花、败酱草。

用法：日 1 剂，水煎服。经期停服。并经净后 3～7 日，用庆大霉素 16 万单位，α-糜蛋白酶 5 毫克，地塞米松 5 毫克，2% 普鲁卡因（过敏者禁用）4 毫升，生理盐水加至 20 毫升，缓慢注入宫腔，1 个月经周期 1 次。灌注感阻力且患者感下腹剧痛即终止。1 个月经周期为 1 疗程。用 1～2 个疗程。

功效：活血化瘀。用于血瘀型输卵管阻塞性不孕。

（15）活血通经汤（陈洪荣，等·《中国中医药科技》2000，7）

组成：当归 20 克，川芎 20 克，丹参 20 克，连翘 20 克，杭白芍 20 克，川牛膝 20 克，皂角刺 12 克，路路通 12 克，炮穿山甲 12 克，枳实 12 克，地龙 12 克，桃仁 12 克，红花 12 克，甘草 12 克。

用法：日 1 剂，水煎服。月经第 5 日开始，用 5 日，间隔 1 日，用 20 日。月经净后 3～7 日，用复方丹参注射液 6 毫升，庆大霉素 16 万单位，地塞米松 5 毫克，生理盐水 15 毫升，行输卵管通液术。1 个月经周期为 1 疗程。用 3 个疗程。

功效：活血化瘀。用于血瘀型输卵管阻塞性不孕。

（16）通任种子汤加味（王振卿·《新中医》2000，32）

组成：香附 10 克，丹参 30 克，赤芍 9 克，白芍 9 克，桃仁 9 克，红花 9 克，络石藤 9 克，当归 12 克，连翘 12 克，川芎 6 克，小茴香 6 克，炙甘草 6 克，蜈蚣 1 条，淫羊藿 20 克，紫石英 20 克。

加减：少腹痛甚加延胡索、生蒲黄；月经有血块加三棱、莪术；腹胀加木香、陈皮。

用法：日 1 剂，水煎服。

功效：活血化瘀。用于血瘀型输卵管阻塞性不孕。

（17）桃红四物汤加减（唐桂兰·《北京中医》2001，20）

组成：当归12克，黄芪20克，穿山甲20克，党参15克，皂角刺15克，桃仁10克，红花10克，赤芍10克，香附10克，川芎6克。

加减：肝气郁结型加郁金、乌药、川楝子各10克；痰湿型加陈皮、半夏、苍术各10克；寒湿型加肉桂、小茴香各10克；血瘀型加乳香、没药各10克；热盛瘀阻型加红藤、败酱草各15克；输卵管积水加泽兰、薏苡仁各10克。

用法：于月经周期第5日开始，日1剂，水煎服。用14日。并用血竭、川椒、丹参各60克，香附、三棱、莪术各30克，当归、赤芍各120克，共研细末，每份250克，装布袋，蒸15分钟后，热敷下腹，每次30分钟。用红藤、丹参、蒲公英、紫花地丁各30克，桃仁、红花、枳实、乌药各10克，浓煎至100毫升，高位保留灌肠，均日1次，连用14日，月经期停药，3个月经周期为1疗程，疗程间隔1个月。

功效：活血化瘀。用于血瘀型输卵管阻塞性不孕。

（18）通阻汤（陈冬梅，等·《中医药研究》2001，17）

组成：太子参15克，王不留行12克，丹参18克，川楝子9克，路路通10克，穿山甲10克，皂角刺10克，赤芍10克，乳香10克，没药10克，桃仁10克。

加减：肾阴虚加川断、寄生、菟丝子、女贞子；肝郁加当归、柴胡、丹皮、白术、莪术、三棱；气血虚弱加黄芪、党参、当归、熟地、山萸肉、鹿胎膏。

用法：日1剂，水煎服。用消瘀散（当归、三棱、莪术、乳香、没药、红花各25克，艾叶、透骨草各50克，延胡索20克，土鳖虫30克。制成绿豆大颗粒）装布袋，加白酒少许，蒸半小时后，外敷下腹部，上置热水袋，每次40～60分钟，日1

次。3 日换药 1 次，月经期停用。用青霉素 80 万单位（或庆大霉素 8 万单位），透明质酸酶 1500 单位，地塞米松 5 毫克，2%利多卡因 5 毫升，加注射用水 20 毫升，宫腔注射，月经净 3 日开始，日 1 次，5 日为 1 疗程。用 3～6 个月经周期。

功效：活血化瘀。用于血瘀型输卵管阻塞性不孕。

8. 气虚血瘀型

（1）通管汤（李素兰·《中国实用乡村医生杂志》2004，11）

组成：益母草 25 克，当归 12 克，川芎 12 克，茯苓 10 克，香附 10 克，白芍 10 克，焦白术 10 克，延胡索 10 克，没药 10 克，阿胶 10 克（烊化），白薇 10 克，肉桂 5 克，甘草 5 克，人参 6 克，浙贝母 6 克，酸枣仁 15 克。

用法：月经干净后开始，日 1 剂水煎服，用 7 日。并于月经净后第 3 日开始，用阿托品 0.5 毫克，肌注，30 分钟后，用甲硝唑液 20～50 毫升，甲基强的松龙 10～20 毫克，宫腔内注入，隔日 1 次，用 3～4 次。3 个月为 1 疗程。

功效：补气益血，活血通络。用于气虚血瘀型输卵管阻塞性不孕。

（2）益气通管汤（韦秋玲，等·《中医药研究》1999，15）

组成：丹参 15 克，黄芪 15 克，穿山甲 15 克，茯苓 10 克，赤芍 10 克，丹皮 10 克，三棱 10 克，莪术 10 克，桃仁 12 克。

加减：随症加减。

用法：日 1 剂，水煎服。并用虎杖、黄芪、蒲黄、白花蛇舌草各 15 克，王不留行、皂角刺、当归、三棱、莪术各 10 克，水煎取浓缩液 100 毫升，保留灌肠，每晚 1 次，经期停用。取穴关元、少腹两侧梅花穴、血海、足三里、肾俞、三阴交，施灸，日 1 次。1 个月经周期为 1 疗程。

功效：补气益血，活血通络。用于气虚血瘀型输卵管阻塞性不孕。

（3）补气通管汤（杨一纯·《黑龙江中医药》2002，3）

组成：黄芪15克，当归15克，丹参15克，红藤15克，三棱15克，莪术15克，穿山甲15克，制乳香12克，制没药12克，桃仁12克（打）。

加减：血瘀加熟地、白芍、紫河车；痰湿加半夏、苍术。

用法：月经第5日开始，日1剂，水煎服。15日为1疗程。并于月经净3～5日，用地塞米松10毫克，庆大霉素16万单位，α-糜蛋白酶8000单位，加生理盐水20毫升，宫腔内注药，流速每分钟1毫升，仰卧10分钟后，取导管。每周1次，用至排卵。

功效：补气益血，活血通络。用于气虚血瘀型输卵管阻塞性不孕。

（4）益气化瘀方（马建中·《实用中医药杂志》2001，17）

组成：黄芪6～30克，党参6～30克，三棱6～30克，莪术6～30克，茯苓10～20克，枳壳10～20克，赤芍10～15克，鸡内金10～15克，柴胡6克，丹参15克，桂枝6～15克，薏苡仁20～30克，败酱草30克，白花蛇舌草30克。

加减：寒湿加炮姜、小茴香；阳虚加附子、鹿角片、巴戟天等；夹瘀热加土茯苓、碧玉散等；阴虚加玄参、麦冬、贝母等。

用法：日1剂，水煎服。15日为1疗程，用3个疗程后，均用建中、益肾等法。

功效：补气益血，活血通络。用于气虚血瘀型输卵管阻塞性不孕。

9. 气滞血瘀型

（1）疏肝通络汤（高景清·《浙江中西医结合杂志》2000，10）

组成：柴胡10克，香附10克，桃仁10克，红花10克，三棱10克，莪术10克，路路通10克，黑芝麻10克，王不留行10克，肉桂15克，牛膝10克。

加减：随症加减。

用法：日 1 剂，水煎服。并用大黄、姜黄、黄柏、厚朴、苍术、红花、丹参、乳香、没药、透骨草、炒艾叶、败酱草、鱼腥草各 10 克，研粗末，布包，热敷小腹部，每次 2 小时，日 1 次。均用 10 日。于经净 3 日后用阿托品 1 毫克，肌注。再用糜蛋白酶、地塞米松各 5 毫克，丁胺卡那 0.2 克，加生理盐水 20 毫升，输卵管内注射，2 日 1 次，至排卵期。均 3 个月为 1 疗程。用 2 个疗程。

功效：疏肝解郁，活血通络。用于气滞血瘀型输卵管阻塞性不孕。

(2) 疏肝活血通经汤（杨景海，等·《光明中医》2001，16）

组成：当归 12 克，熟地 12 克，益母草 12 克，白芍 10 克，香附 10 克，柴胡 10 克，郁金 10 克，白术 10 克，茯苓 10 克，川芎 10 克，泽兰 10 克，红花 10 克，甘草 6 克。

加减：肾虚腰痛加川断、寄生、杜仲；少腹冷痛加肉桂、艾叶、吴茱萸；便秘加火麻仁、郁李仁、生大黄；胸胁腰痛加川楝子、炒枳壳、延胡索。

用法：日 1 剂，水煎服。

功效：疏肝活血。用于气滞血瘀型输卵管阻塞性不孕。

(3) 积水汤（吴恩新，等·《陕西中医》2000，16）

组成：赤芍 10 克，泽泻 10 克，泽兰 10 克，桃仁 10 克，制香附 10 克，延胡索 10 克，川牛膝 10 克，车前子 10 克（包），穿山甲 6 克，柴胡 6 克，红藤 20 克，薏苡仁 20 克，皂角刺 15 克，路路通 15 克。

用法：日 1 剂，水煎服。并用敷熨散（制乳香、制没药、血竭、赤芍、艾叶、香附、苍术、黄柏、姜黄、威灵仙、浙贝母、透骨草、徐长卿，共研粗末，装纱布袋，每袋含生药 220 克）1～2 袋，隔水蒸 20 分钟，热敷少腹部，每次 30 分钟，日 2 次。1 个月为 1 疗程。经期停用。用 3 个疗程。

功效：疏肝活血。用于气滞血瘀型输卵管阻塞性不孕。

（4）通任种子汤（李广文·《不孕专辑》）

组成：丹参30克，连翘12克，香附9克，赤芍9克，白芍9克，桃仁9克，红花9克，川芎9克，络石藤9克，当归12克，小茴香6克，炙甘草6克。

加减：少腹痛甚者，加延胡索、生蒲黄各9克；包块者，加三棱、莪术各9克；腹胀者，加沉香、陈皮各9克。

用法：日1剂，水煎服。

功效：活血祛瘀，消肿止痛。用于气滞血瘀型输卵管阻塞性不孕。

（5）通任种子汤（刘静君·《长春中医学院学报》1999，15）

组成：香附9克，赤芍9克，桃仁9克，白芍9克，川芎9克，莪术9克，皂角刺9克，柴胡9克，陈皮9克，丹参30克，连翘12克，当归12克，延胡索15克，穿山甲3克，小茴香6克，炙甘草6克。

加减：肾虚夹瘀型加淫羊藿、紫石英；湿热瘀阻型去小茴香，加蒲公英、金银花。

用法：日1剂，水煎服。用3日间隔1日。并用丹参30克，赤芍、三棱、莪术、皂角刺各12克，制乳香、制没药各9克，水煎取液100毫升，保留灌肠，每晚1次，10次为1疗程。经期停用。

功效：活血祛瘀，消肿止痛。用于气滞血瘀型输卵管阻塞性不孕。

（6）桂枝茯苓丸加味（王惠兰·《中医杂志》1994，35）

组成：桂枝15克，茯苓15克，丹皮15克，桃仁15克，鸡内金15克，水蛭15克（焙干研末装胶囊服），荔枝核15克，乌药15克，黄药子30克。

用法：日1剂，水煎分4次服，并用大黄䗪虫丸，每日2

次，每次 1 丸，口服，3 个月为 1 疗程。

功效：经妇科检查和 B 超检查确诊，囊肿在 8×8 平方厘米以内。活血祛瘀，消肿止痛。用于气滞血瘀型输卵管阻塞性不孕。

（7）化痰消症汤（弭阳·《河北中医》1994，16）

组成：海藻 15 克，昆布 15 克，夏枯草 15 克，当归 15 克，丹皮 15 克，赤芍 15 克，炒桃仁 15 克，香附 15 克，茯苓 10 克，穿山甲 10 克，川芎 10 克，桂枝 9 克。

加减：小腹冷痛，伴经行后期、量少、色黑，加鹿角胶、清半夏、白果仁、延胡索；腰腹部坠痛，伴经行先期、量多、色紫红，加炙龟板、川黄连、南星、郁金、生地；小腹胀痛拘急加炒枳壳、陈皮、川楝子；小腹胀痛可扪及包块，触之不痛、不移者，加三棱、苍术；心悸气短，四肢乏力，经行量多，色淡质稀，加黄芪、党参、炒白术、阿胶。

用法：日 1 剂，水煎服。

功效：活血祛瘀，消肿止痛。用于气滞血瘀型输卵管阻塞性不孕。

（8）消积通水汤（周克兰·《辽宁中医杂志》1996，23）

组成：炙桂枝 10 克，香附 10 克，延胡索 10 克，川牛膝 10 克，桃仁 10 克，防己 10 克，车前子 10 克（包），路路通 10 克，皂角刺 10 克，木通 6 克，生黄芪 15 克，丹参 30 克。

用法：日 1 剂，水煎服。用香白芷、制乳香、没药、制延胡索、红花各 10 克，香附、皂角刺、夏枯草、桃仁各 15 克，红藤、败酱草各 30 克。日 1 剂，水煎 100 毫升，灌肠，每晚 1 次，药渣加黄酒 200 毫升，炒热后布包，敷小腹部，每次 20 分钟，日 1 次；均经期停用。1 个月为 1 疗程。经期抗生素肌注或静滴，用 3～7 日。

功效：活血祛瘀，消肿止痛。用于气滞血瘀型输卵管阻塞性不孕。

（9）活血化瘀汤（周端求·《光明中医》1997，12）

组成：当归10克，丹皮10克，香附10克，陈皮10克，茜草10克，三棱10克，莪术10克，路路通10克，益母草10克。

用法：日1剂，水煎服。

功效：活血祛瘀，消肿止痛。用于气滞血瘀型输卵管阻塞性不孕。

（10）通管汤（韦翠，等·《甘肃中医》2000，13）

组成：柴胡12克，当归12克，白术12克，延胡索12克，王不留行12克，皂角刺9克，赤芍9克，白芍9克，茯苓9克，红藤20克，鸡血藤20克，川楝子6克，水蛭6克（研，冲）。

加减：气虚加黄芪、党参；湿热甚加连翘、败酱草；下焦虚寒加肉桂、仙茅；瘀血甚加三棱、蜈蚣。

用法：输卵管通液后，开始用本方，日1剂，水煎服，服至下次月经止。1个月为1疗程。用1～3个疗程。

功效：活血祛瘀，消肿止痛。用于气滞血瘀型输卵管阻塞性不孕。

（11）通管煎（李梅，等·《中国中医药信息杂志》2001，8）

组成：柴胡10克，枳壳10克，当归10克，大腹皮10克，黄芪30克，茯苓15克，丹参15克，白芍15克，车前草15克，白花蛇舌草25克。

用法：非月经期日1剂，水煎服（或制成口服液，每次15毫升，日3次口服）。盆炎散（蒲公英、白花蛇舌草、大黄各50克，两面针、黄柏、赤芍各15克，白芷10克）150克，加水、蜜，调敷下腹部，并用周林频谱仪照射30分钟后，腹带包扎5小时以上，日1次。并用白花蛇舌草、毛冬青各30克，两面针、枳壳、丹参各15克，败酱草、蒲公英各20克，大黄10克。水煎取液200毫升，保留灌肠，日1次。均用10日。并于月经第1

日开始用红霉素 0.75 克（或环丙沙星注射液 0.4 克），加 5%～10%葡萄糖液 500 毫升，静滴，用 3～5 日。月经净第 3 日开始，行宫腔注射，隔日 1 次，用 2～3 次。均 2 个月经周期为 1 疗程。

功效：活血祛瘀，消肿止痛。用于气滞血瘀型输卵管阻塞性不孕。

（12）活血通管汤（谭季春，等·《现代中西医结合杂志》2001，10）

组成：丹参 15 克，香附 15 克，桃仁 9 克，红花 9 克，赤芍 9 克，白芍 9 克，络石藤 9 克，当归 12 克，连翘 12 克，川芎 6 克，小茴香 6 克，炙甘草 6 克。

加减：卵巢囊肿加茯苓、泽泻；子宫肌瘤加桃仁、黄药子；盆腔炎、带下多加黄柏、土茯苓。

功效：活血祛瘀，消肿止痛。用于气滞血瘀型输卵管阻塞性不孕。

（13）疏肝活血汤（熊初利，等·《中国中医药科技》1999，6）

组成：柴胡 10 克，当归 10 克，白芍 10 克，赤芍 10 克，丹皮 10 克，香附 10 克，郁金 10 克，茯苓 15 克，淮牛膝 15 克，丹参 30 克，山甲珠 5 克，薄荷 6 克（后下），甘草 6 克。

加减：痰湿加法半夏、白芥子、制胆南星、陈皮；肾阳虚加附子、熟地；肾阴虚加熟地、女贞子。

用法：日 1 剂，水煎服。30 日为 1 疗程。并经期用青霉素 80～160 万单位，日 2 次肌注，5 日为 1 疗程；经净后 3～5 日行输卵管通液，2～3 日 1 次，3 次为 1 疗程。

功效：活血祛瘀，消肿止痛。用于气滞血瘀型输卵管阻塞性不孕。

（14）行气通管汤（王迪华·《中国临床医生》2002，30）

组成：黄芪 30 克，柴胡 10 克，当归 10 克，川芎 10 克，木通 10 克，路路通 10 克，皂角刺 10 克，丹参 15 克，枳实 15 克，甘草 6 克。

加减：输卵管积水加泽泻、牛膝、龙葵、车前子、炮山甲；盆腔粘连加桂枝、茯苓、威灵仙。

用法：日 1 剂，水煎服。取穴：子宫、次髎（均双），炎症甚用鱼腥草注射液，输卵管盆腔粘连用丹参注射液，穴位注射，每穴 2 毫升，日 1 次，两穴交替使用。取主穴：气冲、归来、冲门、大赫，配穴：足三里、三阴交、阴陵泉。每次选 2～4 穴，小幅度提插捻转，使针感至会阴部。留针 15～20 分钟。并用艾条，置艾灸盒，隔姜灸下腹部，以温热为度，每次 30 分钟。1个月经周期为 1 疗程。均月经期停用。

功效：活血祛瘀，消肿止痛。用于气滞血瘀型输卵管阻塞性不孕。

10. 肾虚血瘀型

（1）桃红四物汤加味（张丽华·《黑龙江中医药》1999，1）

组成：桃红四物汤加仙茅、淫羊藿、肉苁蓉、巴戟天。

加减：腹痛甚加香附、乌药、水蛭、土鳖虫。

用法：日 1 剂，水煎服。并用红藤败酱散保留灌肠。经期停用。

功效：补肾活血，用于肾虚血瘀型输卵管阻塞性不孕。

（2）补肾活血汤（斑旭昇，等·《北京中医》1996，1）

组成：紫石英 30 克，熟地 30 克，鹿角片 10 克，延胡索 10克（醋炒），当归 24 克，白芍 18 克（醋炒），香附 18 克，王不留行 18 克，穿山甲珠 6 克。

用法：水煎，于月经来潮始连服 3～6 剂，经净后继服 3～6剂，3 个月为 1 疗程。并用生附子、透骨草、桂枝、芒硝各 60克，丹参 120 克，吴茱萸、小茴香各 50 克，路路通 20 克，艾叶30 克，共研末，用白酒浸透拌匀，装纱布袋内，蒸 1 小时，包毛巾，置关元穴上，热敷 60 分钟，于月经来潮始，每晚 1 次，连用 15 日。

功效：补肾活血，用于肾虚血瘀型输卵管阻塞性不孕。

11. 寒湿壅阻型

（1）桂枝茯苓丸加味（江南·《江西中医药》2000，31）

组成：桂枝 10 克，赤芍 10 克，刘寄奴 10 克，茯苓 10 克，黄芪 15 克，败酱草 15 克，蒲公英 15 克，桃仁 6 克，丹皮 6 克，红藤 20 克，穿山甲珠 5 克。

加减：月经过多、崩漏去穿山甲珠、刘寄奴，加炒蒲黄、血余炭；带下量多加白芷、薏苡仁；痛甚加乳香、没药、延胡索；久病气血不足，头晕乏力加黄芪、熟地；寒湿痰凝加艾叶、海藻、小茴香。

用法：日 1 剂，水煎服。1 个月为 1 疗程。用 1～3 个疗程。

功效：祛寒活血，利湿通络。用于寒湿壅阻型输卵管阻塞性不孕。

（2）疏通煎剂（郝宁·《山西中医》2001，17）

组成：当归 10 克，赤芍 10 克，川芎 10 克，桂枝 10 克，茯苓 10 克，炮甲珠 10 克，桃仁 10 克，皂角刺 15 克，王不留行 10 克，马鞭草 30 克，败酱草 30 克。

用法：日 1 剂，浓煎至 300 毫升，分 2 次口服。3 个月为 1 疗程。月经量多、腹痛停用。用 6 个疗程以上。

功效：祛寒活血，利湿通络。用于寒湿壅阻型输卵管阻塞性不孕。

（3）薏苡附子败酱散（贺秀莲，等·《国医论坛》1996，11）

组成：熟附子 5 克，生薏苡仁 30 克，败酱草 50 克。

加减：气虚加党参、黄芪、白术；腰骶痛加杜仲、川断；心烦易怒加青皮、川楝子；热重便干附子减半，加红藤、地丁、蒲公英、半枝莲、白花蛇舌草；发热加柴胡、黄芩、夏枯草；湿重加泽兰、泽泻、苍术、虎杖；血瘀加三棱、莪术、蒲黄、五灵脂；痰蕴加南星、昆布、海藻、牡蛎、荔枝核；包块硬加皂角刺、穿山甲、王不留行。

用法：日 1 剂，水煎服。并用药渣加葱白、炒青盐各 30 克，白酒 50～100 毫升，装袋内热敷下腹部 30 分钟，日 2 次。20 日为 1 疗程。用 1～3 个疗程。

功效：祛寒活血，利湿通络。用于寒湿壅阻型输卵管阻塞性不孕。

（4）通塞汤（孙跃农，等·《云南中医药杂志》2005，26）

组成：当归 20 克，薏苡仁 20 克，白芍 15 克，蒲公英 15 克，山甲珠 15 克，地鳖虫 15 克，红藤 15 克，红花 12 克。

加减：随症加减。

用法：于月经周期第 7 日开始，日 1 剂，水煎服。用 10 日；3 个月经周期为 1 疗程。用皂角刺、透骨草、赤芍、乳香各 15 克，蒲公英 30 克，没药、淫羊藿、桃仁、红花各 20 克。粉碎，装布袋、蒸至约 40℃，敷输卵管体表投影处 40 分钟，日 1 次；每剂用 3 日。经期停用。

功效：祛寒活血，利湿通络。用于寒湿壅阻型输卵管阻塞性不孕。

（5）输卵管通液术配合加味四逆散（黄淑梅·《甘肃中医》2005，18）

组成：柴胡 10 克，穿山甲 10 克，川楝子 10 克，枳实 12 克，赤芍 12 克，甘草 6 克，丹参 30 克，路路通 20 克，王不留行 20 克，艾叶 20 克。

加减：气滞血瘀型加延胡索、香附；寒凝血滞型加小茴香、台乌药；湿热壅阻加金银花、蒲公英、红藤。

用法：日 1 剂，水煎服。并于月经净后 3～7 日，用庆大霉素 8 万单位，地塞米松 5 毫克，α-糜蛋白酶 400 万单位，尿激酶 1 万单位，异烟肼 100 毫克；分别加生理盐水 20～50 毫升，输卵管通液，隔日 1 次，用 3 次；两组药物交替合用，3 个月为 1 疗程。

功效：祛寒活血，利湿通络。用于寒湿壅阻型输卵管阻塞性不孕。

（6）通管汤（姚瑞萍·《中原医刊》2005，32）

组成：白芍 18 克，当归 15 克，丹参 15 克，川芎 12 克，桃仁 12 克，红花 12 克，王不留行 12 克，赤芍 10 克，穿山甲 10 克，路路通 10 克，海藻 30 克，红藤 30 克，桂枝 9 克，生甘草 6 克。

加减：随症加减。

用法：日 1 剂，水煎服。于月经周期第 1 日开始，用 16 日。经净后第 5 日，用庆大霉素 8 万单位，甲硝唑胞二纳 0.915 克，α-糜蛋白酶 4000 单位，地塞米松 5 毫克，加生理盐水 30 毫升，宫腔灌注；间隔 3 日，用上药，加生理盐水 10 毫升，侧穹窿（患侧）注射；至输卵管通畅。3 个月为 1 疗程。

功效：祛寒活血，利湿通络。用于寒湿壅阻型输卵管阻塞性不孕。

（7）活血通管汤（苏小军·《山东中医杂志》2005，24）

组成：桂枝 10 克，丹皮 10 克，桃仁 10 克，白花蛇舌草 10 克，刘寄奴 10 克，茯苓 20 克，芍药 15 克。

加减：随症加减。

用法：日 1 剂，水煎服。经净后 2 日，用红藤、黄芩、败酱草、赤芍各 15 克，三棱、莪术、刘寄奴、皂角刺各 10 克。日 1 剂，水煎，取液 150 毫升，保留灌肠，日 1 次。用红花、乳香、没药、赤芍、丹参、穿破石、山奈各 100 克。研粗粉，加白酒 30 毫升，80℃ 热水适量，调糊，摊纱布上，直径 20 厘米，敷下腹部，胶布固守，上置热水袋，每次 1 小时，日 1 次，15 日为 1 疗程。

功效：祛寒活血，利湿通络。用于寒湿壅阻型输卵管阻塞性不孕。

12. 湿热阻滞型

（1）利湿汤（李云英·《中原医刊》2003，30）

组成：丹参20克，蒲公英20克，金银花20克，紫花地丁20克，赤芍15克，当归12克，路路通12克，桃仁10克，红花10克，丹皮10克，王不留行9克，川芎9克，穿山甲9克。

加减：肝郁型加柴胡、川楝子、荔枝各10克；痰湿型加陈皮12克，半夏10克；血瘀型加乳香、没药各10克。随症加减。

用法：日1剂，水煎服。用10日。用忍冬藤30克，马鞭草15克，皂角刺12克，甘草9克。水煎取液，保留灌肠，每晚1次；用7日。均月经净后开始。抗感染，阴道清洁度达Ⅰ°～Ⅱ°，月经净后第4、6日，用硫酸阿托品0.5毫克，肌注；20分钟后，用硫酸庆大霉素16万单位，地塞米松5毫克，糜蛋白酶针4000单位，加生理盐水至30毫升，宫腔灌注。1个月为1疗程。

功效：清热利湿。用于湿热下注型输卵管阻塞性不孕。

（2）自拟输通Ⅰ号加减（段国桥，等·《河北中医药学报》2005，20）

组成：生牡蛎60克，炒王不留行籽40克，海藻20克，延胡索20克，牛膝30克，紫花地丁30克，红花30克，地龙30克，桃仁10克，柴胡10克，制穿山甲15克，路路通15克，川楝子15克，香附12克。

加减：偏寒加小茴香、沉香；痰湿阻络加制南星、石楠叶；炎症甚加金银花、连翘；气滞血瘀甚加三棱、莪术；输卵管欠通畅加丝瓜络；结核所致加生牡蛎、海藻倍量；病久加党参、黄芪、淮山药、黄精等。

用法：日1剂，水煎服。

功效：清热利湿。用于湿热下注型输卵管阻塞性不孕。

（3）柴赤汤（李桂贞·《实用中医院杂志》1995，11）

组成：醋柴胡20克，鱼腥草20克，鸡血藤20克，蒲公英15克，当归15克，川芎15克，生地15克，赤芍25克，白芍10克，丹参30克。

加减：痛经加延胡索；输卵管增厚阻塞柴胡加量，加丹皮、红花；腰痛脉沉细加川断、狗脊、龙眼肉；急性发作，外周血白细胞升高加黄芩、黄柏、金银花。

用法：日1剂，水煎服。30日为1疗程。

功效：清热利湿。用于湿热下注型输卵管阻塞性不孕。

（4）输管汤（吴传毅，等·《安徽中医学院学报》1998，17）

组成：败酱草30克，蒲公英30克，金银花20克，穿山甲15克，路路通15克；茯苓15克，香附15克，郁金12克，王不留行12克，川楝子10克，延胡索10克。

加减：随症加减。

用法：日1剂，水煎服。于经净第3日，用至下次月经前2日，1个月经周期为1疗程。并取中极、子宫、归来、三阴交穴，针刺，平补平泻法，留针15分钟，隔日1次。用1～8个疗程。

功效：清热利湿。用于湿热下注型输卵管阻塞性不孕。

（5）仙方活命饮（高雪，等·《中国中医药科技》2001，8）

组成：金银花21克，皂角刺12克，穿山甲12克，当归12克，赤芍12克，乳香9克，没药9克，白芷9克，防风9克，贝母9克，陈皮6克，天花粉6克，甘草6克。

用法：日1剂，水煎服。用5日，停2日。月经期停用。并行输卵管通液术，每月1次。3个月为1疗程。

功效：清热利湿。用于湿热下注型输卵管阻塞性不孕。

13. 痰瘀互结型

强力复通丹（余世贵·《湖北中医杂志》2001，23）

组成：玄参 1500 克，虎杖 1500 克，郁金 1500 克，橘核 1500 克，重楼 1500 克，路路通 1500 克，威灵仙 1500 克，延胡索 1500 克，急性子 1500 克，土鳖虫 1500 克，贝母 1000 克，香附 1000 克，生牡蛎 3000 克，败酱草 3000 克，夏枯草 3000 克。

用法：制成丸剂或片剂。每次 15 克，日 2 次口服。1 个月为 1 疗程。

功效：化痰祛瘀，活血通络。用于痰瘀互结型输卵管阻塞性不孕。

14. 外治

（1）输管通汤（杨能慧·《中国中医药科技》1996，3）

组成：路路通 20 克，透骨草 20 克，川牛膝 20 克，红花 20 克，莪术 20 克，木香 20 克，艾叶 20 克，赤芍 15 克，乳香 15 克，没药 15 克，肉桂 15 克，蒲公英 40 克，威灵仙 40 克。

用法：装布袋，蒸 40 分钟，热敷小腹部，上盖热盐袋（炒烫大粒粗盐 1500～2000 克，装布袋），用至药、盐袋冷却，日 1 剂，经期停用。并于经净后 3～7 日内行输卵管通液术 1 次。1 个月经周期为 1 疗程。用 1～12 个疗程。

（2）红藤膏（陈建英，等·《国医论坛》2000，15）

组成：穿山甲 10 克，土鳖虫 10 克，水蛭 10 克（均后下），皂角刺 10 克，路路通 10 克，透骨草 10 克，川乌 10 克，红藤 30 克，蒲公英 30 克，败酱草 30 克，乳香 6 克，没药 6 克，三棱 20 克，莪术 20 克。

用法：捣碎，加麻油浸泡 1 周后，熬枯去渣，药油炼至滴水成珠，加广丹，搅匀，置冷水中，取冷凝块，摊涂纸上，贴双侧少腹部，每日换药 1 次，10 日为 1 疗程。用 1～14 个疗程。

（3）化塞通络膏（申学永，等·《中医外治杂志》2004，13）

组成：生水蛭 60 克，菖蒲 60 克，当归 60 克，浙贝母 60 克，路路通 30 克，地龙 20 克，生半夏 20 克，生附子 20 克，细辛 20 克，桂枝 20 克，生马钱子 10 克。

用法：加香油 3000 毫升，浸 1 周；炸透去渣，熬至滴水成珠，下黄丹适量，收膏，置水中拔火毒 3 日，摊于布上，每贴约 20 克，贴敷子宫穴（双侧，脐下 4 寸，旁开 3 寸），每穴 1 贴，每周 1 次，4 周为 1 疗程。月经期停用。

（4）暖宫排卵散热敷（虎发光·《安徽中医学院学报》1993，12）

组成：赤芍 130 克，大黄 20 克，透骨草 60 克，桂枝 60 克，白芷 50 克，小茴香 50 克，川乌 30 克，吴茱萸 30 克。

用法：研末，置盆中，加白酒和醋各 100 克左右，浸透拌匀，装入布袋，入蒸笼蒸透，取出用干毛巾包裹后置少腹部热敷 1 小时，温度下降时可在药袋上放一热水袋加热，以少腹微汗出为佳。每晚 1 次，每次用时可加酒、醋适量。每袋药可用 15 日。

（5）抗炎通管汤（高慧·《河北中医药学报》2000，15）

组成：丹参 15 克，赤芍 15 克，穿山甲 10 克，细辛 10 克，三棱 10 克，莪术 19 克，海藻 12 克，连翘 12 克，路路通 12 克，鸡血藤 30 克。

加减：湿热下注加苦参、黄柏、土茯苓；寒湿凝滞细辛加至 12 克，加桂枝、茯苓；气滞加乳香、没药；附件增厚或有炎性包块加皂角刺、夏枯草。

用法：日 1 剂，水煎取液 100 毫升，睡前保留灌肠。月经期停用。并取双侧附件区体表投影处，腰骶痛配八髎穴，用 K-8832-T 型电脑中频电疗仪和周林频谱仪，分别于上、下午照射，每次 30 分钟，各 1 次。均 1 个月为 1 疗程。

（6）通管液（甘琳蓓·《江西中医药》2000，31）

组成：忍冬藤 30 克，马鞭草 12 克，皂角刺 12 克，生甘草 9 克。

用法：日 1 剂，水煎取液 100 毫升，保留灌肠。月经净后 3 日，用复方丹参注射液 4 毫升，加生理盐水 20 毫升，行输卵管通液术，压力 120～150mmHg。再用忍冬藤 30 克，马鞭草、皂角刺各 12 克，生甘草 9 克。日 1 剂，水煎，取浓缩液 100 毫升，保留灌肠。日 1 次，用 10 日。2 个月经周期为 1 疗程。用 2 个疗程。

（7）活血化瘀汤（王志荣·《广西医学》1997，19）

组成：毛冬青 30 克，刘寄奴 15 克，丹参 15 克，柴胡 12 克，赤芍 12 克，香附 10 克，红花 5 克。

用法：于经净后 2～3 日开始，日 1 剂水煎取液 100 毫升，保留灌肠，10～15 日为 1 疗程。用 1～5 疗程。

（8）除湿通管汤（刘秀芳，等·《实用中医药杂志》1999，15）

组成：败酱草 25 克，穿山甲 15 克，路路通 15 克，地龙 15 克，鸡血藤 15 克，红藤 15 克，桂枝 10 克，附子 10 克。

用法：睡前保留灌肠，日 1 次；经前 10 日停用，2 个月为 1 疗程。并用透骨草 100 克，水蛭、附子、三棱、莪术、皂角刺、红花各 15 克，细辛 6 克，丹参、石见穿各 20 克，黄酒 50 毫升，盐水适量。放纱布袋中蒸，热敷小腹，上加塑料布、热水袋；用 2 小时；3 日 1 剂。

（9）中药保留灌肠（王子柱·《内蒙古中医药》1993，12）

组成：丹参 15 克，当归 12 克，柴胡 12 克，黄柏 12 克，薏苡仁 12 克，蒲公英 12 克，败酱草 12 克，川楝子 12 克，莪术 12 克，路路通 12 克，赤芍 9 克，青皮 9 克，香附 9 克，皂角刺 9 克，广木香 6 克，穿山甲 6 克。

加减：随症加减。

用法：患者排空二便，取左侧卧位，将导尿管插入肛门内15厘米，将40～42℃药液100毫升在10～15分钟内推入，然后平卧，如有便意，可胸膝卧位5～10分钟，每晚灌肠1次，10次为1疗程，疗程间隔1～2日，经期停用。

（10）宫腔注药加中药保留灌肠（白秀梅，等·《内蒙古中医药》1993，12）

组成：当归10克，赤芍10克，三棱10克，莪术10克，枳实10克，皂角刺10克，丹参30克，败酱草30克，蒲公英30克，桃仁12克，红花12克。

用法：煎成100毫升，每晚睡前保留灌肠1次，骶部垫热水袋。15次休息5日，经期停用。在月经干净2～3日内行宫腔注药，将药液（生理盐水20毫升，庆大霉素8万单位，地塞米松2毫克，α-糜蛋白酶5毫克，阿托品0.5毫克。结核性者改庆大霉素为卡那霉素0.5克）通过子宫导管注入宫腔。如推注有阻力，觉阻力太大，不能再推入，患者诉痛时，停止注药保持压力不变，停留10～15分钟再加压推注，如此反复，直至推注完毕。2日1次，每月注3～4次，1月为1疗程。同时服用抗生素。

（11）插管通液合中药蜡疗（杨晓棠·《浙江中西医结合杂志》2003，13）

组成：桃仁10克，红花10克，赤芍10克，川芎10克，柴胡10克，穿山甲10克，枳壳10克，生地15克，川牛膝15克，当归12克，甘草3克，肉桂3克（焗）。

加减：随症加减。

用法：日1剂，水煎服。2小时后，行腹部蜡疗，每次1小时，日1次。于月经净3日开始，用15日。于月经净3～7日，用5%葡萄糖液作膨宫介质，插入宫腔镜，压力0.7～24kPa，充分扩展宫腔，将硬膜外导管插入输卵管间质部约0.5～0.8厘米，用亚甲蓝稀释液判断输卵管通畅情况，再用药液（含庆大霉素16万单位，地塞米松、糜蛋白酶各10毫克）注入，速度5毫升/分钟，受阻力压力≤33.3kPa，每月1次。

（12）中药离子导入（崔呢喃·《中医外治杂志》2003，12）

组成：白花蛇舌草50克，当归50克，乳香10克，没药10克，桂枝10克，红花10克，香附10克，赤芍10克，皂角刺10克，血竭5克，川椒8克，败酱草30克，蒲公英30克。

用法：加95%酒精、凉开水各400毫升，浸1周，取滤液，用药物导入电疗仪药垫2个，浸药液各20分钟，分别置于一侧少腹部及腰臀部，电流强度25～50mA，离子导入；再行对侧；每侧30分钟，日1次。于月经净第3日开始，用10日。不用他药。

（13）针灸（洪建云·《中医杂志》2000，41）

取穴：主穴：腹丛刺（以中极穴为中点，两侧各找一点，即髂前上棘内侧旁开2寸，连成弧线，左右各分4等份，共9针）。

配穴：足三里、三阴交。

治法：主穴：用1～1.5寸毫针，直刺0.5～1寸，以不刺破腹膜为度，行提插手法，至似滞针状。配穴：用1～1.5寸毫针，直刺0.5～1寸，直刺，平补平泻法。每周5次，2周为1疗程。用3个疗程。

（14）针灸（冀萍，等·《中国针灸》1996，16）

取穴：主穴：关元、归来、子宫、足三里、三阴交。

配穴：气滞血瘀型配血海、中极；下焦湿热型配曲骨、次髎。

治法：虚证补法，实证泻法，下腹部穴针感达会阴部，下肢穴针感达少腹部。加电针20分钟，艾条灸30分钟，日1次。10日为1疗程。

（15）穴位注射（王迪华，等·《上海针灸杂志》2001，20）

取穴：子宫、次髎（均双）。

治法：炎症为主选用鱼腥草注射液、庆大霉素、α-糜蛋白酶等；盆腔粘连为主选用丹参注射液、人参胎盘组织液。穴位注射，每穴 2 毫升，两穴交替使用，并取主穴气冲、归来、冲门、大赫，配穴足三里、三阴交、阴陵泉，每次取主、配穴 2～4 穴，针刺，小幅度提插捻转，留针 15～30 分钟。用艾灸盒隔姜灸下腹部，以温热为度，每次 30 分钟，均日 1 次。1 个月经周期为 1 疗程。

（16）温针灸加拔罐（宋立中，等·《针灸临床杂志》1997，13）

取穴：三阴交（患侧，用提插捻转导气法，同时嘱患者按揉少腹痛处，2 分钟），太溪、足三里（双侧，补法），少腹部阿是穴（使针感达阴部），关元（用补法）。

治法：针刺时针柄加灸 2 壮，针凉后出针。再取穴肾俞（补法），腰骶部阿是穴，温针后拔火罐 10 分钟。日 1 次，10 次为 1 疗程。疗程间隔 2 日，用 4 个疗程。

（17）火针（李和，等·《中国针灸》2002，22）

取穴：主穴：关元（肾瘀寒凝针后加灸）、中极、水道、归来（均刺 3～5 寸）、三阴交、次髎（均刺 2～3 分）。

配穴：肾虚寒凝配肾俞；湿热瘀阻配阴陵泉、蠡沟；肝郁气滞配肝俞、太冲；脾胃虚弱配脾俞、足三里。

治法：火针电刺，不留针，隔日 1 次。月经期停用。2 周为 1 疗程。疗程间隔 3 日。

（18）贴穴配合介入（曹大农，等·《河北中医学院学报》2004，6）

取穴：神阙。

治法：用药膏（当归、赤芍、丹参、三棱、莪术、穿山甲、路路通、皂角刺各 15 克，桃仁、川芎、香附、土鳖虫各 10 克，红藤 20 克）摊涂纯棉树脂布上，穴位贴敷，月经干净 3 日后开始，2 日换药 1 次。14 日为 1 疗程。月经期停用。

【经验方精选】

1. 周期疗法

（1）通补冲任方（梁勇才）

组成：甲方：白芍 30 克，海螵蛸 15 克，茜草根 15 克，制香附 15 克，路路通 12 克，炮山甲 12 克，皂角刺 12 克，王不留行 12 克，莪术 12 克，土鳖虫 10 克，川楝子 10 克，小茴香 5 克。乙方：熟地 30 克，紫石英 30 克，菟丝子 15 克，金樱子 15 克，山萸肉 12 克，鹿角胶 12 克，阿胶 12 克（烊化），小茴香 5 克，干姜 5 克，艾叶 5 克，皂角刺 10 克，路路通 10 克。

用法：日 1 剂，水煎，经净后开始服甲方 2 周，排卵后服乙方 2 周。1 个月为 1 疗程。并用皮硝外敷下腹部，每次 30 分钟，每日 2 次，疗程不限。

（2）红藤求子汤（徐步海）

组成：1 号方：红藤 30 克，生薏苡仁 30 克，当归 15 克，金银花 15 克，桃仁 12 克，香附 12 克，丹皮 10 克，麦冬 10 克，川芎 6 克，三七粉 3 克（冲）。2 号方：当归 15 克，赤芍 15 克，丹参 15 克，玄参 15 克，红藤 15 克，莪术 15 克，蒲公英 15 克，炙山甲 12 克，五灵脂 12 克，水蛭 6 克，三七粉 3 克（冲）。3 号方：金银花 15 克，大青叶 15 克，延胡索 15 克，败酱草 30 克，益母草 30 克，鸡血藤 30 克，金樱子 30 克，香附 10 克，茜草 10 克，川楝子 10 克，三七粉 3 克（冲）。

用法：日 1 剂，水煎，1 号方于月经第 1 天至第 10 天服，用于卵泡期；2 号方于月经第 11 天至 20 服，用于排卵期；3 号方于经前 10 天服，用于卵巢功能黄体期。

2. 气滞血瘀型

（1）四逆散加味（赵红）

组成：柴胡 10 克，枳实 10 克，赤芍 10 克，甘草 10 克，丹参 30 克，炮山甲 15 克。

加减：肝郁枳实增量；血瘀加水蛭；痰湿互结加生黄芪、桂枝；附件压痛加蒲公英、白花蛇舌草；附件炎块加莪术；输卵管积水加大戟、泽兰；输卵管结核加夏枯草、蜈蚣；黄体功能不全加鹿角霜；气血不足加党参、当归；肾虚加紫河车、鹿角胶。

用法：日 1 剂，水煎服。经期停用。

功效：舒肝理气，散瘀活血。用于气滞血瘀之输卵管阻塞性不孕。

（2）天英消症方（周文瑜）

组成：白芍 10 克，乌药 10 克，青皮 10 克，香附 10 克，陈皮 10 克，红花 10 克，皂角刺 10 克，炮山甲 10 克，蒲公英 30 克，柴胡 6 克，路路通 6 克。

加减：痛经者加丹参 15 克，川楝子、延胡索各 10 克；腰痛甚加川断、杜仲各 12 克；慢性盆腔炎有包块者加三棱、莪术各 10 克；输卵管积水者加桂枝、扁蓄各 10 克，茯苓 12 克；大便干结加桃仁 6 克，大黄 10 克，火麻仁 12 克；低热加青蒿、白薇、丹皮、栀子各 10 克，柴胡易银柴胡 10 克。

用法：日 1 剂，水煎服。

功效：疏肝理气，活血化瘀，软坚散结，清热解毒。用于输卵管炎及盆腔炎所致输卵管粘连、阻塞所致的不孕。

（3）通管汤（邢维山）

组成：当归 12 克，香附 12 克，三棱 12 克，莪术 12 克，川芎 10 克，赤芍 10 克，川牛膝 15 克，穿山甲 15 克，牡蛎 30 克，木香 6 克，细辛 3 克。

加减：肝郁血滞加丹参、柴胡、泽兰、郁金；肝郁肾虚加淫羊藿、巴戟天、肉苁蓉、菟丝子、鸡血藤、益母草；寒湿瘀滞加附子、肉桂、干姜、小茴香；气虚血瘀加党参、黄芪、白术；热郁血瘀加丹皮、黄柏、蒲公英、败酱草。

用法：日 1 剂，水煎服。

功效：疏肝理气，活血化瘀。用于气滞血瘀型输卵管不通性不孕。

（4）通经下乳汤（韩百灵）

组成：当归 15 克，川楝子 15 克，枳壳 15 克，瓜蒌 15 克，通草 15 克，淮牛膝 20 克，王不留行 20 克，白芍 25 克，青皮 10 克，皂角刺 5 克，甘草 5 克。

加减：肾虚者加川断、杜仲、熟地、山茱萸等；血虚者加桃仁、红花、姜黄等；肝郁化热者加丹皮、生地、知母等；肝脾不和者，与丹栀逍遥散合用。

用法：日 1 剂，水煎服。

功效：疏肝理气，活血化瘀。用于气滞血瘀型输卵管不通性不孕。

（5）益母胜金汤（梁杰圣）

组成：当归 9 克，熟地 9 克，白芍 9 克，茜草 9 克，丹参 9 克，香附 9 克，益母草 9 克，川芎 3 克。

用法：日 1 剂，水煎服。每月月经前服 5 剂，月经净后服 5 剂。同时用少量胎盘组织液，肌肉注射。

功效：疏肝理气，活血化瘀。用于气滞血瘀型输卵管不通性不孕。

（6）通管灵（徐琴）

组成：柴胡 12 克，当归 9 克，枳壳 9 克，莪术 15 克，苏木 15 克，路路通 30 克，土鳖虫 30 克，海藻 30 克，红梅梢 30 克，炙山甲 30 克，橘核 60 克，淫羊藿 12 克，鹿皮胶 15 克（烊化），蜈蚣 3 条，肉桂粉 1.5 克（冲）。

用法：日 1 剂，水煎服。

功效：疏肝理气，活血化瘀。用于气滞血瘀型输卵管不通性不孕。

（7）疏肝通瘀汤（颜立江）

组成：柴胡15克，香附15克，王不留行15克，红花15克，桃仁20克，三棱20克，牛膝20克，莪术30克。

加减：肝郁加青皮；寒凝加附子、肉桂；肾阳虚加肉苁蓉；输卵管积水加猪苓、车前子；附件炎加蒲公英、紫花地丁。

用法：日1剂，水煎服。

功效：疏肝理气，活血化瘀。用于气滞血瘀型输卵管不通性不孕。

（8）活血软坚汤（梁杰梅）

组成：柴胡6克，丹参15克，车前子15克，制香附10克，路路通10克，益母草10克，昆布10克，白芷10克，橘核10克，当归10克，荆芥5克，桔梗5克，桂枝茯苓丸6克（吞）。

用法：日1剂，水煎服。

功效：疏肝理气，活血化瘀，软坚散结。用于气滞血瘀型输卵管不通性不孕。

3. 肾虚血瘀型

（1）二仙通络汤（梁勇才）

组成：仙茅9克，路路通9克，肉苁蓉9克，巴戟天9克，制香附9克，枸杞子9克，菟丝子10克，越鞠丸10克，淫羊藿12克，紫石英20克，荆芥穗6克，防风3克，肉桂末1.5克（分冲）。

用法：日1剂，水煎服。月经净后开始服至下次月经来潮，经期停服，疗程3～5个月。

功效：补肾活血。用于肾虚血瘀型输卵管不通性不孕。

（2）助孕通管汤（徐步海）

组成：熟地15克，穿山甲15克，皂角刺15克，益母草15克，路路通15克，淫羊藿15克，当归12克，赤芍9克，白芍9克，三棱9克，莪术9克，昆布9克，海藻9克，制乳香9克，制没药 9 克，夏枯草 9 克，桃仁 9 克，紫石英 30 克。

用法：日 1 剂，水煎服。连服 2 个月为 1 疗程。最多可服 6 个疗程。

功效：补肾活血。用于肾虚血瘀型输卵管不通性不孕。

4. 血瘀型

（1）通任种子汤（李广文）

组成：香附 9 克，赤芍 9 克，白芍 9 克，桃仁 9 克，红花 9 克，络石藤 9 克，当归 12 克，连翘 12 克，丹参 30 克，川芎 6 克，小茴香 6 克，炙甘草 6 克。

加减：少腹痛甚者加延胡索 9 克；有包块者加三棱、莪术各 9 克；腹胀者加木香、陈皮各 9 克。

用法：日 1 剂，水煎服。

功效：活血化瘀，消肿止痛。用于少腹血瘀型输卵管阻塞性不孕。

（2）种子汤（梁杰圣）

组成：丹参 15 克，石打穿 20 克，赤芍 12 克，梭罗子 12 克，路路通 12 克，王不留行 12 克，月季花 12 克，川楝子 9 克，丹皮 9 克，桃仁 9 克，红花 9 克。

用法：日 1 剂，水煎服。连服 3～6 个月。

功效：活血化瘀，消肿止痛。用于血瘀型输卵管阻塞性不孕。

（3）化瘀通管方（朱宜宾）

组成：当归 9 克，桃仁 9 克，红花 9 克，川芎 9 克，皂角刺 9 克，路路通 9 克，海螵蛸 9 克，生茜草 9 克，蛇床子 9 克，柴胡 9 克。

加减：随证加减。

用法：日 1 剂，水煎于月经后第 5 天始服。连服 10 天。

功效：活血化瘀，消肿止痛。用于血瘀型输卵管阻塞性不孕。

（4）化瘀通塞汤（徐琴）

组成：当归12克，白芍12克，熟地12克，薏苡仁12克，红藤20克，菟丝子20克，穿山甲15克，丹皮15克，红花10克，土鳖虫10克，皂角刺10克，路路通10克，桃仁6克。

加减：肝郁气滞者加柴胡12克，月季花、玫瑰花各10克；痰湿内阻者加苍术、半夏各9克，陈皮10克；湿热盛者加茵陈、黄柏各12克。

用法：日1剂，水煎服。

功效：活血化瘀，消肿止痛。用于血瘀型输卵管阻塞性不孕。

（5）通卵受孕种育汤（钱嘉颖）

组成：当归、官桂、赤芍、干姜、炒蒲黄、炒茴香、荔枝核、延胡索。

加减：瘀血甚者加乳香、没药、穿山甲、王不留行；肝郁者加青皮、郁金、香附、丹皮；痰湿者加白术、茯苓、车前子；带下量多者加土茯苓、薏苡仁、槟榔。

用法：日1剂，水煎服。每月15～20剂。

功效：活血化瘀，消肿止痛。用于血瘀型输卵管阻塞性不孕。

（6）通络行水汤（凌云）

组成：当归尾30克，路路通30克，赤小豆30克，赤芍20克，桃仁15克，䗪虫15克，王不留行15克，穿山甲10克，甘草6克。

加减：气虚者加党参、黄芪；附件增厚，压痛明显者加虎杖、红藤、败酱草；输卵管积水甚者加三棱、莪术、防己、泽兰、皂角刺。

用法：日1剂，水煎服。每月15～20剂。

功效：活血化瘀，消肿止痛。用于血瘀型输卵管阻塞性不孕。

（7）化瘀通塞汤（梁勇才）

组成：当归 12 克，白芍 12 克，熟地 12 克，丹皮 12 克，穿山甲 12 克，薏苡仁 12 克，红藤 20 克，菟丝子 20 克，桃仁 6 克，红花 10 克，土鳖虫 10 克，皂角刺 10 克，路路通 10 克。

加减：阳虚者去丹皮、红藤，加炮附子、肉桂；便溏者去桃仁；肾阴虚者加女贞子、枸杞子等；肝郁者加柴胡、月季花、玫瑰花；痰湿内阻者加苍术、陈皮、清半夏；热阻胞宫者加连翘、黄连、重楼；湿热者加茵陈、黄柏。

用法：日 1 剂，水煎于月经净后连服 15 天。

功效：活血化瘀，消肿止痛。用于血瘀型输卵管阻塞性不孕。

5. 痰湿内阻型

当归芍药散加减（班秀文）

组成：当归 15 克，赤芍 10 克，白术 10 克，川芎 10 克，苍术 10 克，槟榔 10 克，土茯苓 20 克，鸡血藤 20 克，石斛 15 克，桂枝 6 克，艾叶 6 克。

用法：日 1 剂，水煎服。连服 10 剂。

功效：用于痰湿内阻，阳虚宫寒，胞脉不通之不孕。

6. 湿热瘀阻型

（1）散瘀消结汤（徐步海）

组成：红藤、茯苓、黄柏、丹皮、赤芍、三棱、莪术、败酱草、蒲公英、半枝莲、土鳖虫适量。

用法：日 1 剂，水煎服。

功效：清热凉血，散瘀化结。用于湿热瘀阻型输卵管阻塞性不孕。

（2）疏通汤（颜立江）

组成：郁金、香附、败酱草、鸡血藤、地丁草、土茯苓、川楝子、车前子、王不留行、两头尖、炮山甲适量。

用法：日 1 剂，水煎服。

功效：清热凉血，散瘀化结。用于湿热瘀阻型输卵管阻塞性不孕。

7. 气虚血瘀型

（1）山甲皂刺汤（李祥云）

组成：黄芪 12 克，穿山甲 12 克，皂角刺 12 克，当归 9 克，黄药子 9 克，路路通 9 克，鸡血藤 15 克，夏枯草 15 克，丹参 15 克，川芎 4.5 克，乳香 4.5 克，没药 4.5 克，血竭 6 克。

加减：血瘀甚加莪术、蜈蚣；乳胀加荔枝核、橘叶；腰痛甚加川断。

用法：日 1 剂，水煎服。

功效：补气活血。用于气虚血瘀型输卵管不通性不孕。

（2）益气活血通络汤（梁勇才）

组成：党参、黄芪、白术、茯苓、山药、赤芍、陈皮、当归、川芎、桃仁、丹参、鸡血藤、穿山甲、路路通适量。

用法：日 1 剂，水煎服。

功效：补气活血。用于气虚血瘀型输卵管不通性不孕。

8. 中成药

（1）肝郁气滞型

丹栀逍遥丸

组成：略。

用法：每次 6 克，每日 3 次，口服。

功效：舒肝理气。用于肝郁气滞型输卵管阻塞性不孕。

（2）气虚血瘀型

①定坤丹

组成：略。

用法：每次 1 丸，每日 2 次，口服。

功效：益气养血，活血化瘀。用于气虚血瘀型输卵管阻塞性不孕。

②妇科千金片

组成：略。

用法：每次 3 片，每日 3 次，口服，连用 2 个月。

功效：益气养血，活血化瘀。用于气虚血瘀型输卵管阻塞性不孕。

9. 外治

（1）疏肝活血方

组成：透骨草 15 克，皂角刺 15 克，路路通 15 克，赤芍 15 克，红花 15 克，威灵仙 20 克，乳香 20 克，没药 20 克，蒲公英 30 克。

用法：装入纱布袋内，蒸 40 分钟，敷于下腹两侧 30 分钟，可重复使用 2～3 次，疗程不限。

功效：疏肝活血。用于肝郁血瘀型输卵管阻塞性不孕。

（2）活血通络方

组成：羌活 200 克，乳香 200 克，没药 200 克，桂枝 200 克，红花 200 克，紫苏 200 克，血竭 200 克，千年健 200 克，川椒 150 克，当归 300 克，白芷 300 克，赤芍 300 克，五加皮 300 克，追地风 300 克，透骨草 300 克，香附 300 克，艾叶 300 克。

用法：共研细末。每用 250 克装入布袋内，蒸透后热敷少腹两侧，每日 1 次，以冷却为度。

功效：活血通络，散瘀消结。用于输卵管阻塞性不孕。

（3）舒气化瘀散

组成：透骨草 30 克，丹参 30 克，威灵仙 20 克，乳香 20 克，没药 20 克，当归 20 克，赤芍 15 克，川乌 10 克，肉桂 10 克，红花 10 克。

用法：研为粗末，装入布袋，滴入白酒少许，蒸 40 分钟，敷于下腹部，再在布袋上压热水袋保温。热敷约 40～60 分钟，每日 1 次，2 日更换 1 袋。月经期停用。

功效：舒肝理气，活血化瘀，散瘀祛滞，开窍透骨。用于气滞血瘀之输卵管阻塞性不孕。

（4）活血散煎方

组成：路路通 30 克，夏枯草 30 克，水蛭 20 克，芒硝 60 克。

用法：共研细末，装入布袋内，蒸热，敷于少腹两侧，每次 1 小时，早晚各 1 次。

功效：活血通络，软坚散结。用于血瘀型输卵管阻塞性不孕。

（5）活血通络方

组成：透骨草 200 克，红藤 15 克，赤芍 15 克，路路通 15 克，三棱 10 克，莪术 10 克，丹皮 10 克，海藻 10 克，水蛭 10 克，虻虫 10 克，皂角刺 10 克。

加减：随证加减。

用法：用温水拌潮后装布袋内，淋洒白酒 30 毫升，蒸 20 分钟，待温热适宜后敷于下腹部，上加热水袋保温，每日 1 次，每次 40～60 分钟，经期停用，15 日为 1 疗程，连用 2 疗程。

功效：活血化瘀，通经活络。用于血瘀型输卵管阻塞性不孕。

（6）解毒散结通管方

组成：败酱草 15 克，地丁草 15 克，丹参 15 克，路路通 15 克，赤芍 15 克，三棱 10 克，莪术 10 克，橘核 10 克，延胡索 10 克，炮山甲 10 克。

用法：水煎浓缩至 150 毫升，分 4 次使用。将药液吸附垫浸 50℃～60℃药液中直至饱和状态，置于少腹部双侧附件处，将离子导入治疗机 G2～1A 治疗仪导板阴极、阳极分别固定于药液吸附垫上，即可开机治疗，电量 10～30mA，每日 1 次，每次 35 分钟，12 次为 1 疗程，疗程间隔 3 天。

功效：清热解毒，消症散结。用于急性感染性输卵管阻塞性不孕。

（7）活血消瘀通管方

组成：蒲公英 15 克，路路通 15 克，赤芍 15 克，地龙 10 克，桃仁 10 克，橘核 10 克，三棱 10 克，莪术 10 克，丹参 10 克，穿山甲 10 克，三七末 6 克。

用法：同解毒散结通管方。

功效：行气活血，消瘀散结，止痛通络。用于慢性血瘀型输卵管阻塞性不孕。

（8）活血化瘀通管方

组成：皂角刺 15 克，穿山甲 12 克，蟪蛄 5 条，三棱 30 克，莪术 30 克，丹参 30 克，地龙 10 克，土鳖虫 10 克，细辛 6 克，血竭 3 克。

加减：输卵管积水者加茯苓 50 克。

用法：水煎 3 次约 600 毫升，再浓缩至 150 毫升，分 5 次离子导入，治疗时，用九层纱布蘸药汁紧贴少腹输卵管部位药物离子导入仪正极板紧压其上，负极板包裹九层湿纱布置相应腰部，然后接通电源，电流量以患者可耐受为宜，一般在 10～20mA。每侧导入 15～30 分钟，每日 1 次，10 次为 1 疗程。

功效：行气活血，化瘀通络。用于气滞血瘀型输卵管阻塞性不孕。

（9）丹红灌肠方

组成：丹参 15 克，败酱草 15 克，路路通 15 克，红藤 12 克，赤芍 12 克，黄柏 12 克，夏枯草 12 克，王不留行 12 克，三棱 9 克，莪术 9 克。

用法：日 1 剂，水煎至 100 毫升，药温 38℃，保留灌肠。

经期停用。

功效：清热解毒，活血散瘀。用于输卵管阻塞性不孕。

（10）求嗣灌肠方

组成：丹参 30 克，赤芍 30 克，三棱 15 克，莪术 15 克，紫石 15 克，当归 15 克，皂角刺 15 克，透骨草 15 克，制乳香 10 克，制没药 10 克。

用法：日 1 剂，水煎至 100 毫升，药温 38℃，保留灌肠。经期停用。

功效：清热解毒，活血散瘀。用于输卵管阻塞性不孕。

（11）解毒通瘀方

组成：皂角刺 15 克，川厚朴 15 克，蒲公英 30 克，银花藤 30 克，大黄 10 克。

用法：日 1 剂，水煎至 100 毫升，药温 38℃，保留灌肠。经期停用。

功效：清热解毒，活血散瘀。用于输卵管阻塞性不孕。

（12）宫腔内注药（常玉清）

组成：丹参注射液 2 毫升，鱼腥草注射液 2 毫升，复方莪术注射液 2 毫升。

用法：加入生理盐水，行宫腔内注药。

（13）通液

组成：α-糜蛋白酶 1 支，庆大霉素注射液 8 万 u，生理盐水适量。

用法：将上 2 药加生理盐水稀释至 30 毫升。双腔子宫输卵管造影管按常规操作插入宫腔，从导管注入药液，注入量视宫腔大小、输卵管闭塞程度及患者自觉反应逐渐增加。首次药量一般不超过 10 毫升。注药时药液温度不低于室温，速度宜慢，一般每分钟注入 1 毫升左右，保留导管 3～4 小时。治疗时间宜在月经干净后 5 天开始，至排卵期前停止。

功效：清热、消炎、止痛。用于输卵管阻塞性不孕。

（14）温通膏

组成：皂角刺 10 克，生马钱子 10 克，生附子 15 克，山慈菇 30 克，穿山甲 30 克，淮牛膝 30 克，王不留行 60 克。

用法：共为细末，以桂氮酮作赋形剂制成药膏。将药膏填满已消毒的脐孔，用双层纱布固定，每隔 3 天换药 1 次，辅以神灯（TDP）每天照射 30 分钟，20 日为 1 疗程。

功效：温经通络，散瘀活血。用于寒凝胞宫之输卵管阻塞性不孕。

（15）温散膏

组成：生马钱子 10 克，生附子 15 克，生半夏 15 克，细辛 15 克，当归 30 克，肉苁蓉 30 克，炮山甲 30 克，山慈菇 30 克，石菖蒲 60 克，王不留行 60 克，虎杖 60 克。

用法：水煎 3 次，浓缩，加入药粉（乳香 30 克，没药 30 克，琥珀 30 克，肉桂 15 克，蟾酥 15 克）5 克，用白酒、蜂蜜适量，麝香少许，风油精 3～4 滴调匀成膏。用药膏适量放于以消毒的脐中摆开，用消毒纱布敷盖，胶布固定，再用红外线灯（250A）照射 20 分钟，灯距 30～40 厘米。每日用热水袋外敷脐部 1～2 小时，以增加药物的吸收。

功效：温中散寒，活血通络。用于寒凝胞宫之输卵管阻塞性不孕。

（16）针刺

取穴：中极、关元、归来、子宫、三阴交。

治法：进针时大幅度捻转，边捻边进针。腹部穴位针刺时针尖稍向下倾斜，进针后不提捻，留针 10～30 分钟，深度 2～4 寸，隔日 1 次。

取穴：气海、子宫、血海、太冲、内关。

治法：泻法，留针 15～20 分钟，隔日 1 次，10 次为 1

疗程。

取穴：中枢、血海、三阴交、曲骨、关元。

治法：每次取3～4穴，针刺得气后，用电针通电，用连续波中等刺激，每次20～30分钟，每日或隔日1次，10次为1疗程。

取穴：志室透肾俞、血海，气海透中极、八髎，昆仑透太溪。

治法：芒针针刺，隔日1次，留针20～30分钟，7～10日为1疗程，疗程间隔5～7天。

取穴：肾俞配关元、志室配中极、气海配血海、三阴交配足三里。

治法：每次选1组穴，用皮内针刺入皮肤0.5～1.2厘米，用小块胶布固定针柄，埋针2～3天，7次为1疗程，疗程间隔5～7天。

（17）灸法

取穴：气海、关元、中极、归来、气冲。

治法：每穴上滴适量蒜汁，将黄豆大小艾炷置于穴上，每穴每次施灸2～3壮，以局部稍红为度。

取穴：少腹部。

治法：用香附、当归、阿胶、艾叶、黄芪、川芎、白芍、熟地、肉桂、续断、杜仲、吴茱萸等份，制成粗末。患者仰卧位，将八层消毒纱布用温水浸湿后置于少腹部，上面铺8～10毫米药粉，取姜酊（市售成药）均匀地洒于药粉上，用火点燃，待患者觉少腹部有温热感时，用湿毛巾将火按灭，至患者腹部无热感时，重复数遍，每3遍为1次，然后依上法施灸腰骶部1次。每天各施灸1次，10次为1疗程。

（18）耳针

取穴：子宫、卵巢、脑点、肾、肝、皮质下。

治法：常规消毒耳穴，用毫针刺激，留针 20～30 分钟，每日或隔日 1 次，10 次为 1 疗程。或取耳穴埋针或耳穴压丸法。

（19）穴位注射

取穴：肾俞、天枢、归来、关元、三阴交、足三里。

治法：每次选 2～3 穴，用 5% 当归注射液或胎盘组织液，每穴注入 0.5～1 毫升，隔日 1 次，10 日为 1 疗程，经期暂停。

（20）推拿按摩

操作：病人取仰卧位，用手掌平放于患者上腹部，自上而下做摩法（轻揉）约 2 分钟。取一指禅手法，在任脉上从上脘穴至曲骨穴作直线往返推动 15 分钟，每分钟 120 次左右，以局部产生温热感为佳。取揉、摩手法，自上而下揉按整个腹部约 5 分钟，再自上而下做抓法（五指指端分别放于任脉、肾经、脾经上，自上脘至中极止）约为 1 分钟，再用右掌平放于丹田部（气海、关元、中极等穴处）快频率作振颤法约为 1 分钟，然后再用双手拇指向外侧分推腹约 1 分钟。取点、按手法，以右手拇指按右侧的足三里、三阴交穴，逐渐用力，深压捻动，按而留之，以局部产生酸、麻、胀痛感为度，然后点按对侧，共约 2 分钟。

病人取俯卧位，取点揉法，以双手拇指先后点揉背部的肝俞、脾俞、胃俞、膀胱俞和肾俞穴，逐渐用力，同时做盘旋揉动，每穴 1 分钟。取推法，以右手掌平放于大椎穴处，掌根用力，顺督脉经由上而下推至阳关穴为止，做直线往返连续动作 1 分钟，120 次左右。取轻击法，右手半握空拳，连续不断地轻击八髎穴 2 分钟，200 次左右。

患者取坐位，在双侧肩井部位做滚法 2 分钟，然后做头面和躯干部的三组常规手法，再用双掌挟住患者的二胁肋部做搓法结束。

全过程约需 40 分钟左右。每日 1 次，30 次为 1 疗程，疗程之间可间隔 2～3 日。

【药膳】

1. 肾虚型

种玉药酒方

组成：淫羊藿 250 克，淮生地 120 克，枸杞子 60 克，胡桃肉 120 克，五加皮 60 克，白酒适量。

用法：上药切片，浸入酒中，封固，隔水加热至药片蒸透。取出放凉，再浸数日，即可启用。早晚各饮 1 次，每次 200 毫升。

功效：补肾益精。用于肾虚型输卵管阻塞性不孕。

2. 气虚血瘀型

仙传种子酒

组成：白茯苓 480 克，大枣 240 克，胡桃肉 180 克（泡去皮），白蜜 2880 克，烧酒 9600 克，精米酒 4800 克，黄芪 15 克（蜜炙），人参 15 克，白术 15 克，当归 15 克，川芎 15 克，白芍 15 克，生地 15 克，小茴香 15 克，枸杞子 15 克，覆盆子 15 克，陈皮 15 克，沉香 15 克，木香 15 克，官桂 15 克，砂仁 15 克，甘草 15 克，乳香 9 克，没药 9 克，五味子 6 克。

用法：将白蜜入锅熬液，再入前 3 味搅匀，用微火熬滚，倾入磁罐，又入烧酒、糯米酒。后 20 味共为细末，并入蜜罐和匀，笋叶封口。入锅大火煮两炷香出，埋土中 3 日去火毒，每日早、午、晚饮以数杯。

功效：补血益气，活血调经。用于输卵管阻塞性不孕。

第五章　卵巢性因素所致不孕

第一节　卵巢囊肿不孕

卵巢囊肿是妇科常见的一种肿瘤，多为良性潴留性囊肿。囊肿的发生影响卵巢的正常生理功能，使卵子产生障碍，因此引起的不孕称为卵巢囊肿性不孕。

卵巢囊肿属中医"肠覃"范畴。

【病因病机】

本病是由气滞血瘀，痰湿凝聚所致。

【辨证诊断】

1. 气滞血瘀型

主证：无明显主证。

舌象：舌质有瘀点或舌下静脉瘀滞。

脉象：脉细或涩。

2. 痰湿凝聚型

主证：形体肥胖，脘腹满闷，时作恶心，或有月经不调，带下增多，质粘稠。

舌象：舌苔薄腻。

脉象：脉沉滑。

【基本方剂】

1. 气滞血瘀型

治则：行气活血，化瘀消症。

方剂：抵当汤合三甲散加减。方药：桃仁 15 克，水蛭 15 克，三棱 12 克，制大黄 12 克，香附 12 克，乌药 10 克，昆布 20 克，海藻 20 克，鳖甲 20 克，龟板 20 克，夏枯草 20 克，生牡蛎 20 克。

用法：日 1 剂，水煎，经净后开始服药，经期停服。

2. 痰湿凝聚型

治则：散寒除湿，散结消症。

方剂：化痰软坚汤。方药：熟地 10 克，仙茅 10 克，夏枯草 12 克，菟丝子 12 克，覆盆子 12 克，淫羊藿 12 克，皂角刺 12 克，浙贝母 12 克，穿山甲 12 克，昆布 12 克。加减：痰湿为主者加冰球子 12 克，赤芍 10 克，制南星 6 克；肾虚为主者加附子 10 克，鹿角霜、胡芦巴各 12 克，肉桂 3 克。

用法：日 1 剂，水煎，净后开始服用，12 天为 1 疗程。

【当代妙方精选】

1. 分三型（郝宁·《安徽中医临床杂志》2002，14）

组成：①肝郁气滞、湿热蕴结型：苍术 10 克，黄柏 10 克，牛膝 10 克，赤芍 10 克，当归 10 克，桃仁 10 克，红花 10 克，薏苡仁 10 克，制大黄 10 克，柴胡 6 克，红藤 30 克，败酱草 30 克。②脾虚湿盛、痰湿凝结型：太子参 10 克，黄芪 10 克，白术 10 克，茯苓 10 克，苍术 10 克，黄柏 10 克，半夏 10 克，枳壳 10 克，橘皮 10 克，白芍 15 克，海藻 15 克，牡蛎 30 克，川牛膝 20 克，薏苡仁 20 克。③湿热毒邪内盛、瘀血内阻型：枳壳 10 克，丹皮 10 克，赤芍 10 克，三棱 10 克，莪术 10 克，桃仁 10 克，制大黄 10 克，败酱草 30 克，丹参 30 克，红藤 30 克，炮山甲 10 克，皂角刺 15 克，土茯苓 15 克。

用法：日 1 剂，水煎服。并用山奈、没药、大黄、山慈菇、公丁香、路路通等；研细末，加蜂蜜调膏，外敷脐下腹部，3 日换药 1 次。30 日为 1 疗程。

2. 分三型（于晓妹·《北京中医》1997，6）

组成：①气滞血瘀型：三棱丸（《圣济总录》）。加减：腹痛甚加延胡索、五灵脂、芡实；嗳气加枳壳、砂仁。②湿热内结型：大黄牡丹皮汤。加减：急性感染、高热腹痛、带下有脓加金银花、败酱草、白花蛇舌草；大便似痢不爽去芒硝，加玄参、生地。③湿热交结型：导痰汤合琥珀散（《海药本草》）。加减：脾胃虚弱加党参、白术；湿郁化热加虎杖、白花蛇舌草。

用法：日1剂，水煎服。3个月为1疗程。

3. 调周

补肾调周清利汤（徐美炎·《南京中医药大学学报》2004，20）

组成：苍术20克，皂角刺20克，淫羊藿20克，忍冬藤30克，鱼腥草30克，猫爪草20克，碧玉散30克（包），五灵脂10克，蒲黄10克（包），炙乳香10克，炙没药10克，知母10克，黄柏10克，山药10克，猪苓10克，茯苓10克，桂枝5克，制半夏6克，青皮6克。

用法：于月经周期第14日开始，用经前方：上方加制附子、仙茅、淫羊藿各10克，用至经至。第1～3日开始用经后方：上方加墨旱莲、女贞子、北沙参各10克。均日1剂，水煎分3次餐后服，1个月经周期为1疗程。

4. 血瘀型

（1）桂苓消囊汤（李红杰，等·《吉林中医药》2004，24）

组成：桂枝10克，丹皮10克，桃仁10克，赤芍10克，三棱10克，莪术10克，炙鳖甲10克，皂角刺10克，茯苓15克，海藻15克，昆布15克。

加减：气血虚弱加黄芪、党参、当归、阿胶；少腹胀痛加川楝子；腰痛加杜仲、续断；黄带量多加红藤、败酱草、蒲公英；月经量多（或功血淋漓不尽）加藕节、茜草、仙鹤草。

用法：日 1 剂，水煎分 3 次服。1 个月为 1 疗程。

功效：活血化瘀。用于血瘀型卵巢囊肿不孕。

（2）少腹逐瘀汤加减（孟庆梅，等·《陕西中医》1996，12）

组成：当归 9 克，川芎 9 克，蒲黄 9 克（包），延胡索 9 克，小茴香 9 克，白芥子 10 克，生牡蛎 30 克（先煎），薏苡仁 15 克，五灵脂 6 克，赤芍 6 克，干姜 6 克，肉桂 3 克。

加减：气虚加黄芪、党参；阴虚加玄参、生地；痰湿加茯苓、法半夏；湿热加白头翁、紫花地丁；瘀血甚加三棱、水蛭、土鳖虫；腹胀甚加枳实、厚朴。

用法：日 1 剂，水煎服。15 日为 1 疗程。经期停服。用 2～6 个疗程。

功效：活血化瘀。用于血瘀型卵巢囊肿不孕。

（3）消囊汤（徐琴·《江苏中医杂志》1996，21）

组成：海藻 15 克，三棱 10 克，莪术 10 克，桃仁 10 克，南星 6 克，甘草 6 克，赤芍 12 克，白芥子 12 克，夏枯草 12 克，薏苡仁 20 克。

加减：虚寒加附子、炮姜、鹿角胶；气虚加党参、黄芪、白术；血虚加熟地、当归、阿胶；痰湿加茯苓、土茯苓、苍术；郁热加丹皮、黄芩、大黄；血瘀加丹参、泽兰、水蛭；气郁加香附、郁金、橘核。

用法：日 1 剂，水煎服。10 日为 1 疗程。

功效：活血化瘀。用于血瘀型卵巢囊肿不孕。

（4）桂枝茯苓丸（刘昭坤，等·《国医论坛》1995，10）

组成：桂枝 12～30 克，茯苓 30～60 克，泽兰 30～45 克，香附 15 克，赤芍 10 克，桃仁 10 克，丹皮 10 克。

加减：寒甚重用桂枝，加附子；热证加蒲公英、紫花地丁；气虚加黄芪；2 个疗程无效者加三棱、莪术、水蛭、炮穿山甲。

用法：日1剂，水煎服。3个月为1疗程。

功效：活血化瘀。用于血瘀型卵巢囊肿不孕。

（5）水蛭消症散（冯子轩，等·《山东中医杂志》1996，15）

组成：水蛭150克，炮山甲50克，桃仁50克，生牡蛎200克，夏枯草100克，大黄100克，土鳖虫30克。

用法：共研细末，装胶囊。每次10克，日2次口服，20日为1疗程。经期停服。用1～3疗程。

功效：活血化瘀。用于血瘀型卵巢囊肿不孕。

（6）加减少腹逐瘀汤（张晔·《新疆中医药》2000，18）

组成：小茴香3～10克，延胡索12～15克，当归15～20克，川芎12～20克，赤芍20～30克，没药10～15克，生蒲黄10～15克，五灵脂10～15克，官桂3～6克，干姜6～10克。

加减：腹痛甚加三棱、莪术、土鳖虫；痰湿甚加南星、法半夏；气滞甚加青皮、香附、枳壳、白芥子；出血多加益母草、侧柏叶、地榆。

用法：日1剂，水煎服。10日为1疗程。经期停用，用1～5个疗程。

功效：活血化瘀。用于血瘀型卵巢囊肿不孕。

（7）化瘀消症汤（金利民·《浙江中西医结合杂志》2000，7）

组成：丹参20克，党参20克，昆布20克，炙黄芪20克，石打穿20克，三棱15克，莪术15克，当归10克，陈皮10克，虎杖10克，毛人参30克，白花蛇舌草30克，夏枯草10克，炙穿山甲10克（先煎），炙土鳖虫10克（先煎）。

用法：日1剂，水煎服。经期停用。30日为1疗程。

功效：活血化瘀。用于血瘀型卵巢囊肿不孕。

（8）祛瘀散结汤（吴红玲·《实用中医药杂志》2002，18）

组成：黄芪30克，茯苓30克，赤芍15克，桃仁15克，三棱15克，莪术15克，土鳖虫15克，浙贝母15克，猫爪草15

克，炙半夏10克，桂枝10克，炙甘草6克。

加减：腹痛加乌药、制乳香、制没药；白带量多色黄加黄柏、椿根皮；月经不调加香附、淫羊藿；盆腔炎加红藤、白花蛇舌草。

用法：日1剂，水煎服。经期停用。用1～3疗程。

功效：活血化瘀。用于血瘀型卵巢囊肿不孕。

（9）化瘀汤（叶芙蓉·《实用中医药杂志》2001，17）

组成：川芎6克，地龙6克，红花6克，三棱10克，莪术10克，当归10克，柴胡10克，枳实10克，赤芍10克，白芍10克，红藤15克，徐长卿15克。

加减：气虚腹坠胀加党参、黄芪、升麻；阳气虚加砂仁、三七、山楂；巧克力囊肿加血竭、水蛭、夏枯草、土鳖虫；囊性加昆布、海藻、胆南星；盆腔炎加土茯苓、半枝莲、败酱草；便秘加桃仁、虎杖、大黄；舌红有瘀加知母、牡蛎、青礞石。

用法：日1剂，水煎服。20日为1疗程。用5个疗程。

功效：活血化瘀。用于血瘀型卵巢囊肿不孕。

5. 痰瘀阻络型

（1）祛痰汤（张建英，等·《浙江中医学院学报》2005，29）

组成：炙鳖甲10克，路路通10克，王不留行10克，象贝母15克，生蛤壳15克，白毛藤15克，白花蛇舌草15克，橘核6克，橘络6克。

加减：随症加减。

用法：日1剂，水煎服，2个月经周期为1疗程。囊肿较大用莪术、三棱、皂角刺、制延胡索、白毛藤、忍冬藤、红藤。水煎取液，保留灌肠，每晚1次，用14日为1疗程。合并盆腔感染用西药。

功效：化瘀消症。用于痰瘀阻络型卵巢囊肿不孕。

（2）消囊汤口服及灌肠（伍叶秀，等·《内蒙古中医药》2005，24）

组成：穿山甲10克，昆布10克，夏枯草10克，三棱10克，生薏苡仁30克，丹参30克，鸡内金30克。

加减：气滞型加制香附、浙贝母各10克，柴胡6克，茯苓15克等；寒湿凝滞型加小茴香、桂枝各10克，茯苓15克等；湿热下注型加红藤、败酱草、蒲公英、瞿麦各15克，泽泻6克。

用法：日1剂，水煎服。灌肠方：三棱、莪术、昆布各15克，红藤、鱼腥草、生薏苡仁各30克，水煎取液，药温39℃～43℃，保留灌肠40分钟，日1次，15～20日为1疗程。

功效：化瘀消症。用于痰瘀阻络型卵巢囊肿不孕。

（3）化瘀消症汤（伍朝霞·《江西中医》1999，30）

组成：当归15克，赤芍15克，三棱15克，莪术15克，僵蚕15克，败酱草15克，凤尾草15克，山慈菇15克，夏枯草30克，山楂30克，海藻30克，川芎10克。

加减：随症加减。

用法：日1剂，水煎服。3个月经周期为1疗程。经期停用。

功效：化瘀消症。用于痰瘀阻络型卵巢囊肿不孕。

（4）消症汤（金娇·《江苏中医》2000，21）

组成：丹参10克，赤芍10克，桃仁10克，土茯苓10克，延胡索15克，莪术15克，浙贝母15克，桂枝6克，水蛭粉6克（冲），牡蛎30克，白花蛇舌草30克，甘草5克。

用法：日1剂，水煎服。20日为1疗程。

功效：化瘀消症。用于痰瘀阻络型卵巢囊肿不孕。

（5）化症回春丸（井永强·《四川中医》1998，16）

组成：当归15克，香附15克，泽漆15克，生山楂15克，党参12克，莪术12克，半夏12克，刘寄奴12克，炒小茴香10

克，青皮 10 克，枳壳 10 克，三棱 10 克，川芎 10 克，石见穿 20 克，葶苈子 5 克，二丑 3 克，大枣 4 枚。

用法：经净后，日 1 剂，水煎服。15～20 剂为 1 疗程。用 1 个疗程后，再用干泽漆 5000 克，加水 15000 克，煮 2 小时，取滤液，加大枣肉 3000 克，共煮呈稀米汤状，加芒硝 1000 克。冷却后，加药粉（香附、生山楂各 2500 克，刘寄奴、石见穿、党参、当归、莪术各 2000 克，半夏、枳壳、川芎、三棱、水红花子各 1500 克，青皮、二丑各 1000 克，葶苈子 500 克，均研粉），制成绿豆大丸，经净后每次 10 克，日 3 次餐后服，经期停用。20 日为 1 疗程。用 2 个疗程。

功效：化瘀消症。用于痰瘀阻络型卵巢囊肿不孕。

（6）二刺汤（宓伟毅·《新中医》1999，31）

组成：刺蒺藜 15～30 克，皂角刺 15～20 克，小茴香 6～9 克，肉苁蓉 10～15 克，浙贝母 10～15 克，制乳香 6 克，制没药 6 克，生甘草 6 克，猫爪草 30 克，生牡蛎 30 克，白芍 12～15 克，海藻 12～15 克。

加减：随症加减。

用法：日 1 剂，水煎服。25 日为 1 疗程。经期用逍遥丸。

功效：化瘀消症。用于痰瘀阻络型卵巢囊肿不孕。

（7）化囊汤（许金珠·《实用中医药杂志》2001，17）

组成：昆布 12 克，茯苓 12 克，白芥子 12 克，皂角刺 10 克，生白芍 10 克，绞股蓝 10 克，当归 10 克，穿山甲 6 克，路路通 6 克。

加减：阳虚加肉桂、地肤子；气虚加党参、黄芪；月经量多加三七、炒蒲黄；黄带加红藤、败酱草；腹胀痛加延胡索、川楝子；B 超示囊壁后，内有光点回声加海藻、水蛭。

用法：日 1 剂，水煎服。15 日为 1 疗程，用 1～2 疗程。

功效：化瘀消症。用于痰瘀阻络型卵巢囊肿不孕。

（8）宫宝方（徐元山，等·《中医杂志》2002，43）

组成：石见穿30克，夏枯草30克，威灵仙30克，海藻30克，牡蛎30克，三棱15克，莪术15克，鸡内金粉5克（冲），乌梅12克，甘草10克。

用法：日1剂，水煎服。水蛭胶囊5粒（每粒含生药0.3克），日2次口服。并用海藻、石见穿各50克，败酱草、王不留行、红藤、赤芍、白芍各30克，肉桂、艾叶、干姜各10克，桃仁、红花、芒硝各15克，乳香、没药、三棱、莪术各12克，川楝子、路路通各20克。水煎取液500毫升，药温40℃，用GZ-IA型离子导入仪，下腹部患侧离子导入，每次30分钟，1～2日1次，月经期停用。1个月为1疗程。

功效：化瘀消症。用于痰瘀阻络型卵巢囊肿不孕。

（9）透龙散加味（徐萍·《现代中西医结合杂志》2000，9）

组成：黄芪30克，当归10克，川芎10克，白芥子10克，皂角刺20克，威灵仙40克，炮穿山甲8克（分冲）。

加减：气虚甚加党参、白术；腹刺痛剧按加没药、血竭、失笑散；出血量多、有瘀块加三七粉、益母草、花蕊石；经期长加蚤休、乌梅、贯众；阴血亏虚加阿胶、仙鹤草；腰酸腹坠加杜仲、寄生、升麻。

用法：日1剂，水煎服。1个月经周期为1疗程。用3个疗程。

功效：化瘀消症。用于痰瘀阻络型卵巢囊肿不孕。

（10）桂枝茯苓丸合当归芍药散合薏苡附子败酱散（吕桂香，等·《陕西中医》2001，21）

组成：桂枝15～25克，附子15～25克，茯苓15～25克，丹皮15～25克，当归10～15克，赤芍10～15克，川芎10～15克，白术10～15克，桃仁25～30克，泽泻25～30克，薏苡仁30～50克，败酱草30～50克。

加减：阳虚证附子、桂枝增量；湿热证白术、泽泻、薏苡仁、败酱草增量，附子、桂枝减量；血瘀证川芎、当归、桃仁、赤芍增量。

用法：日 1 剂，水煎服。1 个月经周期为 1 疗程。月经期停用。

功效：化瘀消癥。用于痰瘀阻络型卵巢囊肿不孕。

（11）理气利水散结汤（朱文仙·《中国中医药科技》2001，8）

组成：生牡蛎 30 克，橘核 30 克，海藻 15 克，泽泻 15 克，姜半夏 15 克，刘寄奴 15 克，穿山甲 10 克，枳壳 10 克，浙贝母 20 克，瞿麦 20 克。

加减：气虚加党参、黄芪、生白术；血虚加阿胶、当归、制首乌；带多色黄加红藤、川黄柏、半枝莲、椿根皮；月经血块多（或舌质紫黯）加桃仁、红花、三棱、莪术。

用法：日 1 剂，水煎服。20 日为 1 疗程。月经期停用。用 1～3 个疗程。

功效：化瘀消癥。用于痰瘀阻络型卵巢囊肿不孕。

6. 气滞血瘀型

（1）疏肝活血消癥汤（张京，等·《湖北中医杂志》2003，25）

组成：柴胡 15 克，丹参 15 克，鸡内金 15 克，香附 10 克，赤芍 10 克，桃仁 10 克，川芎 5 克，甘草 5 克，莪术 25 克，鳖甲 20 克，黄芪 20 克，牡蛎 30 克。

加减：随症加减。

用法：于月经周期第 6 日开始，日 1 剂，水煎服，经期停用。1 个月为 1 疗程。

功效：疏肝理气，活血化瘀。用于气滞血瘀型卵巢囊肿不孕。

（2）疏肝活血汤（张顺利·《长春中医学院学报》2000，16）

组成：当归 12 克，白芍 12 克，蒲黄 12 克，五灵脂 12 克，柴胡 6 克，小茴香 6 克，延胡索 10 克，川楝子 10 克，皂角刺 10 克，穿山甲 10 克，茯苓 10 克，香附 10 克，续断 10 克，郁金 10 克，陈皮 10 克，寄生 30 克。

用法：日 1 剂，水煎服。药渣捣碎，加白酒调和，装布袋，蒸热，外敷少腹两侧。10 日为 1 疗程。经期停用。并用抗生素。

功效：疏肝理气，活血化瘀。用于气滞血瘀型卵巢囊肿不孕。

（3）消囊炎（郑美卿·《实用中医药杂志》2000，16）

组成：赤芍 25 克，丹皮 25 克，海藻 25 克，当归 30 克，桂枝 30 克，益母草 30 克，五灵脂 30 克，生黄芪 20 克，小麦 50 克，川贝母 15 克，炮穿山甲 15 克，郁金 15 克，甘草 15 克，党参 20 克，昆布 20 克，桃仁 20 克，制大黄 20 克。

用法：研末，制成蜜丸，每次 15 克，日 2 次口服。1 个月为 1 疗程，疗程间隔 7 日。用 3 个疗程。

功效：疏肝理气，活血化瘀。用于气滞血瘀型卵巢囊肿不孕。

（4）化痰破瘀汤（王爱坚·《陕西中医》1999，20）

组成：柴胡 10 克，半夏 10 克，土鳖虫 10 克，薏苡仁 30 克，白芍 30 克，党参 12～20 克，枳实 10～15 克，白芍 10～15 克，水蛭 10～15 克，茯苓 20～30 克，陈皮 6～10 克，车前子 15～20 克（包），穿山甲 10～12 克。

加减：白带色黄、月经量多加黄芪、蒲公英、龙胆草、败酱草；经前小腹、乳房胀痛甚加香附、郁金、佛手、素馨花；经前小腹胀痛甚，经色黯红夹血块加丹参、乳香、没药、桃仁、红花；气虚重用党参、黄芪；寒甚加桂枝、干姜、鹿角霜。

用法：日 1 剂，水煎服。经期停用。15 日为 1 疗程。用 3 个疗程。

功效：疏肝理气，活血化瘀。用于气滞血瘀型卵巢囊肿不孕。

7. 肝郁血虚型

疏肝化瘀汤（王集智·《黑龙江中医药》1997，6）

组成：当归 15 克，川芎 15 克，白芍 15 克，熟地 15 克，茯苓 15 克，穿山甲 15 克，薏苡仁 15 克，延胡索 14 克，柴胡 10 克，桂枝 10 克，玄参 10 克，连翘 10 克，夏枯草 10 克，昆布 30 克，海藻 30 克。

用法：隔日 1 剂，水煎，经净第 1 日开始，用 15 剂。用 4 个月。

功效：疏肝解郁，补血化瘀。用于肝郁血虚型卵巢囊肿不孕。

8. 湿热瘀阻型

（1）三妙汤（朱可奇·《浙江中医学院学报》2005，29）

组成：黄柏 15 克，苍术 15 克，牛膝 15 克，车前子 15 克，制大黄 15 克，黄连 10 克，水蛭 10 克，鸡内金 30 克，甘草 6 克。

用法：日 1 剂，水煎服。8 周为 1 疗程。禁酒、生冷、酸辣等品。

功效：用于湿热瘀阻型卵巢囊肿不孕。

（2）栀子辣蓼汤（来俊英，等·《中国民族民间医杂志》2003，3）

组成：栀子 10 克，辣蓼 20 克，甘草适量。

加减：气虚加黄芪；盆腔炎加薏苡仁、败酱草；腹痛加香附、川楝子。

用法：水煎（或开水泡）取液，每次 500 毫升，每日 4 次，口服，2个月为1疗程。月经期停用。

功效：用于湿热瘀阻型卵巢囊肿不孕。

9. 外治

（1）灌肠方（盛宝琴·《浙江中西医结合杂志》2004，14）

组成：桂枝15克，当归15克，赤芍15克，白芍15克，败酱草15克，白花蛇舌草15克，茯苓12克，姜半夏12克，川芎10克，黄柏10克，乌梅10克，熟地10克。

加减：气滞血瘀证加皂角刺、三棱、莪术；寒湿凝滞证加鹿角胶、肉桂、白芥子。

用法：日1剂，水煎，取滤液200毫升，药温37℃，直肠灌入。于经净第6日开始，14日为1疗程。

（2）中药离子导入（杨淑霞·《内蒙古中医药》1997，16）

组成：红花30克，干姜30克，莪术30克，延胡索30克，五灵脂30克，蒲黄20克，官桂20克，川芎20克，赤芍20克，小茴香20克。

治法：用DIL-2型中药离子电疗机，将正、负极铅板（8层纱布包）和上药药液浸湿的20层纱布垫置于两侧小腹部，电流强度以患者能耐受为度。日1次，12次为1疗程。

【经验方精选】

1. 气滞血瘀型

（1）橘荔散结丸（梁勇才）

组成：橘核、荔枝核、川断、乌药、海藻、莪术、党参、小茴香、川楝子、岗稔根、制首乌、生牡蛎、罂粟壳、益母草。

用法：共研细末，制成丸剂。每次6克，每日3次。经净后3天开始，半空腹时以开水送服，月经前3～5天停药，3个月为1疗程。

功效：温中散寒，消肿散结。用于卵巢囊肿、子宫肌瘤性不孕。

（2）化瘀汤（徐步海）

组成：当归10克，丹皮10克，赤芍10克，栀子10克，桃仁10克，大贝母10克，焦白术10克，五灵脂10克，延胡索10克，柴胡10克，郁金25克，牡蛎25克。

用法：日1剂，水煎服。

功效：行气活血，消症散结。用于卵巢囊肿性不孕。

2. 痰湿凝聚型

（1）香附散结汤（梁杰圣）

组成：香附10克，苍术10克，桂枝10克，桃仁10克，茯苓10克，猪苓10克，炮山甲12克，三棱12克，黄芪15克，川芎6克，白术6克，薏苡仁30克。

用法：日1剂，水煎服。

功效：散寒除湿，消症散结。用于卵巢囊肿性不孕。

（2）山甲皂刺汤（朱宜宾）

组成：穿山甲10克，浙贝母10克，延胡索10克，赤芍10克，皂角刺12克，川萆薢15克，冰球子15克。

加减：肾阳虚者加鹿角胶、胡芦巴、淫羊藿；肾阴虚者加熟地、女贞子；黄体水平低加龟板、肉苁蓉。

用法：日1剂，水煎服。

功效：化痰祛湿，消症散结。用于卵巢囊肿性不孕。

（3）消瘀得子汤（梁杰梅）

组成：当归10克，三棱10克，莪术10克，香附10克，葶苈子10克，车前子10克（包），延胡索12克，炮山甲12克，夏枯草12克，茯苓12克，血竭6克，桂枝6克，木香4.5克，芫花4.5克。

加减：腹泻者去三棱、莪术，加党参、白术。

用法：日1剂，水煎服。30日为1疗程，经期停服。

功效：化痰祛湿，消症散结。用于卵巢囊肿性不孕。

（4）囊肿速消汤（徐琴）

组成：生地 15 克，夏枯草 15 克，赤芍 6 克，白芍 6 克，鸡内金 9 克，当归 10 克，黄药子 10 克，刘寄奴 10 克，半枝莲 20 克，败酱草 20 克，红藤 20 克，海藻 20 克，生甘草 6。

用法：日 1 剂，水煎服。

功效：化痰祛湿，消症散结。用于卵巢囊肿性不孕，可迅速消除囊肿。

3. 寒凝血瘀型

四春丸（徐步海）

组成：肉桂 20 克，白芥子 30 克，三棱 30 克，莪术 30 克，炮山甲 100 克。

用法：共研细末，黄蜡为丸。每次 5～6 克，早晚温开水送服。30 日为 1 疗程，疗程间隔 7 日。

功效：温经散寒，消症散结。用于卵巢囊肿性不孕。

4. 血瘀型

（1）消囊育子汤（颜立江）

组成：白芍 9 克，绿萼梅 9 克，炙土鳖虫 9 克，当归 12 克，丹参 12 克，丹皮 12 克，益母草 12 克，生地 12 克，熟地 12 克，失笑散 15 克（包），夏枯草 24 克，炙甘草 5 克，大枣 7 枚。

用法：日 1 剂，水煎服。经期停服。

功效：活血散结，消瘀化症。用于卵巢囊肿性不孕。

（2）桂枝茯苓丸（陆树人）

组成：桂枝 10 克，茯苓 10 克，桃仁 10 克，丹皮 10 克，赤芍 10 克，鳖甲 10 克，卷柏 10 克，艾叶 10 克，青皮 10 克，川断 10 克，北芪 10 克，黄柏 6 克，生牡蛎 30 克。

用法：蜜丸，每丸 10 克。每次 1 丸，每日 3 次，口服。15～90 天为 1 疗程，连服 1～3 疗程。

功效：活血散结，破瘀消症。用于卵巢囊肿、子宫肌瘤性不孕。

（3）桂苓消瘤丸（凌云）

组成：丹皮 10 克，桃仁 10 克，穿山甲 10 克，鳖甲 12 克，桂枝 12 克，赤芍 12 克，茯苓 15 克。

用法：共研细末，炼蜜为丸，每丸重 10 克。每次 1 丸，每日 1 次，口服，30 日为 1 疗程。可连服 3 疗程。

功效：活血散结，破瘀消症。用于卵巢囊肿性、子宫肌瘤性不孕。

（4）新加桂枝茯苓丸（徐琴）

组成：桂枝 9 克，赤芍 9 克，丹皮 9 克，路路通 9 克，失笑散 9 克（包），当归 12 克，桃仁泥 12 克，茯苓 12 克，红藤 30 克，蒲公英 30 克，车前子 30 克。

用法：日 1 剂，水煎服。

功效：活血散结，消瘀化症。用于卵巢囊肿性不孕。

（5）散结汤（梁勇才）

组成：白术 10 克，茯苓 10 克，猪苓 10 克，丹皮 10 克，赤芍 10 克，香附 10 克，桃仁 10 克，川芎 10 克，三棱 12 克，莪术 12 克，炮山甲 12 克。

用法：日 1 剂，水煎服。

功效：活血散结，消瘀化症。用于卵巢囊肿性不孕。

（6）斑红丸（颜立江）

组成：斑蝥 10 个（炒，去头足），红娘子 30 个（去头足），干漆 4.5 克，大黄 3 克，琥珀 3 克。

用法：共研极细末。分 3 次服，用三棱 10 克，莪术 10 克，红花 10 克，香附 10 克，当归尾 10 克，赤芍 10 克，青皮 10 克，丹皮 10 克，生地 10 克，川芎 10 克，煎汤送服。经期忌服。

功效：活血化瘀，消症化结。用于卵巢囊肿性不孕。

5. 气虚血瘀型

（1）宫症汤（梁杰宏）

组成：党参 10 克，白术 12 克，茯苓 12 克，当归 12 克，桃仁 12 克，莪术 12 克，香附 12 克，续断 12 克，夏枯草 12 克，淮牛膝 12 克，王不留行 10 克，三棱 10 克，薏苡仁 30 克。

用法：日 1 剂，水煎服。经期开始加用三棱注射液 4 毫升，每日肌注 1 次，连用 7 日。

功效：益气活血，消肿散结。用于卵巢囊肿、子宫肌瘤性不孕。

（2）九味消肿汤（徐琴）

组成：黄芪 15 克，山楂 15 克，三棱 10 克，莪术 10 克，青皮 10 克，泽泻 10 克，鸡内金 10 克，焙水蛭 6 克，砂仁 3 克。

用法：日 1 剂，水煎服。经期停服。

功效：益气活血，消肿散结。用于卵巢囊肿性不孕。

（3）囊肿丸（梁杰圣）

组成：党参 45 克，当归 45 克，桃仁 45 克，炒黑丑 45 克，生山楂 45 克，刘寄奴 150 克，石见穿 150 克，川芎 30 克，丹皮 30 克，青皮 30 克，陈皮 30 克，蛇床子 30 克，半枝莲 100 克，海藻 100 克，黄药子 75 克，三棱 75 克，天葵子 75 克，败酱草 75 克。

用法：日 1 剂，水煎服。

功效：益气活血，消肿散结。用于卵巢囊肿性不孕。

6. 气血两虚型

归芪汤（徐步海）

组成：当归 30 克，炙黄芪 30 克，菟丝子 30 克，淫羊藿 30 克，生姜 3 片，大枣 10 枚。

用法：日 1 剂，水煎服。

功效：益气补血，调经散结。用于卵巢囊肿性不孕。

7. 中成药

（1）妇科十味片

组成：略。

用法：每次 4 片，每日 3 次。

功效：用于卵巢囊肿性不孕。

（2）乌鸡白凤丸

组成：略。

用法：每次 1 丸，每日 3 次。

功效：用于卵巢囊肿性不孕。

8. 外治

（1）敷贴法

①消癥膏

组成：夏枯草 90 克，苏木 60 克，三棱 60 克，海藻 40 克，牡蛎 30 克。

用法：共研细末，兑白蜡适量，加蜜 180 克，煎成膏。敷于癥瘕处皮肤。

功效：活血消症助孕。用于卵巢囊肿性不孕。

②苏木散

组成：苏木 18 克，干漆 15 克，牛膝 15 克（酒炒），白胡椒 9 克，三棱 30 克（酒炒），肉桂 30 克，莪术 30 克（酒炒），木香 30 克，鸡骨灰 30 克，黄丹 30 克（炒），牙皂 15 克，细辛 12 克，硇砂 12 克，麝香 1.5 克，香油 1000 克。

用法：共为细末，用文火熬油至滴水成珠时加入药末，约煎 20 分钟后再下丹，以油提成绵延不断为度。取膏药 60 克，用温水炖化后摊于布上，患处用黄酒洗之贴上膏药。保留半月，如不愈再贴。

功效：活血化瘀散结。用于气滞血瘀型卵巢囊肿性不孕，效果极佳。

（2）灌肠法

①化瘀散结煎

组成：赤芍、丹参、莪术、夏枯草、败酱草、车前子、滑石粉适量。

用法：浓煎 100 毫升，待温度适宜时，于每晚睡前排空大便后保留灌肠。

功效：清热凉血，活血化瘀，软坚散结。用于痰湿凝聚型卵巢囊肿性不孕。

②活血化瘀散痰煎

组成：桃仁 15 克，三棱 15 克，枳实 15 克，青皮 15 克，陈皮 15 克，昆布 15 克，海藻 15 克，鳖甲 15 克，穿山甲 15 克，王不留行 15 克，生龙骨 15 克，生牡蛎 15 克，夏枯草 15 克，皂角刺 15 克，土鳖虫 12 克。

用法：浓煎 100 毫升，待温度适宜时，于每晚睡前排空大便后保留灌肠。

功效：清热凉血，活血化瘀，软坚散结。用于痰湿凝聚型卵巢囊肿性不孕。

（3）针刺

取穴：①中极、气冲、次髎。②大赫、三阴交。

治法：两组交替使用。针前排空大小便，腹部穴用 1.5 寸不锈钢毫针，直刺 25～30 毫米，手法捻转轻泻，针感向会阴部放射，得气后留针 25 分钟。次髎穴采用 2.5 寸不锈钢毫针，直刺入第二骶孔，手法捻转提插，以泻为主，针感向小腹部传导，得气后立即出针。三阴交平补平泻，针感向上传导，得气后留针 25 分钟。隔日 1 次，10 次为 1 疗程，治疗 3～6 个疗程。

取穴：照海（双）、内关（双）。

治法：平补平泻法，留针 15～30 分钟，刺前排空尿液。隔日 1 次，7 次为 1 疗程。

取穴：关元、中极、子宫、三阴交。

治法：从月经第14天起每天电针1次，共3次。刺激频率3赫兹，电流量5毫安以内，连续30分钟。

（4）穴位埋线

取穴：三阴交（双）。

治法：在月经净后3～7日，取双侧三阴交穴，用带针芯的穿刺针，抽出针芯约2厘米，用"0"号羊肠线2厘米插入穿刺针内，取穴消毒，直刺三阴交，深约1.0寸，得气后推针芯，将羊肠线埋入其内，取出穿刺针。本法刺激强度大，且较持久，具有消肿散结之功效。

（5）穴位照射

取穴：子宫、曲骨、中极、关元。

治法：用二氧化碳激光机照射穴位，照射距离约1.2米，照射15～30分钟，以局部有温热感为度，每天1次，月经净后第6天起照射，1周为1疗程，疗程间隔7天。

功效：活血化瘀，消肿散结。用于卵巢囊肿性不孕。

（6）推拿按摩

①常规按摩法

操作：按揉下脘、气海、关元、四满，分推胸胁，拿提腹肌并抖揉，直推脘腹，摩运全腹，揉按三阴交，掐揉行间。

功效：活血散瘀。用于血瘀型卵巢囊肿性不孕。

②手足按摩法

操作：点揉手足全息穴下腹点、手部生殖区及肠系区、足部生殖区及子宫区；推足底、足背。手法需深透有力，持久平稳。

功效：用于卵巢囊肿性不孕。

【药膳】

1. 山楂酒

组成：干山楂片2000克，60度白酒3000毫升。

用法：浸泡 1 周即成。每次服 10～20 毫升，每日 2 次。

功效：活血化瘀消症。用于卵巢囊肿性不孕。

2. 黑豆红花汤

组成：黑豆 30 克（洗净），红花 6 克（纱布包），红糖适量。

用法：将前 2 味放入锅内，加入清水适量烧开，煮至黑豆酥烂，去红花，加入红糖搅匀。吃豆喝汤，早晚各 1 次，温热服。

功效：补肾生血，活血化瘀。用于卵巢囊肿性不孕。

3. 桃仁牛血羹

组成：桃仁 12 克（洗净），鲜牛血（已凝固者）200 克（切成小方块），精盐少许。

用法：将前 2 味入锅内，加入清水 500 毫升煲汤，再加入精盐调味即成。去桃仁，食牛血喝汤，每日 1～2 次。

功效：活血化瘀，消肿散结。用于卵巢囊肿性不孕。

4. 二药蛋

组成：延胡索 20 克，益母草 50 克（均洗净），鸡蛋 2 只（洗净）。

用法：共入锅内，加入清水适量同煮，待蛋熟后去壳再煮片刻即成。吃蛋饮汤。经前食用，每日 1 次，连续 5～7 日。

功效：活血化瘀消症。用于卵巢囊肿性不孕。

第二节　排卵障碍所致不孕

【病因病机】

1. **肾阳不足**：命门衰微，肾精不足。

2. **肝郁气滞**：情志不舒，情绪紧张，焦虑忧郁，肝气郁结，排卵障碍。

【当代妙方精选】

1. **调周**（周学恒·《浙江中西医结合杂志》2002，12）

（1）肾阳虚、冲任虚寒型

组成：①仙茅10克，淫羊藿10克，巴戟天10克，肉苁蓉10克，菟丝子10克，淮山药10克，当归10克，熟地10克。②当归10克，丹参10克，桃仁10克，红花10克，续断10克，鸡血藤10克，茺蔚子10克，桂枝3克，香附6克。③当归10克，熟地10克，续断10克，阿胶10克，龟板胶10克（烊化），制首乌10克，菟丝子10克，淮山药15克。④当归10克，熟地10克，赤芍10克，丹参10克，泽兰10克，川芎4克，香附6克，茺蔚子15克。

用法：日1剂，水煎服。于月经净后，排卵前、后，月经前期用（1）、（2）、（3）、（4）方分别4～6、6～9、3～5日。用3个月经周期。

（2）肾阴虚、冲任蕴热型

组成：①熟地10克，丹参10克，制首乌10克，淮山药10克，肉苁蓉10克，菟丝子10克，女贞子10克，旱莲草10克。②熟地10克，赤芍10克，丹参10克，泽兰10克，枸杞子10克，桃仁4克，红花4克，薏苡仁15克，香附6克。③熟地10克，丹参10克，龟板10克，制首乌10克，肉苁蓉10克，菟丝子10克，女贞子10克，旱莲草10克。④熟地10克，茯苓10克，赤芍10克，丹参10克，泽兰10克，茺蔚子10克，当归6克，香附6克。

用法：日1剂，水煎服。于月经净后，排卵前、后，月经前期用（1）、（2）、（3）、（4）方分别4～6、6～9、3～5日。用3个月经周期。

2. **调周**（张晓春·《山东中医杂志》2002，33）

组成：①经后期（月经第5～11日）用归肾丸加味：熟地

12 克，山药 12 克，续断 12 克，菟丝子 12 克，枸杞子 10 克，山茱萸 10 克，茯苓 15 克，甘草 6 克。②经前期（月经第 17～28 日）上方加黄芪 15 克，巴戟天 12 克。③经间期（月经第 12～26 日）用四逆散加味：柴胡 12 克，枳实 12 克，赤芍 12 克，桃仁 12 克，红花 12 克，川牛膝 10 克，急性子 10 克，甘草 6 克。加减：随症加减。

用法：日 1 剂，水煎服。外感时停用。

3. 中药人工周期疗法（李艳秀，等·《黑龙江中医药》2004，1）

组成：①月经前期：熟地 20 克，菟丝子 30 克，枸杞子 15 克，麦冬 10 克，延胡索 10 克，肉桂 10 克，淫羊藿 10 克，锁阳 10 克，覆盆子 10 克，首乌 20 克。②月经期：当归 10 克，赤芍 10 克，延胡索 10 克，没药 10 克，肉桂 10 克，炮姜 10 克，小茴香 10 克，益母草 30 克，鸡血藤 15 克。③经后期：当归 10 克，赤芍 15 克，泽兰 10 克，木香 10 克，柴胡 10 克，茺蔚子 10 克，山萸肉 10 克，香附 15 克，川断 15 克，菟丝子 30 克。④经间期：刘寄奴 10 克，赤芍 10 克，牛膝 10 克，柴胡 10 克，覆盆子 10 克，泽兰 10 克，益母草 30 克，鸡血藤 15 克，女贞子 15 克，枸杞子 15 克。

用法：日 1 剂，水煎服。

4. 三、五、七奇数律（殷燕云·《湖北中医杂志》2004，26）

组成：①经净后：丹参 10 克，赤芍 10 克，白芍 10 克，山药 10 克，丹皮 10 克，茯苓 10 克，续断 10 克，寄生 10 克，熟地 10 克，郁金 10 克，山茱萸 6 克，荆芥 6 克，砂仁 5 克。②见白带后：丹参 10 克，赤芍 10 克，山芍 10 克，山药 10 克，丹皮 10 克，茯苓 10 克，续断 10 克，菟丝子 10 克，熟地 10 克，山茱萸 6 克，肉苁蓉 6 克，荆芥 6 克，砂仁 5 克。③白带增多：丹参 10 克，赤芍 10 克，白芍 10 克，山药 10 克，丹皮 10 克，茯苓

10克，续断10克，杜仲10克，枸杞子10克，山茱萸6克，荆芥6克，紫河车9克，五味子5克。④呈蛋清样：丹参10克，赤芍10克，白芍10克，山药10克，丹皮10克，茯苓10克，续断10克，菟丝子10克，鹿角片10克，五灵脂10克，山茱萸6克，荆芥6克，广木香9克。⑤排卵后：制香附10克，制苍术10克，丹参10克，赤芍10克，白芍10克，山药10克，丹皮10克，茯苓10克，续断10克，鹿角片10克，五灵脂10克，荆芥6克，广木香69克。

用法：按经期3、5、7日奇数律，服药期间分别为每日20：00～21：00、24：00～1：00、4：00～5：00。

5. 分二型（卢玉霞·《浙江中医杂志》1997，32）

组成：①血瘀腑实型用桂枝茯苓丸加味：桂枝6克，桃仁6克，红花6克，生大黄6克（后下），茯苓10克，丹皮10克，赤芍10克，土鳖虫10克，制香附10克，川牛膝12克，丹参12克。②痰湿阻滞型：胆南星6克，陈皮6克，浙贝母10克，姜半夏10克，穿山甲10克（先煎），皂角刺10克，刘寄奴10克，全瓜蒌10克，路路通10克，苏木10克，白花蛇舌草15克。

加减：夹热加礞石滚痰丸；夹瘀加丹参、桃仁、莪术、土鳖虫。

用法：日1剂，水煎服。3个月为1疗程。用4个疗程。取足三里膝下2寸，用丹参注射液穴位注射，每周1～2次。用于雄激素过多所致排卵障碍。

6. 分三型（马龙伯·《不孕专辑》）

组成：①肝郁气滞型：当归10克，茯苓10克，焦白术10克，制香附10克，酒白芍12克，覆盆子12克，菟丝子15克，柴胡6克，甘草6克，薄荷4.5克，吴茱萸4.5克，生姜6克。②阳虚血瘀型：桑寄生20克，当归15克，覆盆子15克，川断12克，白芍12克，蔓荆子12克，茯苓10克，焦白术10克，桂枝6克，川芎6克，干姜6克，炙甘草6克，柴胡6克，桃仁10克，丹皮10克。③肾阳虚衰型：桑寄生20克，酒白芍20克，川断12克，陈皮12克，当归10克，紫香附10克，川芎6克，桂枝6克，吴茱萸4克，延胡索5克，生姜10克。

用法：日1剂，水煎服。

7. 分三型（杜文斌·《光明中医》1996，11）

组成：①单相偏低型用温胞饮：党参10克，芡实10克，杜仲10克，淮山药10克，菟丝子10克，炒白术30克，巴戟天12克，附子3克，肉桂5克。加减：阳气生去附子、肉桂，或改用毓麟珠（《景岳全书》）加减。②单相偏高型用清骨滋肾汤（《傅青主女科》）加减：丹皮10克，沙参10克，麦冬10克，地骨皮10克，玄参15克，五味子6克。③反双相型用二仙汤：仙茅10克，淫羊藿10克，巴戟天10克，当归10克，知母10克，黄柏10克。加减：均随症加减。排卵前均加桃仁、红花。

用法：日1剂，水煎服。3个月为1疗程。

8. 分三型（陈秀芳·《四川中医》2000，18）

组成：①肝肾阴虚型：熟地20克，山药20克，当归15克，炒白芍15克，山萸肉15克，紫河车10克，龟板10克，丹参12克，淫羊藿12克，枸杞子30克，炒大黄6克。②气虚血瘀型：党参30克，生黄芪30克，白术15克，当归15克，补骨脂15克，川牛膝15克，鹿角片10克，鸡内金10克，仙茅10克，赤芍10克，桃仁12克，川芎12克。③痰湿阻滞型：茯苓30克，党参15克，白术15克，丹参15克，牛膝15克，菟丝子15克，枸杞子15克，车前子10克（包），桂枝10克，陈皮10克，半夏10克，甘草6克。加减：腰痛加寄生；寒甚加桂心；胸胁胀痛加柴胡、郁金；性欲低下加鸡血藤。

用法：日1剂，水煎服。3个月为1疗程。用于卵巢早衰不孕。

9. 肾虚型

四二五合方（李双·《现代中西医结合杂志》2005，14）

组成：当归 10 克，白芍 10 克，五味子 10 克，仙茅 10 克，川芎 3 克，熟地 12 克，覆盆子 12 克，车前子 12 克，牛膝 12 克，淫羊藿 12 克，菟丝子 15 克，枸杞子 15 克。

加减：气滞甚加制香附、木香；血瘀加红花、益母草、茺蔚子；肾阳虚甚加巴戟天、补骨脂；肾阴虚甚加女贞子、旱莲草；卵泡期加滋阴药；排卵期及月经期加活血理气药；黄体期加补肾温阳药。

用法：日 1 剂，水煎服。2 个月为 1 疗程。

功效：用于肾虚型排卵障碍性不孕。

10. 肾阳虚型

①促卵汤（张灵芳·《实用中国药杂志》2005，21）

组成：仙茅 10 克，淫羊藿 10 克，肉苁蓉 10 克，丹参 10 克，紫石英 20 克，巴戟天 12 克，紫河车 3 克，肉桂 3 克，山茱萸 9 克，枸杞子 15 克。

用法：日 1 剂，水煎服。20 日为 1 疗程。

功效：用于肾阳虚型排卵障碍性不孕。

②调经促排助孕汤（陈芷玲·《实用中医药杂志》2002，18）

组成：黄芪 20 克，党参 15 克，当归 12 克，熟地 12 克，菟丝子 12 克，枸杞子 12 克，淫羊藿 12 克，紫石英 30 克（先煎），川椒 10 克，香附 10 克，肉桂 3 克（后下）。

加减：随症加减。

用法：日 1 剂，水煎服。月经周期第 5 日开始，用至排卵。用 1～5 个月经周期。

功效：调经促排卵助孕。用于肾阳虚型无排卵不孕。

11. 肾阴虚型

（1）六味地黄汤合五子衍宗汤加减（宋鸿雁，等·《现代中

医药》2003，5)

组成：熟地 24 克，山药 12 克，山茱萸 12 克，覆盆子 12 克，丹皮 10 克，茯苓 10 克，泽泻 10 克，五味子 10 克，车前子 10 克（包），枸杞子 15 克，菟丝子 15 克。

加减：气血虚弱加人参、阿胶；肾阳虚加紫石英、仙茅；痰湿中阻加半夏、苍术；腰困痛加续断、杜仲。

用法：日 1 剂，水煎服。取穴：气海、三阴交、中极。月经先期配太冲、太溪，后期配血海、归来；紊乱配肾俞、脾俞；痛经配次髎、地机；经闭配合谷、足三里；功血配关元、脾俞。针刺，留针 30 分钟，10 分钟行针 1 次。日 1 次。均于月经周期第 7 日开始，用 10 日，3 个月经周期为 1 疗程。

功效：用于肾阴虚型排卵障碍不孕。

(2) 一阴煎加味（秦薇，等·《国医论坛》2004，19)

组成：生地 15 克，白芍 15 克，麦冬 15 克，黄精 15 克，熟地 20 克，知母 12 克，地骨皮 12 克，炙甘草 6 克。

加减：虚热消失加杜仲、菟丝子。

用法：日 1 剂，水煎服。21 日后，改用桃红四物汤加丹参、牛膝；用 7 日。两方交替使用，28 日为 1 疗程。用 2～6 个疗程。

功效：用于肾阴虚型排卵障碍不孕。

(3) 二仙汤（高云·《吉林中医药》2004，24)

组成：仙茅 15 克，淫羊藿 15 克，当归 12 克，巴戟天 12 克，知母 12 克，黄柏 10 克。

加减：肝气郁结加柴胡、制香附、郁金；脾虚湿盛加穿山甲、茯苓、滑石粉、苍术；血虚加生地、阿胶珠；气虚加党参、黄芪。

用法：于月经净后（或撤药后阴道出血第 5 日）开始，日 1 剂，水煎服。用克罗米芬 50～150 毫克，每日口服，用 7 日，1

个月为 1 疗程。

功效：用于肾阴虚型排卵障碍不孕。

（4）一贯煎加减（罗绍松·《贵阳中医学院学报》1998，20）

组成：生地 20～30 克，沙参 20 克，枸杞子 20 克，川楝子 10 克，女贞子 10 克，北柴胡 10 克，当归 10 克，丹皮 10 克，麦冬 15 克，白芍 18 克，甘草 6 克。

加减：随症加减。

用法：日 1 剂，水煎服。1 个月经周期为 1 疗程。用 2～3 个疗程。

功效：滋阴生精。用于肾阴虚型排卵障碍不孕。

12. 肾精亏虚型

（1）补肾养血汤（黄兆政，等·《四川中医》2002，20）

组成：当归 10 克，熟地 10 克，炒白芍 10 克，菟丝子 10 克，覆盆子 10 克，枸杞子 10 克，巴戟天 10 克，肉苁蓉 10 克，制香附 10 克，炙龟板 15 克，川芎 6 克。

加减：寒甚加肉桂、熟附子、紫石英；月经量少加黄芪；B 超示卵泡直径约 20 毫米加三棱、莪术；基础体温上升后，高温相低于 0.3℃ 且少于 12 日加党参、黄芪。

用法：日 1 剂，水煎服。于月经净开始，用至月经来潮。用 3～12 个月。

功效：补肾生精养血。用于肾精亏虚型无排卵不孕。

（2）养精助孕汤（具春花·《江苏中医》1999，20）

组成：熟地 10 克，茯苓 10 克，泽泻 10 克，丹皮 10 克，香附 10 克，山萸肉 10 克，鹿角霜 10 克，菟丝子 10 克，山药 20 克。

用法：月经周期第 5 日开始，日 1 剂，水煎服。用 7～10 日，3 个月为 1 疗程。

功效：补肾生精养血。用于肾精亏虚型无排卵不孕。

13. 肾虚血瘀型

（1）促排卵汤（李秀霞·《现代中西医结合杂志》2000，9）

组成：仙茅 15 克，淫羊藿 15 克，当归 10 克，赤芍 10 克，白芍 10 克，茯苓 10 克，丹参 10 克，桂枝 10 克，山萸肉 10 克，焦山楂 10 克，焦神曲 10 克，淮山药 12 克。

加减：肾气虚加锁阳、鹿角片、枸杞子；肝郁气滞加香附、郁金、佛手；痰湿阻滞加苍术、半夏、泽泻；气血亏虚加党参、黄芪、阿胶。

用法：月经周期第 5 日开始，日 1 剂，水煎服，用 1 周。

功效：补肾祛瘀。用于肾虚血瘀型无排卵性不孕。

（2）益肾活血助孕汤（王隆卉·《辽宁中医杂志》2001，28）

组成：当归 12 克，单桃仁 12 克，淫羊藿 12 克，巴戟天 12 克，皂角刺 12 克，枸杞子 15 克，熟地 10 克，丹参 10 克，香附 10 克，丹皮 10 克。

加减：阳虚加鹿角片、阳起石；阴虚加女贞子、炙龟板；肝郁加柴胡、郁金；痰湿郁滞加茯苓、菖蒲。

用法：于经净开始，日 1 剂，水煎服。用 10～14 日，3 个月为 1 疗程。用 1～3 个疗程。

功效：补肾活血助孕。用于肾虚血瘀型无排卵性不孕。

14. 气虚血瘀型

黄芪党参汤（陈安敏·《辽宁中医杂志》2004，31）

组成：黄芪 30 克，党参 30 克，煅龙骨 30 克，煅牡蛎 30 克，地榆 15 克，茜草 15 克，阿胶 15 克（烊化），山茱萸 15 克，当归炭 10 克。

加减：随症加减。

用法：再用二仙汤加山茱萸、紫河车、制香附、益母草。日 1～2 剂水煎服。

功效：用于气虚血瘀型排卵障碍性不孕。

15. 肝肾虚弱型

（1）石英毓麟汤（李广文·《不孕专辑》）

组成：紫石英 15～30 克，川牛膝 12～15 克，川续断 12～15 克，淫羊藿 12～15 克，当归 12～15 克，菟丝子 9 克，枸杞子 9 克，香附 9 克，赤芍 9 克，白芍 9 克，丹皮 9 克，川芎 6 克，桂心 6 克，川椒 1.5 克。

用法：日 1 剂，水煎服。

功效：温肾养肝，调经助孕。用于肝肾虚弱型排卵障碍性不孕。

（2）促排卵汤（魏明久，等·《中集医刊》1998，33）

组成：当归 15 克，紫石英 15 克，枸杞子 15 克，覆盆子 15 克，菟丝子 15 克，女贞子 15 克，益母草 15 克，制首乌 12 克，淫羊藿 12 克，肉苁蓉 12 克，赤芍 12 克，白芍 12 克，红花 12 克，醋柴胡 10 克，锁阳 10 克。

用法：日 1 剂，水煎服。并用克罗米芬 50 毫克，日 1 次口服。均于月经周期第 5 日开始，用 5 日。用己烯雌酚 0.25 毫克，日 1 次口服，用 10 日。B 超示卵胞发育至 18～20mm 时，用绒毛膜促性腺激素 10000 单位，日 1 次肌注，用 2 日。3 个月经周期为 1 疗程。

功效：补肾养肝。用于肝肾亏虚型不排卵不孕。

16. 肝郁肾虚型

（1）补肾经验方（陈丽笙，等·《福建中医学院学报》1997，7）

组成：柴胡 9 克，赤芍 9 克，白芍 9 克，泽兰 9 克，牛膝 9 克，仙茅 9 克，肉苁蓉 9 克，淫羊藿 9 克，益母草 9 克，生蒲黄 9 克，鸡血藤 9 克，女贞子 9 克，菟丝子 9 克，枸杞子 9 克，覆盆子 15 克。

加减：随症加减。

用法：日1剂，水煎服。经期及月经周期第12~13日开始，各用3剂。并用人工周期及克罗米芬促排卵疗法，6个周期为1疗程。

功效：滋肾疏肝。用于肝郁肾虚型排卵障碍性不孕。

（2）滋肾疏肝汤（李淑萍·《四川中医》2004，22）

组成：炙龟板6克，醋柴胡6克，淮山药30克，山萸肉10克，生地10克，丹皮10克，泽泻10克，炒当归10克，炒白芍10克，广郁金10克，紫贝齿10克。

用法：日1剂，水煎服。28日为1周期，用3个周期。

功效：滋肾疏肝。用于肝郁肾虚型排卵障碍性不孕。

17. 脾肾亏虚型

健脾益肾汤（蔡惠颜·《广州中医药大学学报》2003，26）

组成：熟地24克，白芍12克，寄生12克，菟丝子12克，党参12克，白术12克，续断15克，淫羊藿9克，当归身6克，砂仁3克（后下），炙甘草5克。

加减：随症加减。

用法：于月经周期第3日开始，日1剂，水煎服。第12~15日，取穴：中极、关元、三阴交（双），加电针刺激20分钟，子宫（双），直刺。麦粒艾灸7壮，日1次。并于周期第3~7日，用克罗米芬（CC）50毫克，每日1次，口服。尿液测定LH峰后，34~36小时内人工授精。

功效：健脾益肾。用于脾肾亏虚型排卵障碍性不孕。

18. 外治

（1）敷药法

①中药敷脐联合激光注射（刘延，等·《实用中医药杂志》1996，12）

组成：当归12克，川芎12克，黄芪12克，红花12克，蒲黄12克，细辛6克。

用法：共研细末，姜汁调糊敷脐，2 日换药 1 次。并取中极、关元、子宫（双），用 He-Ne 激光器，波长 632.8um，输出功率 10mW，光斑直径 2mm，照射 10 分钟，日 1 次；照射子宫颈，隔日 1 次。用 10 日，3 个月为 1 疗程。

②促排卵散敷脐（庞保珍，等·《广西中医药》2004，27）

组成：紫石英 30 克，淫羊藿 30 克，巴戟天 30 克，枸杞子 30 克，人参 30 克，红花 30 克，柴胡 30 克，川椒 30 克。

用法：共研细末，于月经第 5 日开始，每次 10 克，温水调糊，敷于神阙穴。3 日换药 1 次，5 次为 1 疗程。

（2）针刺（蔡雪芬·《浙江中医杂志》1994，29）

取穴：气门、子宫、肾俞、次髎（均双）、关元，酌用胞肓、中极。

治法：用 28～30 号 1.5～3 寸长毫针，捻转提插，肾俞用补法，余穴用泻法，针感向两侧小腹方向传导，得气后留针 15 分钟，间断行针，部分穴位加温针。

（3）针刺（阎乐法，等·《中国针灸》1998，18）

取穴：卵巢穴（耻骨联合中点上 3 横指旁开 4 横指处，子宫穴上 1.5 寸，单侧或双侧）。

治法：排空小便，直刺 5～8 厘米，反复提插捻转，局部酸胀麻重，针感向外生殖器放射，留针 30 分钟，用 3 次以上。并 B 超监测卵胞成熟（直径大于 20 毫米）开始治疗。

（4）针灸（马仁海，等·《中国针灸》1997，17）

取穴：主穴：关元、中极、子宫、大赫、肾俞、胸 5～腰 4 的夹脊穴。

配穴：肝肾阴虚配三阴交、阳陵泉、风池；脾肾阳虚配脾俞、命门、次髎（并加灸）。

治法：指弹进针，用补法，得气后留针 20 分钟，出针后，背俞及夹脊穴拔罐 5～10 分钟。20 次为 1 疗程。疗程间隔 5 日，用 6 个疗程。

【经验方精选】

1. **周期疗法** (见月经不调性不孕)。

2. **周期疗法** (姚光和)

组成：①卵泡期：熟地 15 克，当归 15 克，黄精 15 克，山药 15 克，炒白芍 10 克，菟丝子 10 克，淫羊藿 10 克，桑寄生 10 克，杜仲 10 克，仙茅 10 克。②排卵期：菟丝子 30 克，当归 15 克，仙茅 10 克，柴胡 10 克，川芎 10 克，赤芍 10 克，香附 10 克，木通 10 克，淫羊藿 10 克，淮牛膝 10 克。③黄体期：紫河车 60 克，菟丝子 30 克，龟板胶 15 克，鹿角胶 15 克，制首乌 15 克，熟地 15 克，仙茅 10 克，香附 10 克，淫羊藿 10 克。

用法：卵泡期于月经第 5 日开始每日 1 剂，连服 5 剂；排卵期于月经第 11 日开始，每日 1 剂，连服 3 剂；黄体期于月经第 22 日开始，每日 1 剂，连服 4 剂。

功效：调节内分泌，促进排卵和黄体功能。用于排卵障碍不孕或黄体功能不全不孕。

3. **周期疗法** (谢剑南)

组成：①卵泡期用促卵泡汤：当归、山药、熟地、菟丝子、肉苁蓉、制首乌适量。②排卵期用排卵汤：当归、赤芍、丹参、泽兰、红花、香附、茺蔚子适量。③黄体期用促黄体汤：菟丝子、首乌、当归、熟地、川断、山药、阿胶、龟板适量。

用法：卵泡期于月经净后连服 4～7 剂；排卵期于排卵期前连服 4 剂；黄体期于排卵期开始连服 6～8 剂。

功效：促进排卵。用于排卵功能障碍不孕。

4. **序列方** (马敏珠)

组成：从月经第 5 日起，按顺序服下列各方：①补肾养血方：党参 12 克，当归 12 克，熟地 12 克，山药 12 克，首乌 12

克，紫河车 12 克，女贞子 12 克，山萸萸 12 克，菟丝子 10 克，肉苁蓉 10 克。②理气活血方：当归 12 克，泽兰 12 克，龟板 12 克，枸杞子 12 克，茺蔚子 10 克，丹参 10 克，赤芍 6 克，红花 6 克，香附 6 克。③补肾养精方：当归 10 克，川断 10 克，山药 10 克，首乌 10 克，菟丝子 10 克，女贞子 10 克，枸杞子 10 克，肉苁蓉 10 克，香附 6 克。肾阳虚加巴戟天、鹿角片各 10 克。④活血调经方：当归 12 克，丹参 12 克，泽兰 12 克，杜仲 12 克，茺蔚子 12 克，赤芍 10 克，寄生 10 克，香附 6 克，红花 6 克。肾阳虚加仙茅、淫羊藿。

用法：补肾养血方服 7 剂；理气活血方服 5 剂；补肾养精方服 7 剂；活血调经方服 5 剂。同时于月经第 5 日起加服克罗米芬 50 毫克，共 5 日。

功效：促进排卵。用于排卵功能障碍不孕。

5. 分期治疗（郭红艳）

组成：①经前方：党参 20 克，黄芪 20 克，生地 20 克，熟地 20 克，泽兰 20 克，当归 25 克，白芍 10 克，山萸肉 10 克，柏子仁 10 克，川断 10 克，丹皮 10 克，生卷柏 10 克。②经后方：当归 15 克，制首乌 20 克，菟丝子 20 克，小胡麻 10 克，女贞子 10 克，枸杞子 10 克，五味子 10 克，紫河车 10 克，赤芍 10 克，白芍 10 克，丹皮 10 克，山药 20 克。

用法：日 1 剂，水煎取汁 300 毫升，月经前 10 天服经前方，月经净后 3 天服经后方。

功效：用于排卵性不孕。

6. 分期治疗（吴竺天）

组成：①非经期方：当归 9 克，牛膝 9 克，制大黄 9 克，柴胡 9 克，川楝子 9 克，鸡血藤 20 克，三棱 30 克，莪术 30 克，川芎 6 克，香附 6 克，鳖甲煎丸 6 克（包吞），红花 6 克，桃仁 10 克，丹皮 10 克，川断 12 克，狗脊 12 克。②经期方：当归 9

克，柴胡9克，制大黄9克，熟地15克，贯众15克，赤芍12克，白芍12克，川断12克，狗脊12克，肉苁蓉12克，丹参15克，牛膝10克，茜草10克，木香5克。

用法：日1剂，水煎服。

功效：非经期方养血活血，化痰清癥。经期方养血活血，疏肝益肾，用于排卵障碍、子宫肌瘤性不孕症。

7. 分期治疗（梁勇才）

组成：①孕1号方：茯苓12克，生地9克，熟地9克，淮牛膝9克，路路通9克，炙山甲9克，公丁香25克。②孕2号方：生地9克，熟地9克，仙茅9克，石楠叶9克，女贞子9克，肉苁蓉9克，胡芦巴9克，鹿角霜9克，紫石英12克，淫羊藿12克，狗脊12克。

用法：日1剂，水煎，月经净后服1号方7剂；至排卵期服孕2号方8剂，1个月经周期为1疗程。

功效：用于无排卵性不孕症，卵巢囊肿、输卵管阻塞性不孕亦可治疗。

8. 肾阳不足型

（1）四新毓麟汤（李广文）

组成：党参15克，川断15克，紫石英15克，淫羊藿9～15克，黄芩9克，当归9克，白芍9克，白术9克，茯苓9克，炙甘草9克，熟地12克，鹿角霜6克，川芎6克，徐长卿9克，川椒1.5克。

用法：日1剂，水煎服。

功效：补气益血，温肾调冲任。用于肾阳不足型排卵障碍性不孕。

（2）促卵得子汤（梁勇才）

组成：党参20克，当归12克，熟地20克，淫羊藿10克，巴戟天15克，菟丝子25克，枸杞子15克，制附子6克，炙甘草 6 克。

用法：日 1 剂，水煎，于经净后开始服，连服 10 剂。

功效：补肾壮阳，生精促卵。用于肾阳不足型无排卵性不孕。

9. 肾阴亏损型

（1）龟鹿排卵汤（徐步海）

组成：熟地 12 克，茯苓 12 克，山药 15 克，泽泻 9 克，丹皮 9 克，鹿角胶 9 克，旱莲草 12 克，女贞子 15 克，五味子 9 克，山茱萸 9 克，龟板 15 克，紫河车 3 克。

用法：日 1 剂，水煎服。

功效：补肾滋阴，调补冲任。用于肾阴亏损型排卵功能障碍性不孕。

（2）助黄体生成汤（颜立江）

组成：山药 15 克，山茱萸 12 克，桑寄生 15 克，枸杞子 15 克，女贞子 15 克，覆盆子 15 克，旱莲草 15 克，淫羊藿 9 克，川断 15 克，石莲 12 克。

用法：日 1 剂，水煎服。

功效：滋阴生精，促黄体生成。用于黄体功能不全不孕症。

（3）滋肾固涩方（杨素荣）

组成：生地 12 克，女贞子 15 克，山茱萸 15 克，旱莲草 15 克，覆盆子 12 克，金樱子 12 克，桑螵蛸 15 克，五味子 10 克，酸枣仁 10 克，白芍 10 克，柴胡 10 克，乌梅 3 克。

用法：日 1 剂，水煎服。

功效：滋肾固涩。用于卵泡发育不全性不孕。

10. 肾虚血瘀型

（1）促排卵汤（梁杰圣）

组成：柴胡 9 克，赤芍 9 克，白芍 9 克，牛膝 9 克，泽兰叶 9 克，益母草 9 克，生蒲黄 9 克，女贞子 12 克，菟丝子 12 克，枸杞子 12 克，覆盆子 12 克，肉苁蓉 12 克，仙茅 12 克，当归 12 克，丹参 12 克，淫羊藿 15 克，鸡血藤 15 克。

用法：日 1 剂，水煎服，连服 7～10 剂。

功效：补肾祛瘀，促进排卵。用于排卵障碍之不孕。

（2）补肾活血胶囊（朱宜宾）

组成：当归 10 克，泽兰 10 克，陈皮 10 克，桃仁 10 克，菟丝子 20 克，淫羊藿 20 克，覆盆子 20 克，紫河车 100 克。

用法：共研细末，装 0.5 克胶囊。每次 4～5 粒，每日 2 次，温开水送服，连用 3～6 个月。

功效：用于肾虚血瘀型排卵失调及黄体不健性不孕。

11. 阳虚血寒型

温煦生化汤（马龙伯）

组成：桑寄生 20 克，川断 12 克，蔓荆子 12 克，茯苓 10 克，焦白术 10 克，丹皮 10 克，桃仁 10 克，当归 15 克，覆盆子 15 克，桂枝 6 克，白芍 12 克，川芎 6 克，柴胡 6 克，干姜 6 克，炙甘草 6 克。

加减：随证加减。

用法：日 1 剂，水煎服。

功效：补肾壮阳，温经活血。用于阳虚血瘀型不排卵型不孕。

12. 脾肾亏虚型

（1）通脉大生丸（梁杰梅）

组成：杜仲 30 克，桑寄生 30 克，紫河车 30 克，菟丝子 60 克，荔枝核 15 克，枸杞子 15 克，肉苁蓉 15 克，鹿角霜 15 克，艾叶 24 克，茯苓 24 克，当归 24 克，山药 24 克，何首乌 24 克，乌药 15 克，车前子 6 克。

用法：共研细末，炼蜜为丸，每丸 3 克，每次 1 丸，早晚各 1 次。温开水送服。

功效：补肾填精，健脾祛湿。用于脾肾亏虚型无排卵性不孕。

（2）益肾生卵汤（凌云）

组成：茯苓 12 克，仙茅 15 克，狗脊 15 克，淫羊藿 15 克，巴戟天 15 克，桑寄生 15 克，海桐皮 12 克，炒白术 9 克，威灵仙 9 克，香附 9 克，茜草 9 克，肉桂 4.5 克。

用法：日 1 剂，水煎服。

功效：温肾健脾，滋养胞宫。用于脾肾亏虚型无排卵性不孕。

13. 肝郁肾虚型

（1）助肾排卵汤（徐琴）

组成：熟地 20 克，菟丝子 20 克，当归 15 克，枸杞子 15 克，炒白术 12 克，茯苓 12 克，香附 12 克，丹皮 12 克，炒杜仲 12 克，延胡索 12 克，山萸肉 12 克，川楝子 12 克，全瓜蒌 10 克，川芎 9 克，白芍 30 克。

加减：血瘀轻者加赤芍 15 克；小便黄者加炒栀子 12 克；湿热阴痒、阴肿加茵陈 20 克，龙胆草 12 克；肾阴虚去杜仲，加龟板 12 克，鹿角霜 4 克；肾阳虚加肉桂、巴戟天各 12 克，肉桂、川椒各 6 克。

用法：日 1 剂，水煎服。30 日为 1 疗程。

功效：补肾填精，舒肝解郁。用于肝郁肾虚型排卵障碍性不孕。

（2）逍遥排卵汤（马龙伯）

组成：当归 10 克，焦白术 10 克，茯苓 10 克，制香附 10 克，柴胡 6 克，薄荷 4.5 克，吴茱萸 4.5 克，酒白芍 12 克，覆盆子 12 克，菟丝子 15 克，生姜 6 克，甘草 6 克。

用法：日 1 剂，水煎服。

功效：调肝理脾，温补肾阳。用于肝郁肾虚型排卵障碍性不孕。

（3）四子促卵汤（梁勇才）

组成：柴胡6克，苏木10克，白芍10克，赤芍10克，泽兰10克，菟丝子10克，枸杞子10克，覆盆子10克，女贞子10克，鸡血藤10克，益母草100克，淮牛膝10克，刘寄奴10克，生蒲黄10克。

用法：日1剂，水煎，于月经来潮第1天起连服4剂，月经第13天时连服3剂。

功效：舒肝补肾生精，用于不排卵或卵巢功能不良性不孕。

14. 肝郁气滞型

舒肝达卵汤（梁杰宏）

组成：当归10克，青皮10克，佛手10克，川芎10克，香附10克，郁金10克，川楝子10克，延胡索10克，陈皮6克，乌药6克。

用法：日1剂，水煎服。

功效：舒肝理气。用于肝郁气滞型无排卵性不孕。

15. 外治

（1）淋洗法

组成：生地15克，赤芍15克，当归15克，桃仁15克，红花15克，大黄15克，丹皮15克，茜草15克，木通15克，五灵脂15克。

用法：加水1500毫升煎取汁，淋洗脐下，每日1次，每次30分钟，7日为1疗程。

（2）塞药法

①活血效灵丹

组成：茜草10克，土大黄15克。

用法：共捣烂，带线纱布包好，塞入阴道中，每日1次，连用5～7日。

②山甲通络丸

组成：川椒 15 克，甘草 15 克，白附子 15 克，草乌头 15 克，炮山甲 15 克，苦葶苈 15 克，猪牙皂角 15 克，巴豆 5 克（研）。

用法：共研细末，以葱汁和丸如弹子大。每用 1 丸，纳阴中。

（3）敷穴法

①舒肝调脾化瘀膏

组成：柴胡 12 克，当归 12 克，白术 10 克，白芍 10 克，茯苓 10 克，牛膝 20 克，三棱 6 克，薄荷 3 克。

加减：虚证者加香附 12 克，陈皮 10 克；实证者加桃仁、半夏各 12 克，红花 6 克。

用法：共为细末，凡士林调膏。虚证贴敷命门、中脘、腰眼；实证贴敷神阙、八髎、涌泉。

②助卵药饼

组成：白胡椒 9 克，火硝 9 克，黄丹 9 克。

用法：共研细末，做成三饼。贴敷脐上，用手按熨，连用数次。

③白芷暖脐膏

组成：当归 50 克，益母草 60 克，白芷 40 克，红花 40 克，小茴香 40 克，延胡索 35 克，肉桂 30 克，细辛 30 克，延胡索 35 克。

用法：水煎 2 次，浓缩成稠状，混入适量 95%乙醇的乳香、没药液，烘干后研细末加樟脑即成。9 克为 1 包，用黄酒数滴拌成浆糊状，敷于神阙穴或关元穴，伤湿膏固定，药干则调换 1 次，一般连续 3～6 个月即可痊愈。

（4）熨穴法

组成：茺蔚子 300 克，晚蚕砂 300 克，大曲酒 100 毫升。

用法：将前 2 药，放入砂锅中炒热，倒入大曲酒拌炒片刻，装入白布袋中，持续熨脐部，连续熨 2 次后，静卧半天。

（5）针刺

取穴：主穴：肾俞、命门、气海、归来。

配穴：头晕较甚，夜尿量多配百会；小腹作胀较甚者配太冲、阳陵泉。

治法：将上穴分前后两组，交替使用。归来针用补法或平补平泻法，余穴均用补法，也可加艾灸。

取穴：主穴：足三里、三阴交、气海、归来、脾俞、胃俞。

配穴：头晕目眩者配太溪、风池；心悸怔忡，气短懒言甚者配内关、神门。

治法：三阴交、归来用平补平泻法，其他穴位针用补法。

取穴：第一组：三阴交、地机、水道。第二组：归来、大赫、曲骨、血海。第三组：中极、水道、归来、三阴交。

治法：于月经周期第 11 日开始，三组穴位每日 1 组轮流针刺，平补平泻法，留针 30 分钟，连续针刺 4～6 天。

取穴：关元、中极、子宫、三阴交。

治法：于月经第 14 天开始，用 BT-701 电麻仪，频率 3 赫兹，强度大于 5 毫安，每次电针 30 分钟，连续 3 天，1 周后可重复治疗 1 次。

取穴：主穴：天枢、血海、归来、三阴交、气冲、地机。

配穴：气滞血瘀者配期门、太冲；寒湿凝滞者加肾俞、腰阳关；气血两虚者配肝俞、脾俞或气海、足三里。

治法：选腹部或背部和下肢部的穴位组合成对，每穴选用 1 对，接上电针仪，可选用密波、中等频率，通电 10～15 分钟。

（6）耳针

取穴：内分泌、肾、肝、脾、神门、皮质下、卵巢。

治法：每次选 3～4 穴，毫针刺用中等刺激，间歇行针，留针 30 分钟，隔日 1 次。或作耳穴埋丸、埋针，每天按压 3 次。

取穴：子宫、卵巢、缘中、肾、肝、内分泌、脾。

治法：毫针刺，隔日 1 次。或用压穴或埋针。

（7）灸法

取穴：主穴：三阴交、合谷、气海。

配穴：气滞血瘀者配肝俞、太冲、内关；寒凝血滞者配中极、关元、外关；痰湿阻滞者配脾俞、阴陵泉、丰隆；气血不足者配足三里、膈俞；肝肾不足者配肝俞、肾俞、太溪；脾胃虚弱者配脾俞、胃俞。

治法：每日施灸 2 次，每穴 5～10 壮，可用艾条悬灸式温和灸。

（8）穴位注射

取穴：肾俞、三阴交。

治法：穴位常规消毒，用五味子、当归注射液 1：1 药液，即每药各 2 毫升，混匀，每穴注射 1 毫升，均为双侧。

取穴：命门、关元。

治法：穴位常规消毒，用当归注射液、维生素 B_{12} 注射液各 2 毫升混匀，针刺得气后，每穴注射 1 毫升，隔日 1 次。

（9）穴位激光照射

取穴：脾俞、关元、足三里。

治法：用 2～3mW 氦氖光针，每穴照射 5 分钟，每日 1 次，10 次为 1 疗程。

（10）拔罐法

取穴：肾俞、气海俞、大肠俞。

治法：在经期或经期前 3～6 日施术。先以毫针从肾俞穴向下倾斜透气海俞，得气后，留针 10～20 分钟，出针后，在双侧肾俞至大肠俞段走罐 8～10 次，至局部出现红紫充血为度。

在经前期 3～5 日施术，采用挑罐法，每次留罐 15 分钟，每月 1 次，连续施术 4～5 个周期。

（11）推拿按摩

操作：患者俯卧位，术者以两拇指按、揉膈俞、肝俞、肾俞、脾俞及八髎穴2～3分钟，然后取仰卧位，点按气海、关元穴。术者将左手掌根压在右手手指背上，以波浪式按、揉患者腹部5～6遍，再以右手五指抓起小腹部肌肉抖动数次，最后按足三里、地机、三阴交穴，每次按摩5～6分钟，每日或隔日1次，6次为1疗程。

【药膳】

1. 气虚血瘀型

雄鸡汤

组成：大雄鸡1只（约重1200～1700克，宰杀，去杂，留心、肾），黄芪9克，当归9克，红花9克，白胡椒9克，小茴香9克，女贞子120克，葱白150克（上药均洗净，纱布包紧）。

用法：将药包放入雄鸡腹内，投入锅中，加入清水3000毫升炖熟。于月经后1天开始服食，3～4天服完。

功效：补气活血，温阳补肾。对无排卵性不孕有神效。

2. 肾阳不足型

枸杞羊肾粥

组成：枸杞叶500克（洗净，纱布袋装好，扎紧），羊肾1对（剖开，去臊腺，洗净，切成细丁），羊肉250克（洗净，剁碎），粳米250克（淘净），葱白5克（洗净，切细节）。

用法：共入砂锅内，加入清水适量，熬粥至肉熟米烂成粥。食羊肾喝羊肉粥，每日2次，早晚空腹温服。

功效：温补肾阳，和中健脾。用于肾阳不足型排卵功能障碍性不孕。

3. 肝肾阴虚型

枸杞肉丝

组成：枸杞子100克（洗净），瘦猪肉500克（洗净，切丝）、青笋100克（洗净切丝）、猪油100克、料酒、酱油、麻油、味精、白糖适量。

用法：将砂锅加猪油烧热，投入肉丝、笋丝化散，烹入料酒，加入佐料，投入枸杞子，翻炒几下，淋入麻油，炒熟即成。每日1次，作佐餐食用。

功效：补养肝肾，滋阴养血。用于肝肾阴虚型排卵功能障碍性不孕。

第三节　黄体功能功能不全所致不孕

【当代妙方精选】

1. 三期治疗（毛志中·《黑龙江中医药》2003，6）

组成：①月经期用四物汤加减：熟地15克，枸杞子15克，当归10克，川芎10克，白芍10克，香附10克，黄芪20克。②排卵期用二仙汤加减：淫羊藿10克，仙茅10克，巴戟天10克，蛇床子10克，当归10克，泽兰10克，柴胡10克，皂角刺10克，制香附10克，菟丝子25克，枸杞子15克。③黄体期用龟鹿二仙汤加减：龟板15克（先煎），鹿角胶15克，益智仁15克，枸杞子15克，覆盆子15克，淫羊藿10克，仙茅10克，蛇床子10克，菟丝子25克（包）。④基础体温上升、血催乳素高用加味逍遥散加减：柴胡10克，当归10克，白芍10克，丹皮10克，炒栀子10克，桃仁10克，红花10克，白术10克，生地15克，茯苓15克，薄荷6克（后下）。

用法：日1剂，水煎服。卵泡发育不良，于月经第5日开始，用克罗米芬50毫克，每日1次口服，用5日；或月经中期用绒毛膜促性腺激素1～5000/日，肌注，用3日。高催乳素血症用溴隐亭1.25毫克，1周后，增至2.5毫克，日2次口服，催乳素复常后，改维持量。

2. 补肾为主序贯法（钟伟兰·《福建中医药》2003，24）

组成：①卵泡期：党参 20 克，熟地 20 克，菟丝子 20 克，首乌 20 克，白术 12 克，当归 12 克，鹿角霜 15 克，肉苁蓉 15 克，淫羊藿 10 克。②黄体期：柴胡 9 克，香附 9 克，白芍 20 克，菟丝子 20 克，当归 15 克，肉苁蓉 15 克，白术 10 克，枸杞子 12 克，山萸肉 12 克，甘草 6 克。③基础体温上升 18 日，可能早孕：菟丝子 15 克，寄生 15 克，阿胶 15 克（烊化），熟地 20 克，党参 20 克，白芍 20 克，白术 10 克，覆盆子 10 克。

用法：日 1 剂，水煎服。3 个月为 1 疗程。用 1～3 疗程，已妊娠用至妊娠 12 周。

3. 顺序法（孙杰·《国医论坛》2002，17）

组成：①月经净后用六味地黄汤合二子丸加味：熟地 15 克，山药 10 克，丹皮 10 克，山萸肉 10 克，枸杞子 10 克，女贞子 10 克，旱莲草 10 克，茯苓 12 克，菟丝子 20 克，泽泻 6 克。②排卵后用六味地黄汤合二仙汤加减：熟地 10 克，茯苓 10 克，丹皮 10 克，仙茅 10 克，山萸肉 10 克，枸杞子 10 克，淫羊藿 10 克，巴戟天 15 克，山药 15 克，肉桂 6 克。

加减：肝郁型加香附、川芎、延胡索各 10 克；脾虚型加党参、黄芪、白术各 10 克；虚寒型加吴茱萸 10 克，干姜 6 克。

用法：日 1 剂，水煎服。均用 6 日。3 个月经周期为 1 疗程。

4. 分五型（梁勇才·《四川中医》1998，19）

组成：①肾阳虚肝郁型：熟地 15 克，山药 15 克，川断 15 克，淫羊藿 15 克，菟丝子 15 克，鹿角霜 12 克，当归 12 克，白芍 12 克，柴胡 10 克，香附 10 克，路路通 10 克，巴戟天 10 克，甘草 3 克。②肾阴虚肝郁型：生地 15 克，熟地 15 克，首乌 15 克，白芍 15 克，寄生 15 克，首乌 15 克，龟板 15 克，女贞子 15

克，旱莲草 12 克，夏枯草 10 克，皂角刺 10 克，川楝子 10 克，丹皮 10 克，栀子 10 克，柴胡 6 克。③气滞血瘀型：川牛膝 16 克，五灵脂 10 克，生蒲黄 10 克，王不留行 10 克，当归 10 克，柴胡 10 克，枳壳 10 克，桃仁 10 克，川芎 6 克，香附 6 克，红花 6 克。④肾虚痰湿型：党参 15 克，茯苓 15 克，薏苡仁 15 克，川断 15 克，淫羊藿 15 克，菟丝子 15 克，白芥子 10 克，巴戟天 10 克，香附 10 克，白术 10 克，苍术 10 克，胆南星 6 克，石菖蒲 6 克。⑤气血两虚型：黄芪 12 克，杜仲 10 克，白术 10 克，白芍 10 克，茯苓 10 克，当归 10 克，熟地 15 克，党参 15 克，山药 15 克，川断 15 克，菟丝子 15 克，川芎 6 克，紫河车 6 克，炙甘草 6 克。

用法：日 1 剂，水煎服。

5. 肾虚型

（1）石英四川饮加减（董兆笋，等·《山东中医杂志》2002，21）

组成：紫石英 30 克，川续断 30 克，川椒 15 克，川牛膝 15 克，当归 15 克，川芎 6 克，丹皮 6 克，肉桂 6 克，香附 10 克，鹿角霜 10 克，淫羊藿 12 克，枸杞子 9 克，红花 9 克，白芍 9 克。

加减：气虚甚加黄芪、人参；阳虚甚丹皮减量，加仙茅；肝郁甚加柴胡、生麦芽；血瘀甚加失笑散。

用法：月经净后开始，日 1 剂，水煎服。用 8～12 日，1 个月经周期为 1 疗程。排卵期行房事。

功效：补肾助孕。用于肾虚型黄体功能不全不孕。

（2）助孕汤（于红娟，等·《江苏中医》1999，20）

组成：紫石英 10 克、鹿角片 10 克（均先煎），炒白术 10 克，山萸肉 10 克，当归 10 克，赤芍 10 克，白芍 10 克，醋柴胡 6 克。

加减：肝郁型加钩藤、荆芥；脾弱型加党参、砂仁、煨木香；肝脾不调型加党参、陈皮、苏罗子。

用法：排卵后，BBT 升高时，日 1 剂，水煎服。至月经来潮。3 个月为 1 疗程。用 1～4 个疗程。

功效：补肾助孕。用于肾虚型黄体功能不全不孕。

（3）归肾丸加味（杨鉴冰·《陕西中医学院学报》1998，12）

组成：当归 10 克，茯苓 10 克，山茱萸 10 克，枸杞子 10 克，熟地 12 克，杜仲 12 克，山药 15 克，菟丝子 15 克。

加减：肾阳虚型加仙茅、巴戟天、淫羊藿、紫石英；肾阴虚型加龟板、阿胶、女贞子、旱莲草；肾虚肝郁型加柴胡、香附、郁金、川楝子；肾虚血瘀型加桃仁、泽兰、丹参、茺蔚子。

用法：经净 1 周后，日 1 剂，水煎服，用 7 日。3 个月为 1 疗程。用 2 个疗程。

功效：补肾助孕。用于肾虚型黄体功能不全不孕。

（4）补肾助孕汤（李鉴湖·《新中医》1999，31）

组成：仙茅 10 克，山萸肉 10 克，淫羊藿 10 克，肉苁蓉 25 克，制首乌 15 克，菟丝子 15 克，枸杞子 15 克，当归 15 克，熟地 15 克，续断 15 克，肉桂 3 克。

加减：肝郁加郁金、香附；血瘀加丹皮；湿热加蒲公英、紫花地丁。

用法：月经来潮第 5 日开始，日 1 剂，水煎服，用 7 日。BBT 上升后第 3、5、7 日，并用促绒毛膜性腺素 2000 单位，每日肌注，如 BBT 上升 16 日以上，尿 HCG（＋），用安胎汤（太子参 25 克，黄芩 10 克，山茱萸 10 克，焦白术 10 克，甘草 10 克，白芍 15 克，菟丝子 15 克，制香附 12 克，肉苁蓉 12 克），服法同上，用 30 日。未妊娠者 3 个月经周期为 1 疗程。

功效：补肾助孕。用于肾虚型黄体功能不全不孕。

6. 肾虚痰瘀型

保产无忧散加味（谢珍·《现代中西医结合杂志》2003，12）

组成：酒炒当归 25 克，菟丝子 25 克，厚朴 10 克，川贝母 10 克，荆芥穗 10 克，川芎 10 克，羌活 10 克，甘草 6 克，赤芍 15 克，黄芪 20 克，枳壳 12 克，枸杞子 12 克，女贞子 12 克，淫羊藿 12 克。

用法：日 1 剂，水煎服。用 20 日。并 B 超监测示卵泡成熟，但未破裂时，取穴：三阴交（双）、子宫（双）、关元、中极、太溪、太冲。针刺，中强刺激，日 1 次，用 4 日。于月经（或阴道出血）第 5 日开始，3 个月经周期为 1 疗程。

功效：用于肾虚痰瘀型黄体功能不全不孕。

7. 肾虚血瘀型

（1）坤宝汤（刘红敏，等·《贵阳中医学院学报》2002，24）

组成：黄芪 24 克，熟地 18 克，菟丝子 15 克，当归 15 克，枸杞子 15 克，覆盆子 15 克，丹参 15 克，阿胶 9 克，独活 9 克。

用法：日 1 剂，水煎分 3 次服。并于月经第 11 日开始加用桂枝茯苓液：桂枝、茯苓、桃仁各 12 克，丹皮、赤芍、穿山甲各 15 克，急性子 3 克，皂角刺 8 克，地鳖虫 10 克，用 6 日，3 个月为 1 疗程，小卵泡型于月经第 5 日开始，用克罗米芬 50 毫克/日顿服，用 5 日。

功效：用于肾虚血瘀型黄体功能不全不孕。

（2）六味地黄汤合桃红四物汤加减（傅新春·《湖南中医药杂志》1997，13）

组成：熟地 20 克，当归 10 克，赤芍 10 克，丹皮 10 克，桃仁 10 克，红花 10 克，山茱萸 10 克，蒲公英 10 克，菟丝子 10 克，覆盆子 10 克，红藤 15 克，水蛭粉 6 克（分冲）。

加减：湿热加知母、黄柏、白木槿花、白花蛇舌草；肝郁加柴胡、郁金、合欢皮；痰甚加昆布、海藻、陈皮、橘核、瓦楞子；瘀血重加莪术、三七。

用法：日 1 剂，水煎服。月经第 7～16 日为 1 疗程。用 3 个疗程。

功效：补肾活血。用于肾虚血瘀型宫颈黏液评分低下不孕。

8. 血瘀型

活血化瘀法（沈坚华，等·《新中医》1996，28）

组成：当归 10 克，枳实 10 克，大黄 10 克，土鳖虫 10 克，三棱 12 克，莪术 12 克，海藻 15 克，五灵脂 15 克，王不留行 20 克。

加减：脾气虚加党参、黄芪、白术；血虚加黄芪、当归、首乌；肾阳虚去大黄，加桂枝、小茴香、制附子、巴戟天；肾阴虚加生地、石斛、龟板胶，兼内热加生地、沙参、地骨皮；内热炽盛加黄柏、金银花、白花蛇舌草；气滞加香附、延胡索、川楝子；湿热加木通、茵陈、车前子。

用法：日 1 剂，水煎服。

功效：活血化瘀。用于血瘀型黄体功能不全不孕。

9. 肝郁肾虚型

促黄体汤（张海峰·《浙江中医杂志》1997，32）

组成：柴胡 10 克，熟地 10 克，当归 10 克，白芍 10 克，续断 10 克，仙茅 10 克，制香附 10 克，山茱萸 10 克，淫羊藿 10 克，紫河车 10 克，枸杞子 10 克，菟丝子 20 克，川芎 6 克，甘苦 6 克。

用法：日 1 剂，水煎服。从 BBT 上升第 2 日开始，用 8～10 日。6 个月经周期为 1 疗程。

功效：补肾解郁。用于肝郁肾虚型黄体功能不全不孕。

【经验方精选】

1. 周期疗法（见排卵障碍不孕）

2. 分期治疗（胡洪瑞）

组成：①月经周期第 5 天起用四二五合方加减：熟地 12 克，白芍 12 克，党参 12 克，仙茅 12 克，枸杞子 12 克，女贞子 12 克，菟丝子 12 克，覆盆子 10 克，山萸肉 10 克，当归 10 克，淫羊藿 15 克，鹿角霜 15 克，紫河车 6 克，香附 6 克，五味子 5 克，川芎 3 克。②月经第 15 日起用逍遥散加味：柴胡 6 克，青皮 6 克，香附 6 克，炙甘草 6 克，当归 10 克，白芍 10 克，橘核 10 克，茯苓 12 克，白术 12 克，路路通 12 克，川芎 5 克，鹿角霜 15 克，蒲公英 15 克，生麦芽 15 克。

加减：基础体温高温大于 18 天者，用寿胎丸加味：菟丝子 15 克，寄生、川断、党参、杜仲、白芍、白术、山药、阿胶各 12 克，黄芩、炙甘草各 6 克。

用法：均日 1 剂，水煎服。寿胎丸加味方 1～2 日 1 剂，至妊娠 3 个月。

第四节　多囊卵巢综合征

多囊卵巢综合征（PCOS）是一组复杂的症候群，是由于下丘脑-垂体-卵巢轴的调节功能紊乱而卵巢长期不能排卵，所产生的一系列症状。

本病属中医"月经后期"、"月经不调"、"闭经"、"癥瘕"、"不孕"等范畴。

【病因病机】

1. **阴虚痰瘀互结：**素体肾阴亏损，心肝失养，阴虚火旺，煎熬津液，炼液成痰，积久瘀滞，痰瘀互结，胞络受阻。

2. **肝郁痰湿互结：**情志不遂，肝气郁结，气机不畅，或肝脏乘脾，脾运失职，蕴湿成痰，痰湿互结，阻于胞中。

3. **湿痰瘀滞胞络：**素体脾虚，运化失职，湿痰内蕴，或寒湿外侵，脾肾之阳被困，气化失司，水湿停滞，蕴而成痰，阻滞胞宫。

4. 肾虚蕴湿痰阻：禀赋不充，肾气虚惫，冲任不足，肾阳虚亏，脾失温煦，气化失司，水湿内蕴，郁久成痰，阻滞胞中。

5. 肾虚湿痰瘀阻：禀赋不足，或后天失养，久病不愈，房室过度，肾精亏损，肾气不足，脾阳不振，水湿失运，蕴久成痰，阻滞胞络。

6. 气虚湿蕴痰阻：饮食失节，或劳倦耗损，或思虑劳神，或他脏传变，脾气亏虚，运化失常，精微不能输布，营气亏虚，气血生化不足，水湿积聚，瘀阻胞宫。

7. 郁火痰湿互结：肝郁化火，煎熬津液，炼液成痰，郁火痰湿积聚，阻滞胞络。

【辨证诊断】

1. 阴虚痰瘀互结型

主证：月经不调，月经稀发，或稀少色褐，或经闭不行，或经期增多，或经期延长，或淋漓不止，口干咽燥，渴不欲饮，心烦易躁，夜寐不安，腰膝酸软，腑行干结。

舌象：舌质红，或边尖红，或有瘀点，苔少。

脉象：脉细数。

2. 肝郁痰湿互结型

主证：月经稀发，经量稀少，甚则经闭不行，体肥多毛，喉中痰多，胸闷呕恶，乳房胀痛，胸胁痞满，纳减便溏，太息时作。

舌象：舌质淡，苔薄腻。

脉象：脉弦滑。

3. 郁火痰湿互结型

主证：月经稀发，或经量稀少，甚或经闭不行，或月经频行，经量增多，毛发浓密，口干喜饮，性急易怒，乳房胀痛，面生痤疮，大便燥结。

舌象：舌质红，或边尖红。苔黄腻。

脉象：脉弦数。

4. 湿痰瘀滞胞络型

主证：月经稀发，或经量稀少，甚或经闭，口干便结，形体肥胖。

舌象：舌质淡。苔白腻。

脉象：脉弦细。

5. 肾虚蕴湿痰阻型

主证：月经初潮迟，或月经稀发，经量稀少，甚或经闭，肥胖多毛，乳房不丰，形寒畏冷，四肢不温，倦怠嗜睡，腰脊酸楚，带少质稀，大便溏薄。

舌象：舌质淡胖，或边有齿痕。苔薄白。

脉象：脉沉细。

6. 肾虚湿痰瘀阻型

主证：月经稀发，经量稀少，甚或经闭不行，神疲耳鸣，腰酸腰软，或畏冷肢凉，腰膝为甚，小便频清，或余沥不尽，带多清稀。

舌象：舌质淡黯。苔薄。

脉象：脉沉涩。

7. 气虚湿蕴痰阻型

主证：月经稀发，经量稀少，甚或经闭，体肥多毛，头晕目眩，神疲乏力，纳谷不香，面色㿠白，腑行不实。

舌象：舌质淡胖，边有齿痕。苔薄。

脉象：脉细软。

【基本方剂】

1. 阴虚痰瘀互结型

治则：养阴清热，化痰软坚。

方剂：清养软坚汤。方药：生地 30 克，玄参 30 克，麦冬 20 克，石斛 12 克，瓜蒌 12 克，黄连 6 克，三棱 10 克，莪术 10 克，皂角刺 10 克，炮山甲 12 克（先煎），白芍 30 克，丹参 15 克，牛膝 15 克。加减：形体肥胖者，加南星 10 克，贝母 10 克；嗜睡者，加菖蒲 10 克，礞石 20 克（先煎）；腑行艰结者，加生大黄 10 克（后下）；烦躁不寐者，加朱茯神 10 克，炒枣仁 12 克。

用法：日 1 剂，水煎服。

2. 肝郁痰湿互结型

治则：疏肝解郁，燥湿涤痰。

方剂：柴胡疏肝散合苍莎导痰汤化裁。方药：柴胡 10 克，当归 10 克，川芎 10 克，郁金 12 克，苍术 12 克，半夏 12 克，茯苓 12 克，枳壳 10 克，香附 15 克，瓜蒌 12 克，石菖蒲 12 克。

用法：日 1 剂，水煎服。

3. 郁火痰湿互结型

治则：清肝泻火，涤痰软坚。

方剂：龙胆泻肝汤合启宫丸化裁。方药：龙胆草 10 克，黄芩 10 克，山栀子 10 克，当归 10 克，生地 12 克，红花 10 克，柴胡 10 克，半夏 10 克，苍术 10 克，陈皮 10 克，香附 10 克，木通 6 克，茯苓 10 克，川芎 10 克，胆南星 10 克，夏枯草 15 克，生甘草 5 克。加减：乳汁自溢者，加丹皮 10 克，生麦芽 30 克；乳房胀痛者，加梭罗子 10 克，炮山甲 10 克（先煎）；大便秘结者，加制大黄 10 克（后下）。

用法：日 1 剂，水煎服。

4. 湿痰瘀滞胞络型

治则：化痰利湿，软坚化瘀。

方剂：桂枝茯苓丸加减。方药：桂枝 12 克（后下），茯苓 15 克，桃仁 10 克，半夏 10 克，陈皮 10 克，贝母 12 克，胆南星

10 克，三棱 10 克，莪术 10 克，皂角刺 12 克，穿山甲 12 克（先煎）。

用法：日 1 剂，水煎服。

5. 肾虚蕴湿痰阻型

治则：温肾助阳，涤痰软坚。

方剂：肾气丸合苍莎导痰汤化裁。方药：附子 10 克（先煎），肉桂 10 克（后下），熟地 15 克，山药 15 克，山萸肉 12 克，茯苓 10 克，白术 10 克，苍术 10 克，陈皮 10 克，南星 10 克，巴戟天 10 克，仙茅 12 克，淫羊藿 30 克，覆盆子 12 克，菟丝子 15 克，贝母 10 克。加减：神疲乏力者，加人参 10 克（另煎）；腰脊酸痛者，加川断 10 克；嗜睡者，加菖蒲 10 克，礞石 20 克（先煎）。

用法：日 1 剂，水煎服。

6. 肾虚湿痰瘀阻型

治则：益气补肾，活血化瘀。

方剂：补肾气化瘀汤加减。方药：熟地 15 克，山萸肉 12 克，人参 10 克（另煎），黄芪 15～30 克，茯苓 12 克，当归 10 克，川芎 10 克，菟丝子 15～30 克，仙茅 12 克，淫羊藿 15 克，香附 12 克，泽兰 12 克，三棱 12 克，莪术 12 克。

用法：日 1 剂，水煎服。

7. 气虚湿蕴痰阻型

治则：益气健脾，涤痰软坚。

方剂：四君子汤合启宫丸加减。方药：人参 10 克（另煎），茯苓 12 克，炒苍术 10 克，炒白术 10 克，黄芪 12 克，当归 12 克，川芎 10 克，香附 10 克，姜半夏 10 克，淫羊藿 15 克，菟丝子 15 克（包），山甲片 12 克（先煎），童子益母草 15 克，炙甘草 5 克。

用法：日 1 剂，水煎服。

【当代妙方精选】

1. 三期（王娜·《中国实用乡村医生杂志》2004，11）

组成：①月经周期第1～3日：丹参30克，泽兰6克，桃仁6克，红花6克，赤芍20克，益母草20克，当归20克，茺蔚子10克，当归20克，香附10克，水蛭6克，红花6克，桂枝6克。②第11～14日：丹参30克，赤芍10克，桃仁10克，路路通10克，王不留行10克，水蛭5克，鸡血藤30克，茺蔚子10克，桂枝6克，香附6克。③第15日至月经来潮：制首乌20克，熟地20克，女贞子10克，旱莲草10克，丹参10克，菟丝子10克，紫石英45克，巴戟天10克，沙苑子10克，阿胶10克，肉苁蓉10克，当归10克。

加减：随症加减。

用法：日1剂，水煎服。3个月经周期为1疗程。

2. 周期疗法（刘启荣，等·《湖北民族学院学报》2004，21）

组成：①月经周期第1～5日用1号方：当归10克，续断10克，寄生10克，赤芍10克，茺蔚子10克，川芎9克，香附9克，泽兰9克，淮牛膝9克，丹参12克。②第6～10日用2号方：熟地20克，丹参12克，当归10克，菟丝子10克，寄生10克，女贞子10克，续断10克，枸杞子10克，泽兰9克，淫羊藿9克，党参9克，覆盆子15克。③第16～18日用2号方加巴戟天15克，肉苁蓉15克，鹿角胶（或锁阳）9克。④肝瘀气滞改用柴胡9克，当归9克，郁金9克，香附10克，茯苓10克，白芍10克，王不留行10克，麦芽40克，橘核15克，蒲公英15克。

用法：隔日1剂，水煎服。第12～15日，B超示卵泡直径≥15毫米，取穴：中极、三阴交；大赫、气海。针刺，两组穴交替使用。

3. 周期疗法（方如丹，等·《中国中医药科技》2004，11）

组成：①月经周期第5～12日：菟丝子20克，首乌20克，肉苁蓉10克，川断10克，淫羊藿10克，生地12克，熟地12克，党参12克，旱莲草15克，女贞子15克。②第13～15日：菟丝子15克，赤芍15克，牛膝15克，当归6克，川芎6克，丹参20克，首乌20克，桃仁8克，桂枝5克，皂角刺12克，香附12克，丹皮12克。③第16～27日：菟丝子20克，首乌20克，生地15克，熟地15克，女贞子15克，北黄芪15克，山萸肉10克，旱莲草10克，川断10克。

用法：日1剂，水煎服。月经第5日开始，用克罗米芬50毫克/日顿服，用5日。半年为1疗程。

4. 肾虚型

（1）四物汤、五子衍宗丸合二至丸加减（贾永谦，等·《山西中医》2004，20）

组成：当归12克，白芍15克，熟地15克，枸杞子15克，菟丝子15克，覆盆子15克，五味子10克，车前子10克，仙茅10克，川芎10克，淫羊藿10克。

加减：经后期加浙贝母、神曲、僵蚕、胆南星；经间期选加丹参、益母草、川牛膝、路路通；排卵期加巴戟天、紫石英、鹿角霜、肉苁蓉。行经期用当归12克，赤芍、川芎、桃仁、红花、香附、乌药、泽兰各10克，肉桂6克，丹参30克。

用法：日1剂，水煎服。

功效：用于肾虚型多囊卵巢综合征不孕。

（2）促卵泡汤（陈翔·《黑龙江中医药》2003，1）

组成：菟丝子15克，当归15克，熟地15克，淮山药15克，肉苁蓉15克，紫河车15克，枸杞子15克。

加减：阳虚加仙茅、淫羊藿、巴戟天；阴虚加女贞子、旱莲草、首乌；痰阻加苍术、香附、制半夏；血瘀加桃仁、红花、丹参、泽兰、牛膝。

用法：日1剂，水煎服。用5～10日。用克罗米芬50毫克/

日顿服。B超示卵泡成熟（或近成熟时），用绒毛膜促性腺激素5～10000，肌注。再用2～3日。并取：关元、中极、子宫、三阴交，针刺，日1次，用5日。

功效：用于肾虚型多囊卵巢综合征不孕。

5. 肾虚血瘀型

（1）补肾活血液（邵瑞云·《中国中西医结合杂志》2004，24）

组成：女贞子30克，熟地30克，旱莲草30克，紫石英30克，补骨脂30克，菟丝子30克，枸杞子30克，当归10克，白芍10克，香附10克，川芎10克，皂角刺20克。

用法：每毫升含生药1.5克，每次200毫升，每日2次，口服，用15日，于月经（或孕酮撤药出血）第5日开始。克罗米芬100毫克/日口服，用5日。

功效：补肾化痰祛瘀。用于肾虚血瘀型多囊卵巢综合征不孕。

（2）补肾化痰祛瘀汤（张帆·《中医药学刊》2004，22）

组成：熟地20克，首乌20克，菟丝子15克，续断15克，丹参15克，当归10克，淫羊藿10克，胆南星10克，皂角刺10克，半夏10克，柴胡10克。

加减：月经前期加泽兰、川芎、香附，净后加女贞子、枸杞子；排卵后加巴戟天、肉苁蓉；子宫发育不良、月经量少加紫河车、鹿角胶；卵巢增大甚加夏枯草、海藻；肥胖体倦加茯苓、白术、陈皮；多毛、痤疮加丹皮、黄芩。

用法：于月经净后开始，日1剂，水煎服。月经期停用。3个月为1疗程。

功效：补肾化痰祛瘀。用于肾虚血瘀型多囊卵巢综合征不孕。

6. 肾虚痰凝型

（1）补肾化痰汤（陈军·《浙江中医学院学报》2004，28）

组成：仙茅12克，淫羊藿10克，陈皮10克，鹿角霜15

克，熟地 15 克，白芍 15 克，桑白皮 15 克，象贝母 15 克，皂角刺 15 克，石英 20 克，茯苓皮 20 克，绿萼梅 6 克。

加减：肥胖茯苓皮、桑白皮增量，加车前子、决明子；神疲肢软加太子参、党参等；口干唇燥加石斛、北沙参等；腰酸加杜仲、川断、补骨脂等；并根据月经周期酌情加味。

用法：日 1 剂，水煎餐后服，4 周为 1 疗程。

功效：补肾化痰。用于肾虚痰凝型多囊卵巢综合征不孕。

（2）温肾涤痰汤（胡章如·《浙江中医学院学报》1999，23）

组成：鹿角片 10 克，巴戟天 10 克，淫羊藿 10 克，穿山甲 10 克，生黄芪 30 克，生山楂 30 克，防己 30 克，胆南星 15 克，姜半夏 15 克，浙贝母 15 克，炙甘草 5 克。

加减：肥胖、便秘加生大黄；月经中期加菖蒲；经前加泽兰、桃仁；阳虚甚加附子、桂枝；乳胸胀痛加柴胡、香附。BBT 上升后，去浙贝母、穿山甲，加石楠叶、菟丝子、蛇床子。

用法：经净后开始，日 1 剂，水煎服。用 10 剂。3 个月为 1 疗程。用 3 个周期。

功效：补肾化痰。用于肾虚痰凝型多囊卵巢综合征不孕。

（3）补肾化痰软坚汤（李亚萍，等·《中医杂志》2001，42）

组成：熟地 15 克，仙茅 15 克，昆布 15 克，淫羊藿 15 克，覆盆子 15 克，夏枯草 15 克，穿山甲 10 克（先煎），胆南星 10 克，桃仁 10 克。

用法：日 1 剂，水煎服。30 日为 1 疗程。用 1～3 疗程。

功效：补肾化痰软坚。用于肾虚痰凝型多囊卵巢综合征不孕。

7. 脾肾亏虚型

健脾益肾化痰汤（陈玲，等·《江苏中医》1999，20）

组成：党参 10 克，当归 10 克，黄精 10 克，茯苓 10 克，苍术 10 克，淫羊藿 10 克，巴戟天 10 克，胆南星 10 克，姜半夏 10 克，陈皮 6 克，白芥子 6 克，炙甘草 6 克。

加减：阳虚畏寒加淡附子、桂枝；带下粘稠加黄柏、椿根皮。

用法：日 1 剂，水煎服。7 日为 1 疗程。

功效：健脾益肾化痰。用于肝肾亏虚型多囊卵巢综合征不孕。

8. 肝肾阴虚型

（1）益肾清肝活血汤（李小平·《福建中医学院学报》2005，15）

组成：菟丝子 15 克，熟地 15 克，女贞子 15 克，旱莲草 15 克，生地 15 克，补骨脂 15 克，丹参 15 克，白芍 15 克，知母 9 克，菖蒲 9 克，皂角刺 9 克，龟板 20 克，当归 6 克，淫羊藿 10 克。

用法：日 1 剂，水煎服。用 20 日。用克罗米芬 100 毫克/日，口服；每次月经（或孕酮撤药出血）第 5 日开始，用 5 日。半年为 1 疗程。

功效：益肾清肝活血。用于肝肾阴虚型多囊卵巢综合征不孕。

（2）生地白芍汤（张灵芳·《实用中医药杂志》2005，21）

组成：生地 12 克，熟地 12 克，山茱萸 12 克，赤芍 12 克，白芍 12 克，当归 9 克，菟丝子 15 克。

加减：痰湿加苍术、山药、法半夏、制南星、象贝母；血瘀加桂枝、桃仁、丹皮、香附、茯苓、丹参。

用法：日 1 剂，水煎服。于月经第 5 日开始，用 20 日。用克罗米芬 50 毫克/日顿服，用 5 日。用 3 个月经周期。

功效：益肾清肝活血。用于肝肾阴虚型多囊卵巢综合征不孕。

9. 痰浊型

苍附导痰汤加减（夏阳·《天津中医药》2004，21）

组成：苍术 10 克，陈皮 10 克，半夏 10 克，胆南星 10 克，枳壳 10 克，香附 15 克，茯苓 15 克，鸡内金 15 克，蚕砂 15 克，牛膝 15 克，生山楂 30 克。

加减：肾虚加仙茅、淫羊藿；血瘀加丹参、刘寄奴。

用法：日 1 剂，水煎服；14 日后，加紫河车 20 克，紫石英、菟丝子各 15 克，再 7～14 日后，未排卵，继用本方。3 个月为 1 疗程。多运动，少食碳水化合物。

功效：用于痰浊型肥胖型多囊卵巢综合征不孕。

【经验方精选】

1. 调周（林至君）

（1）肾阳衰惫，冲任虚寒

组成：①排卵前用排卵汤：当归 10 克，丹参 10 克，桃仁 10 克，红花 10 克，菟蔚子 10 克，鸡血藤 10 克，川续断 10 克，香附 5 克，桂枝 5 克。②排卵后用促黄体汤：当归 10 克，熟地 10 克，阿胶 10 克（烊），龟板 10 克（先煎），菟丝子 10 克，制首乌 10 克，川续断 10 克，淮山药 15 克。③月经前用活血调经汤：当归 10 克，熟地 10 克，丹参 10 克，赤芍 10 克，泽兰 10 克，菟蔚子 15 克，制香附 6 克，川芎 4 克。④月经干净后用促卵泡汤：当归 10 克，熟地 10 克，山药 10 克，仙茅 10 克，淫羊藿 10 克，菟丝子 10 克，肉苁蓉 10 克，巴戟天 10 克。

用法：排卵汤用 5 剂，促黄体汤用 6～9 剂，活血调经汤用 3～5 剂，促卵泡汤用 4～6 剂，日 1 剂，水煎服。

（2）肾阴衰惫，冲任郁热

组成：①排卵前用排卵汤：丹参 10 克，熟地 10 克，赤芍 10 克，泽兰 10 克，薏苡仁 15 克，制香附 6 克，桃仁 4 克，红花

4克。②排卵后用促黄体汤：丹参10克，熟地10克，龟板10克（先煎），制首乌10克，肉苁蓉10克，菟丝子10克，枸杞子10克，女贞子10克，旱莲草10克。③月经前用活血调经汤：丹参10克，赤芍10克，泽兰10克，熟地10克，茯苓10克，茺蔚子10克。④月经干净后用促卵泡汤：女贞子10克，旱莲草10克，肉苁蓉10克，制首乌10克，丹参10克，熟地10克，山药10克。

用法：排卵汤用5剂，促黄体汤用6～9剂，活血调经汤用3～5剂，促卵泡汤用4～6剂，日1剂，水煎服。

2. 调周（李衡友等）

组成：①月经周期第6～10天，用促卵泡汤：熟地12克，首乌12克，菟丝子12克，淮山药15克，当归10克，川续断10克，肉苁蓉10克。加减：偏阳虚者，加仙茅、淫羊藿各6克；偏阴虚者，加女贞子10克，旱莲草12克。②月经周期第11～16天，用排卵汤：当归10克，赤芍10克，泽兰10克，熟地12克，菟丝子12克，川芎6克，香附6克，桃仁6克，红花6克。加减：偏阳虚者，加桂枝6克，鸡血藤10克；偏阴虚者，加丹参12克，枸杞子30克。③月经周期第17～25天，用促黄体汤：淮山药15克，熟地12克，首乌12克，川续断10克，枸杞子10克，阿胶10克（烊），龟板10克（先煎），肉苁蓉6克。加减：偏阳虚者，加当归、菟丝子各10克；偏阴虚者，加丹参、女贞子各10克，旱莲草12克。④月经周期第25～27天，用调经活血汤：当归12克，菟丝子12克，赤芍10克，泽兰10克，茯苓10克，川芎6克，炒香附6克。加减：腹痛甚者，加延胡索10克，五灵脂生炒各6克；偏阳虚者，加桂枝6克，鸡血藤10克；偏阴虚者，加丹参12克。

用法：促卵泡汤服5剂；排卵汤服6剂；促黄体汤服5～7剂；调经活血汤服3剂。

3. 分二型（李少华）

组成：①脾胃阴虚、热瘀交阻型：玄参、麦冬、花粉、石斛、三棱、莪术、白芍、甘草、皂角刺、穿山甲为主。②脾阳不振、痰滞经络型：以桂枝茯苓汤合二陈汤为主。

用法：日1剂，水煎服。

4. 分二型（牛德惠）

组成：①气滞血瘀型：用桂枝桃红四物汤为主。②气滞血瘀兼肾虚型：用桃红四物汤合二仙汤为主。

用法：日1剂，水煎服。

5. 分四型（李祥云）

组成：①肾亏痰阻型：当归、熟地、山药、杜仲、山茱萸、菟丝子、紫石英、淫羊藿、巴戟天、山慈菇、皂角刺、夏枯草、象贝母。②阴亏内热型：全瓜蒌、石斛、黄连、花粉、瞿麦、牛膝、龟板（先煎）等。③肝郁化火型：用龙胆泻肝汤。④肾虚瘀热型：当归、熟地、丹参、锁阳、三棱、莪术、淫羊藿等。

用法：日1剂，水煎服。

6. 分四型（施令仪）

组成：①肝火型用龙胆泻肝丸或当归龙荟丸为主方。②气血两虚型用归脾汤为主方。③脾肾阳虚型加桂附八味丸为主方。④痰湿型用软坚化痰汤：穿山甲、皂角刺、地龙、昆布、丹参、莪术、香附、白芥子、葶苈子。

用法：日1剂，水煎服。3个月为1疗程。

7. 肾虚湿痰瘀阻型

（1）补肾化痰汤（梁勇才）

组成：熟地12克，山药12克，昆布12克，菟丝子12克，覆盆子12克，大贝母12克，山慈菇12克，淫羊藿9克，炮山甲9克，仙茅9克，黄精15克，夏枯草15克。

加减：怕冷者加附子9克；大便溏薄者去黄精。

用法：经血净后开始服用，基础体温上升后停服。

功效：补肾化痰。用于多囊卵巢综合征所致不孕。

（2）消囊回春方（徐步海）

组成：炮山甲 100 克，水蛭 60 克，三棱 30 克，莪术 30 克，白芥子 30 克，肉桂 20 克。

用法：共研细末，黄蜡为丸。每次 4.5～6 克，早晚温开水送服。1 个月为 1 疗程，疗程间隔 7 天。

功效：补肾化痰。用于多囊卵巢综合征所致不孕。

8. 肾气虚型

归芪调经汤（贺稚平）

组成：当归 30 克，炙黄芪 30 克，菟丝子 30 克，淫羊藿 15 克，生姜 3 片，大枣 10 枚。

用法：日 1 剂，水煎服。连服 3 个月为 1 疗程。连用 1～2 个疗程。

功效：补肾气。用于肾气虚型多囊卵巢综合征不孕。

9. 阴虚痰瘀互结型

（1）消囊孕子汤（徐琴）

组成：当归 12 克，丹参 12 克，丹皮 12 克，生地 12 克，熟地 12 克，益母草 12 克，赤芍 9 克，白芍 9 克，炙土鳖虫 9 克，绿萼梅 9 克，失笑散 15 克，夏枯草 24 克，炙甘草 5 克，大枣 7 枚。

用法：日 1 剂，水煎服。经期停服。

功效：养阴清热，化痰软坚。用于阴虚痰瘀互结型多囊卵巢综合征不孕。

（2）养阴破瘀方（李少华）

组成：玄参、麦冬、白芍、花粉、石斛、三棱、莪术、皂角刺、穿山甲、芋艿丸、甘草。

用法：日 1 剂，水煎服。

功效：养阴清热，化痰软坚。用于阴虚痰瘀互结型多囊卵巢综合征不孕。

10. 肝郁痰湿互结型

泽兰赞育汤（颜立江）

组成：泽兰 15 克，当归 15 克，香附 15 克，焦白术 15 克，覆盆子 15 克，枸杞子 15 克，益母草 30 克，王不留行 10 克，菟丝子 10 克，蒲黄 10 克，柴胡 10 克，乌药 12 克，黄芪 20 克，五灵脂 9 克，沉香 8 克。

用法：日 1 剂，水煎服。治疗 2～6 个月。

功效：疏肝解郁，化痰利湿。用于肝郁痰湿互结型多囊卵巢综合征不孕。

11. 气虚湿蕴痰阻型

卵巢宁复汤（梁杰圣）

组成：苍术 10 克，猪苓 10 克，白术 10 克，茯苓 10 克，桃仁 10 克，香附 10 克，三棱 12 克，莪术 12 克，炮山甲 12 克，黄芪 15 克，薏苡仁 30 克，桂枝 6 克，川芎 6 克。

用法：日 1 剂，水煎服。

功效：益气健脾，涤痰软坚。用于气虚湿蕴痰阻型多囊卵巢综合征不孕。

12. 湿痰瘀滞胞络型

化痰散结汤（武保乡）

组成：三棱 9 克，莪术 9 克，炮山甲 9 克，象贝母 9 克，山慈菇 9 克，皂角刺 12 克，夏枯草 15 克，南星 6 克。

加减：肾虚者，加覆盆子、菟丝子、枸杞子各 12 克；血虚者，加当归 12 克，熟地 20 克；阴虚者，加栀子 9 克，玄参 15 克，龙胆草 6 克；E_2 值偏低或宫颈黏液检查见黏液少者，加泰舒滴丸，每日 4 毫克；T 或 PRL 值偏高者，加白芍、甘草各 12 克，龙胆泻肝丸 9 克。

用法：日 1 剂，水煎服。从月经周期第 9 天开始服药，连服至基础体温上升后 2 天，宫颈黏液典型羊齿状结晶消失、椭圆体出现时，改用健黄体汤（熟地、当归、白芍、菟丝子、甘草等）加减，如果连续用药至月经周期第 35 天，仍未见排卵者，即用孕酮，撤药出血后即开始下一周期治疗。

功效：化痰利湿，软坚化瘀。用于湿痰瘀滞胞络型多囊卵巢综合征不孕。

13. 湿热下注型

龙胆泻肝汤（王祖倩等）

组成：龙胆草 6～9 克，炒黄芩 9 克，泽泻 9 克，焦栀子 9 克，当归 9 克，车前子 9 克（包），生地 6～12 克，柴胡 6 克，木通 3 克，生甘草 1.5～3 克。

用法：日 1 剂，水煎服，经期停用，连续治疗 3 个月以上。

功效：清热祛湿。用于湿热下注型多囊卵巢综合征不孕。

【药膳】

1. 肾虚型

黄芪杞子炖乳鸽

组成：黄芪 30 克，枸杞子 30 克（均洗净），乳鸽 1 只（宰杀，去毛、内脏）。

用法：放炖盅内加水适量，隔日炖熟。吃肉喝汤。

功效：益气补肾。用于肾虚型多囊卵巢综合征所致不孕。

2. 脾肾两虚型

苡杞粥

组成：枸杞子 20 克，薏苡仁 20 克，山药 20 克，炒蔻仁 10 克（均洗净），粳米 50 克（淘净），红糖适量。

用法：常规煮粥，食时加红糖，温热服用。

功效：补肾健脾除湿。用于脾肾两虚型多囊卵巢综合征不孕。

3. 脾虚型

苡米山楂粥

组成：炒薏苡仁 60 克，生山楂 15 克（均洗净），陈皮 10 克，粳米（淘净）适量。

用法：共煮成粥服食。

功效：健脾燥湿，理气调经。用于脾虚型形体肥胖、闭经、多囊卵巢综合征不孕。

4. 气血虚弱型

归参鳝鱼羹

组成：当归 15 克，党参 15 克（前二味装入纱布袋内，扎口），鳝鱼 50 克（去骨、内脏、头尾，洗净，切丝），料酒、生姜、蒜、味精、精盐、酱油适量。

用法：将鳝鱼丝、药袋及佐料投入锅内，加水适量，先用武火烧沸，去浮沫，再用文火煎熬 1 小时，捞出药袋，调入味精即成。吃鱼饮汤，可分餐食用。

功效：补益气血通经。用于气血虚弱型多囊卵巢综合征不孕。

第五节　未破裂卵胞黄素化综合征不孕

未破裂卵胞黄体化综合征（简称 LUFS）是指月经周期有规律，而实际月经中期卵胞未破裂、无排卵的一组症候群。LUFS 是引起不明原因不孕的重要原因之一。

【病因病机】

肾虚，冲任虚损，精亏血少，加之瘀血阻滞胞宫脉络，卵子不能排出与精子结合，故婚久不孕。冲任虚损、瘀血阻滞不甚，故月经可调和，若损及太过，则可致月经不调。

【辨证诊断】

肾虚血瘀型

主证：婚久不孕，月经周期、经量正常或异常，经色黯淡，或有血块，或经期下腹坠痛，畏寒肢冷，腰膝酸软，头晕耳鸣。

舌象：舌质淡黯。

脉象：脉沉滑。

【基本方剂】

肾虚血瘀型

治则：补肾祛瘀，通络散结。

方剂：补肾化瘀汤。方药：熟地 15 克，淫羊藿 15 克，山萸肉 10 克，巴戟天 10 克，菟丝子 10 克，三棱 10 克，莪术 10 克，昆布 10 克，海藻 10 克，桃仁 10 克，红花 10 克，制没药 10 克，炮山甲 12 克，丹参 30 克，紫石英 30 克。

用法：日 1 剂，水煎服。连服 1～3 个月。

第六节　闭经溢乳综合征

非产褥期妇女或产妇停止哺乳 1 年后，出现持续性溢乳并伴有闭经者，称为闭经溢乳综合征，大多数患者合并高催乳素血症。闭经溢乳综合征可导致不排卵即不孕，占内分泌因素不孕原因的 13%～33%。

本病属中医"乳汁自溢"、"乳泣"、"月经不调"、"闭经"、"不育"等范畴。

【病因病机】

1. 肝郁气滞：情志不舒，或恚怒伤肝，肝失调达，疏泄失常，乳汁自溢。

2. **肝火炽盛：**素性抑郁，或七情内伤，或郁怒伤肝，久则化火，肝火炽盛，冲气上逆，乳汁自溢。气郁血闭，经水不行。

3. **痰湿阻滞：**形体肥胖，痰湿内生，经络不畅，经闭不行，乳汁自溢。

4. **肾虚肝旺：**肾阴亏虚，肝脉失养，肝火上延，气血上逆，乳汁自出。

5. **气血两虚：**大病久病，气血受损，或脾胃虚弱，运化失权，气血不足，或分娩气血受损，气虚失约，统摄无权，心气不足，血脉无力下注冲任，反为乳汁自溢，血海空虚，经闭不行。

6. **脾肾两虚：**禀赋不足，脾肾气虚，气虚失约，乳汁自溢。脾虚不运，肾虚不化，精血亏乏，则经血不行。

【辨证诊断】

1. **肝郁气滞型**

主证：经闭不行，或月经延期，量少不畅，乳汁自溢，乳房胀痛，情志怫郁，胸胁胀满，时常太息，婚后不孕。

舌象：舌质淡红，苔薄。

脉象：脉细弦。

2. **肝火炽盛型**

主证：经闭不行，乳汁自溢，乳头痒痛或乳房胀痛，头晕目赤，性急易怒，口干舌燥，心烦失眠，尿黄便结。

舌象：舌质红，苔薄黄。

脉象：脉弦数。

3. **肾虚肝旺型**

主证：经闭不行，或月经稀少，经色黯红，乳汁挤之可溢，量少质稠，婚后不孕，或孕后流产，头晕目眩，性急易怒，心烦失寐，口干咽燥，腰脊酸楚。

舌象：舌质红，苔薄。

脉象：脉细数。

4. 痰湿阻滞型

主证：乳汁自溢，经闭不行，形体肥胖，胸胁痞闷，乳房胀痛，头晕头重。

舌象：舌质淡黯，苔薄厚腻。

脉象：脉细滑。

5. 气血虚弱型

主证：经闭不行，乳汁自溢，色清质稀，头晕目眩，气短懒言，心悸怔忡，神疲乏力，面色不华。

舌象：舌质淡、胖，苔薄白。

脉象：脉细弱。

6. 脾肾两虚型

主证：经闭不行，乳汁自溢，质稀色淡，头晕神疲，腰膝酸软，四肢不温，纳少便溏。

舌象：舌质淡黯，苔薄白。

脉象：脉沉细。

7. 肝肾阴虚型

主证：婚久不孕，月经稀少或闭经，乳房胀痛，乳汁自溢或挤出乳汁，头痛少寐，五心烦热，腰膝酸软。

舌象：舌质淡红，少苔。

脉象：脉沉弱或细涩。

【基本方剂】

1. 肝郁气滞型

治则：舒肝理气，活血调经。

方剂：①逍遥散加减。方药：柴胡 10 克，郁金 10 克，川芎 10 克，香附 15 克，当归 15 克，八月扎 15 克，梭罗子 15 克，泽兰叶 15 克，川牛膝 15 克，生麦芽 30～50 克。②柴胡舒肝散加减。方药：柴胡 10 克，川芎 10 克，枳壳 10 克，陈皮 10 克，郁金 10 克，白芍 12 克，香附 15 克，八月扎 15 克，川牛膝 15 克，生麦芽 50 克，甘草 5 克。

用法：日 1 剂，水煎服。

2. 肝火炽盛型

治则：舒肝泄热，活血调经。

方剂：①丹栀逍遥散加减。方药：丹皮 10～15 克，栀子 10 克，黄芩 10 克，柴胡 10 克，桃仁 10 克，红花 10 克，当归 12 克，生地 15 克，丹参 15 克，泽兰 12 克，川牛膝 15 克，生麦芽 50 克。②清肝饮加减。方药：生地 15 克，白芍 15 克，枸杞子 15 克，丹皮 10 克，栀子 10 克，当归 10 克，川芎 10 克，柴胡 9 克，郁金 9 克，山楂 9 克，全瓜蒌 9 克，八月扎 9 克，王不留行 9 克。加减：乳房胸胁胀痛甚者，加青皮、枳壳、延胡索各 9 克，川楝子 6 克；经闭不行者，加川牛膝、益母草各 30 克；心烦口干失眠者，加丹参、柏子仁、酸枣仁各 10 克。

用法：日 1 剂，水煎服。

3. 肾虚肝旺型

治则：滋水涵木，调补冲任。

方剂：知柏地黄汤加减。方药：生地 15 克，熟地 15 克，知母 12 克，黄柏 12 克，麦冬 12 克，枸杞子 12 克，赤芍 12 克，白芍 12 克，泽兰叶 12 克，钩藤 12 克，菟丝子 15 克，当归 15 克，川牛膝 15 克，炙龟板 15 克，生麦芽 50 克。

用法：日 1 剂，水煎服。

4. 痰湿阻滞型

治则：豁痰除湿，活血通经。

方剂：苍附导痰汤加减。方药：苍术 12 克，香附 12 克，茯苓 12 克，半夏 12 克，陈皮 12 克，川芎 10 克，山楂 10 克，南星 10 克，枳壳 10 克，红花 10 克，川牛膝 30 克，益母草 30 克。加减：乳房胀痛胸闷者加延胡索、郁金、橘核各 10 克；痰湿日久化热者加全瓜蒌、竹茹各 10 克。

用法：日1剂，水煎服。

5. 气血虚弱型

治则：大补气血，温养冲任。

方剂：①圣愈汤加减。方药：人参10～20克（另煎），黄芪15～30克，当归15克，白芍15克，熟地15克，川芎10克，生麦芽30～50克。②八珍汤加减。方药：人参10～20克（另煎），黄芪15～30克，当归20克，熟地15克，白芍15克，白术10克，川芎10克，陈皮10克，茯苓12克，首乌藤15克，鸡血藤15克，龙眼肉10克。加减：心悸失眠者加远志、柏子仁、五味子各9克；气短神疲者加炙升麻6克，黄精15克；溢乳甚者加麦芽30克，五倍子6克。

用法：日1剂，水煎服。

6. 脾肾两虚型

治则：补益脾肾，填精摄乳。

方剂：青蛾丸合右归丸加减。方药：党参12克，黄芪12克，熟地12克，当归12克，山药12克，枸杞子12克，杜仲10克，赤芍10克，川芎10克，补骨脂10克，淫羊藿10克，鸡血藤30克，益母草30克。加减：腰膝酸软者加川断、桑寄生、菟丝子各15克；四肢不温者加肉桂、附子各6克。

用法：日1剂，水煎服。

7. 肝肾阴虚型

治则：滋补肝肾。

方剂：归肾丸加减。方药：熟地12克，山萸肉9克，枸杞子15克，桑椹子15克，菟丝子10克，杜仲10克，山药15克，茯苓10克，当归10克，白芍10克，丹皮10克，淫羊藿15克，益母草30克，丹参30克。

用法：日1剂，水煎服。

【当代妙方精选】

1. 痰浊型

化痰泄浊汤（冯杜熊·《中医药学报》2003，31）

组成：带皮茯苓 12 克，猪苓 12 克，泽泻 12 克，车前子 12 克，大腹皮 12 克，瞿麦 12 克，枳实 12 克，生大黄 9 克，番泻叶 6 克，远志 6 克，青皮 4.5 克，生麦芽 60 克。

加减：体胖加半夏、白芥子；经前烦躁加丹皮、栀子；择期选用调经活血药；泻药以大便日 2～3 次为度。

用法：日 1 剂，水煎服。1 个月为 1 疗程。

功效：化痰泄浊。用于痰浊型闭经溢乳综合征不孕。

2. 肝郁气滞型

（1）清肝散（张挺·《现代中医药》2003，1）

组成：丹皮 9 克，栀子 9 克，当归 9 克，柴胡 9 克，茯苓 9 克，白术 9 克，白芍 15 克，甘草 6 克，薄荷 6 克，青皮 6 克，陈皮 6 克，生麦芽 60 克。

用法：日 1 剂，水煎服。1 个月为 1 疗程。月经期停用。

功效：疏肝理气。用于肝郁气滞型闭经溢乳综合征不孕。

（2）逍遥散加减（雷丽·《湖北中医杂志》2003，25）

组成：柴胡 10 克，当归 15 克，白芍 15 克，白术 15 克，枳壳 15 克，丝瓜络 15 克，炙甘草 6 克，麦芽 60 克，川断 20 克，香附 12 克，山楂 30 克。

加减：月经先期加生地，量少加黄精、菟丝子；月经稀发、闭经加牛膝、益母草、地鳖虫；头晕、头痛加钩藤、生石决明；烦躁易怒加瓜蒌、郁金；垂体微腺瘤加白花蛇舌草、三棱、莪术。

用法：日 1 剂，水煎服。30 日为 1 疗程。

功效：疏肝理气。用于肝郁气滞型闭经溢乳综合征不孕。

（3）黑逍遥汤（张霓·《云南中医药杂志》1998，19）

组成：当归 15 克，党参 15 克，杭白芍 15 克，炙甘草 10

克，柴胡 10 克，白术 10 克，茯苓 20 克，熟地 30 克，炒麦芽 30 克，香附 12 克，郁金 12 克。

用法：日 1 剂，水煎服。3 个月为 1 疗程。

功效：疏肝理气。用于肝郁气滞型闭经溢乳综合征不孕。

（4）解乳汤加减（耿嘉玮·《中国临床医生》2002，30）

组成：生麦芽 50 克，钩藤 15 克，丹参 15 克，茯苓 15 克，金银花 12 克，绿萼梅 10 克，泽兰 10 克，枳壳 10 克。

加减：肝郁化热型加柴胡 6 克，白芍、炒栀子各 10 克，丹皮 12 克；脾虚胃热痰阻型加黄芩、陈皮、白术、菖蒲各 10 克，冬瓜子 30 克；肾虚肝旺型加沙参 20 克，山药、丹皮、枸杞子各 10 克，菟丝子 15 克，淫羊藿 6 克。

用法：日 1 剂，水煎服。1 个月为 1 疗程。用 3 个疗程。

功效：疏肝理气。用于肝郁气滞型闭经溢乳综合征不孕。

（5）柴胡舒肝散加减（奚嘉·《辽宁中医杂志》1999，26）

组成：柴胡 12 克，川牛膝 12 克，炒白芍 20 克，炒麦芽 40 克，熟地 40 克，茯苓 15 克，当归 10 克，青皮 10 克，陈皮 10 克，香附 10 克。

加减：随症加减。

用法：日 1 剂，水煎服。30 日为 1 疗程。

功效：疏肝理气。用于肝郁气滞型闭经溢乳综合征不孕。

（6）清肝潜冲汤（龙福珍·《新中医》1997，29）

组成：柴胡 10 克，寄生 30 克，白芍 15 克，夏枯草 15 克，天花粉 15 克，丹皮 12 克，枳壳 12 克，麦芽 60～100 克，甘草 3 克。

加减：随症加减。

用法：日 1 剂，水煎，加鸡蛋 1 只（先连壳，熟后去壳再放入药中），取药液 180 毫升，加红糖 30 克，温服。3 个月经周期为 1 疗程。

功效：疏肝理气。用于肝郁气滞型闭经溢乳综合征不孕。

3. 肝郁肾虚型

（1）调冲抑乳汤（朱方红·《福建中医药》2003，34）

组成：柴胡9克，郁金9克，当归9克，白芍15克，泽兰12克，牛膝12克，仙茅10克，巴戟天10克，麦芽30克，甘草6克。

用法：日1剂，水煎餐后服。并用溴隐亭0.25毫克/日2次餐中服。用3~6个月。

功效：滋肾清肝。用于肝郁肾虚型高泌乳素综合征不孕。

（2）降催汤（应敏丽，等·《湖北中医杂志》2005，27）

组成：当归12克，白芍12克，菟丝子12克，白术9克，泽兰叶10克，柏子仁10克，巴戟天10克，淮牛膝10克，柴胡6克，炙龟板30克（先煎）。

用法：日1剂，水煎服。30日为1疗程。

功效：滋肾清肝。用于肝郁肾虚型高泌乳素综合征不孕。

（3）龟鹿调经方（李灵芝，等·《天津中医学院学报》1999，18）

组成：仙茅10克，香附10克，牛膝10克，淫羊藿10克，鹿角片10克，龟板15克，熟地15克，郁金15克，赤芍15克，山萸肉15克，当归20克，炒麦芽30克，柴胡9克。

用法：日1剂，水煎服。30日为1疗程。用3个疗程。

功效：滋肾清肝。用于肝郁肾虚型高泌乳素综合征不孕。

（4）补肾疏肝汤（杨桂芹，等·《河南中医药学刊》2002，17）

组成：柴胡10克，丹皮12克，醋香附12克，淫羊藿30克，淮牛膝30克，杭白芍20克，枸杞子20克，山萸肉15克，当归15克，生麦芽60克，甘草6克。

加减：烦躁易怒加郁金、合欢皮；腰膝酸软加川断、寄生；失眠加炒枣仁、夜交藤。

用法：日1剂，水煎服。30日为1疗程。

功效：滋肾清肝。用于肝郁肾虚型高泌乳素综合征不孕。

（5）疏肝回乳汤（王君·《四川中医》2000，18）

组成：柴胡10克，陈皮10克，丹皮10克，当归10克，桂枝10克，茯苓15克，蒲公英30克，鹿角胶30克（烊），麦芽120克，山楂180克。

加减：五心烦热加熟地、生地、女贞子；乳胀甚加桃仁、天花粉、夏枯草；不孕加杜仲、菟丝子。

用法：日1剂，水煎服。3个月为1疗程。用1～3个疗程。

功效：滋肾清肝。用于肝郁肾虚型高泌乳素综合征不孕。

（6）滋肝解郁丸（董协栋，等·《国医论坛》2002，17）

组成：柴胡9克，枳壳9克，郁金9克，山茱萸9克，山楂15克，淫羊藿15克，枸杞子10克，巴戟天10克，仙茅10克，丹参12克，菟丝子12克，生地90克，麦芽30克，白芍6克，生甘草6克。

用法：炼蜜为丸，每次30丸（6.5克，相当于生药57克），日3次口服。用5个月。

功效：滋肾清肝。用于肝郁肾虚型高泌乳素综合征不孕。

（7）通经敛乳方（张帆·《新中医》2001，31）

组成：杜仲15克，仙茅15克，枸杞子15克，菟丝子15克，麦芽30克，郁金12克，当归10克，白芍10克，枳壳10克，川芎6克。

加减：月经前期加泽兰、川牛膝、茺蔚子、淫羊藿；月经期调经为主；后期加党参、熟地、首乌、女贞；经间期加赤芍、肉苁蓉、巴戟天；肾阳虚加附子、肉桂；肾阴虚加石斛、龟板；痰湿甚加陈皮、法半夏、胆南星；气血两虚加黄芪、熟地；性器官萎缩加黄精、鹿角胶、制河车粉；乳汁清稀加芡实、牡蛎、五味子。

用法：日 1 剂，水煎服。1 个月为 1 疗程。

功效：滋肾清肝。用于肝郁肾虚型高泌乳素综合征不孕。

【经验方精选】

1. 分三型（朱南孙）

组成：①肝肾亏损，肝气上逆型：当归 9 克，丹参 12 克，赤芍 12 克，王不留行 12 克，柴胡 6 克，郁金 6 克，制香附 6 克，枳壳 6 克，川芎 4.5 克，蒲公英 15 克，全瓜蒌 17 克。②脾肾不足，气血两虚型：党参 9 克，黄芪 9 克，赤芍 9 克，白芍 9 克，枸杞子 9 克，鹿角片 9 克，巴戟天 9 克，当归 12 克，熟地 12 克，鸡血藤 12 克，山药 15 克，川芎 4.5 克。③肾虚血枯，心肝火旺型：当归 12 克，生地 12 克，赤芍 12 克，钩藤 12 克（后下），肉苁蓉 12 克，玄参 9 克，柏子仁 9 克，泽兰叶 9 克，逍遥丸 9 克（包），淡黄芩 6 克，川牛膝 6 克，麦冬 6 克，川芎 4.5 克。

用法：日 1 剂，水煎服。

2. 分三型（王忠民）

组成：①脾气虚弱型：红参、白术、山药、茯苓、陈皮、佩兰、麦芽、山楂、熟地、鹿角霜、菟丝子、淫羊藿、人参健脾丸。②肝气郁结型：柴胡、香附、赤芍、白芍、丹参、乌药、泽兰、女贞子、枸杞子、巴戟天、淫羊藿、香橼皮、逍遥丸。③肾精亏损型：紫石英、鹿角霜、山茱萸、制香附、桑椹子、菟丝子、淫羊藿、何首乌、熟地、白芍、乌鸡白凤丸。

用法：从月经周期 5～16 日服汤剂，之后服丸药至下次月经来潮。于月经第 5 日服克罗米芬，每次 100 毫克，每日 1 次，连服 5 日。闭经者于第 22 日肌注黄体酮，每日 1 次，每次 20 毫克，连用 3 日。

功效：用于因口服避孕药后排卵停止产生的闭经、溢乳、不孕。

3. 分四型（王耀廷）

组成：①肝郁气滞型：逍遥散加川牛膝 15～30 克，生麦芽 30～50 克。②肝火上冲型：丹栀逍遥散加卷柏 10～15 克，牛膝 10～15 克，泽兰 20 克，生牡蛎 50 克，或龙胆泻肝汤加牛膝 10～15 克，丹参 20～30 克。③肾虚肝旺型：熟地 15 克，牛膝 15 克，白芍 15 克，远志 6 克，石菖蒲 10 克，菟丝子 15 克，鸡骨皮 15 克，淫羊藿 10 克，巴戟天 10 克，女贞子 10 克，旱莲草 10 克，鹿角霜 10 克，紫石英 10 克。④脾虚痰阻型：苍附导痰丸为主方。

用法：日 1 剂，水煎服。

4. 肝郁气滞型

（1）加味逍遥散（李秀珍）

组成：当归 9 克，柴胡 9 克，白术 9 克，茯苓 9 克，香附 9 克，青皮 9 克，薄荷 9 克，白芍 15 克，麦芽 60 克。

加减：月经先期、量多或淋漓不断，舌红苔黄者加丹皮、栀子各 9 克；闭经，月经后期，量少者加泽兰 15 克，当归用至 15 克。

用法：日 1 剂，水煎服。经期停止用药。闭经者连续服药，直至 PRL 值减至正常，服药 30 剂 PRL 值不降为无效。

功效：舒肝理气。用于肝郁气滞型高泌乳素综合征不孕。

（2）柴麦二仙汤（梁勇才）

组成：柴胡 8 克，生麦芽 60 克，淫羊藿 12 克，川牛膝 12 克，仙茅 10 克，郁金 10 克，白芍 15 克，当归 15 克，全瓜蒌 15 克，茯苓 15 克，熟地 15 克，生大黄 5 克。

用法：日 1 剂，水煎服。30 日为 1 疗程。

功效：舒肝理气。用于肝郁气滞型高泌乳素综合征不孕。

5. 肾虚肝旺型

归肾定经汤（李克勤）

组成：熟地 24 克，山药 15 克，杜仲 15 克，山萸肉 15 克，菟丝子 15 克，枸杞子 15 克，当归 12 克，白芍 12 克，茯苓 12 克，柴胡 12 克，荆芥 12 克。

加减：闭经、稀发加桃仁、红花、牛膝、泽兰；溢乳加炒麦芽；肥胖加苍术、香附、半夏、陈皮。

用法：日 1 剂，水煎服。

功效：补肾舒肝。用于肾虚肝旺型高泌乳素综合征不孕。

6. 痰湿阻滞型

温阳化痰汤（包海燕）

组成：鹿胶 10 克，淫羊藿 10 克，皂角刺 10 克，熟地 15 克，川芎 15 克，桃仁 15 克，焦白术 15 克，炒麦芽 15 克，巴戟天 9 克，枸杞子 9 克，牛膝 9 克。

加减：腰痛足跟痛，加杜仲、川断、补骨脂；口干咽燥，加麦冬、知母；五心烦热，加知母，生地易熟地；服药期间有行经征兆，加红花、益母草。

用法：日 1 剂，水煎服。30 日为 1 疗程。

功效：温阳化痰。用于痰湿阻滞型高泌乳素综合征不孕。

7. 气血虚弱型

黄芪止泣汤（梁杰圣）

组成：党参 24 克，川断 24 克，黄芪 45 克，山药 30 克，菟丝子 20 克，白芍 15 克，白术 15 克，黄芩 15 克，桑寄生 15 克，当归 12 克，阿胶珠 12 克。

用法：日 1 剂，水煎服。

功效：补益气血，调补冲任。用于气血虚弱型高泌乳素综合征。

8. 脾肾两虚型

健脾益肾方（徐琴）

组成：黄芪 15 克，炒白术 12 克，菟丝子 12 克，茯苓 10 克，当归 10 克，首乌 10 克，锁阳 10 克，淫羊藿 10 克，巴戟天

10 克，五倍子 10 克，陈皮 6 克。

用法：日 1 剂，水煎服。

功效：健脾补肾。用于脾肾两虚型高泌乳素综合征。

9. 肾阴不足型

滋肾养血方（颜立江）

组成：生地 20 克，熟地 20 克，麦冬 15 克，首乌 15 克，鸡血藤 15 克，柏子仁 12 克，山药 10 克，山茱萸 10 克，女贞子 10 克，枸杞子 10 克，阿胶 10 克（烊化），龟板胶 10 克，远志 6 克，炙甘草 5 克。

用法：日 1 剂，水煎服。

功效：滋阴补肾，调补冲任。用于肾阴不足型高泌乳素综合征。

10. 肾阳不足型

加减苁蓉菟丝子丸（梁勇才）

组成：菟丝子 12 克，覆盆子 12 克，大熟地 12 克，黄芪 12 克，肉苁蓉 10 克，当归 10 克，枸杞子 10 克，桑寄生 10 克，紫河车粉 6 克（冲），艾叶 6 克。

用法：日 1 剂，水煎服。

功效：补肾壮阳，调补冲任。用于肾阳不足型高泌乳素综合征。

11. 外治

（1）淋洗法

组成：生地 15 克，当归 15 克，赤芍 15 克，桃仁 15 克，木通 15 克，茜草 15 克，丹皮 15 克，大黄 15 克，五灵脂 15 克。

用法：水煎取汁 500 毫升，淋洗脐下，每日 1 次，每次 30 分钟，7 天为 1 疗程。

（2）热敷法

组成：当归 120 克，益母草 120 克，透骨草 120 克，片姜黄

120 克，川芎 60 克，乳香 60 克，没药 60 克，蚕砂 30 克。

用法：共研末，分为 2 包，纱布包裹，蒸 15～30 分钟，热敷小腹，每日 1 次，20 天为 1 疗程。

（3）塞药法

组成：土茯苓 15 克，茜草 10 克，扁蓄 6 克，生地 5 克，胡椒 3 克，巴豆仁 1 克。

用法：共研细末。用带线棉球纳入阴道内，5～6 次即可经行。

（4）敷穴法

组成：柏子 40 克，红花 40 克，小茴香 40 克，当归 50 克，肉桂 30 克，细辛 30 克，益母草 60 克，延胡索 35 克。

用法：水煎 2 次，浓缩成流浸膏状，混合适量的 95% 乙醇的乳香、没药液，烘干后，研末加樟脑少许备用。每次 9 克。黄酒调成糊状，外敷神曲，绷带固定。药干则调换 1 次，连续 3～6 次。

（5）针刺

取穴：百会、气海、天枢、足三里、大赫、子宫、膻中。

治法：用 30 号 1.5 寸毫针，平补平泻法，每次留针 20 分钟，隔日 1 次，12 次为 1 疗程，经期停止治疗。

取穴：关元、三阴交、肾俞、命门、足三里。

治法：针刺，每日 1 次，10 天为 1 疗程。

（6）耳针

取穴：子宫、内分泌、肾、卵巢。

治法：每次取 2～3 穴，中等刺激，留针 15～20 分钟，每日 1 次，经前、经后各针 1 周。

【药膳】

1. 浮麦益母饮

组成：浮小麦 50 克，益母草 30 克。

用法：日 1 剂，水煎当茶饮。

功效：退乳通经。

2. 茯苓红花煎

组成：茯苓 20 克，红花 6 克，红糖适量。

用法：前二味水煎去渣，冲红糖温服。

功效：健脾利湿、行经。

3. 红花黑豆汤

组成：黑豆 30 克（洗净），红花 6 克（纱布包），红糖适量。

用法：将前二味水煎至黑豆酥烂，去红花，加红糖搅匀饮用。

功效：补肾活血通经。

4. 苡仁山楂茯苓粥

组成：薏苡仁 20 克，山楂 20 克，茯苓 20 克，粳米 100 克。

用法：常规煮粥，食用。

功效：健脾利湿、行经。

第六章　月经不调性不孕

第一节　月经不调不孕

妇女长期月经不调，夫妇同居 3 年以上不受孕者称为月经不调性不孕。

月经不调包括月经周期性紊乱、痛经、闭经、子宫发育不全等所致的原发性和继发性不孕病变。

月经不调不孕包括月经先期、月经后期、月经先后无定期、经期延长、月经过多、月经过少、经间期出血等所致的不孕。

【病因病机】

月经不调多为肝肾不足，肝郁气滞，冲任气血失调等所致。

【辨证诊断】

1. 血热型

主证：月经先期，经血量或多或少，或周期正常，或后期不止，经色紫红，质稠有块，面色潮红，头晕目眩，五心烦热，胸胁胀满，形体消瘦，心烦易怒，口苦咽干，渴喜冷饮，常善太息，久则不孕。

舌象：舌质红，或暗红，苔少或无。

脉象：脉弦数或细数。

2. 痰热型

主证：月经先期，月经量多，胶粘如涕，红黄相兼，口苦粘腻，心烦少寐，形体肥胖，带下量多，色黄臭秽，久则不孕。

舌象：舌质红，苔黄腻。

脉象：脉滑数。

3. 脾虚型

主证：月经先期，或经期或先或后，量多色淡，经质清稀，面色㿠白，神疲乏力，倦怠嗜睡，心悸气短，或脘腹胀闷，食少纳呆，小腹空坠，大便溏薄，久则不孕。

舌象：舌质淡，苔薄。

脉象：脉虚缓无力。

4. 肾气虚型

主证：月经先期，经血量多，色黯淡，质稀薄，或经期延长，淋漓不净，腰膝酸软，头晕耳鸣，畏寒肢冷，夜尿频多，小便清长，小便冷痛，久则不孕。

舌象：舌质淡，苔薄白。

脉象：脉沉细弱。

5. 肾阴虚型

主证：月经先期，经色暗淡，量少质薄，或见崩漏，头晕耳鸣，失眠健忘，腰膝酸痛，或经闭或梦交，咽干舌燥，入夜尤甚，五心烦热，或潮热盗汗，或骨蒸发热，小便短赤，形体消瘦，午后潮红，久则不孕。

舌象：舌质红，少津，苔少。

脉象：脉细数。

6. 血瘀型

主证：月经先期，或经行延期，或一月二至，或经行无定期，或经期延长，经量或多或少，行而不畅，经色紫暗，中夹血块，经前或经期小腹疼痛，块下痛减，久则不孕。

舌象：舌质正常，或有瘀点、瘀斑。苔黄而干。

脉象：脉沉涩或沉弦。

7. 实寒型

主证：月经后期，量少色暗，质稠夹块，小腹冷痛，得热痛减，肢冷畏寒，面色青白，口干不饮，形体倦怠，久则不孕。

舌象：舌质淡，苔白滑而润。

脉象：脉沉紧。

8. 虚寒型

主证：月经延后，或经血量多，色淡质稀，血内有块，小腹隐痛，喜热喜按，精神不振，腰酸无力，食少纳呆，小便清长，大便溏薄，久则不孕。

舌象：舌质淡，苔薄白。

脉象：脉沉弱。

9. 血虚型

主证：月经延期，月经量少，经色淡红，质稀无块，面色萎黄，唇爪不荣，皮肤干燥，头晕眼花，心悸少眠，手足麻木，微有浮肿，小腹空坠，久则不孕。

舌象：舌质淡，苔少或淡薄。

脉象：脉细弱。

10. 气血两虚型

主证：月经延期，量少色淡，少腹隐痛，面色淡白，或萎黄，头晕目眩，神疲乏力，少气懒言，心悸多梦，或有自汗，久则不孕。

舌象：舌质淡，苔薄。

脉象：脉细弱。

11. 阴虚型

主证：月经延期，或经行日久，绵延不止，经血量少，色暗质稠，形体消瘦，口干咽燥，头晕目眩，心悸失眠，五心烦热，潮热盗汗，面赤颧红，久则不孕。

舌象：舌质红黯，苔少，或花剥苔。

脉象：脉细数。

12. 肝郁型

主证：月经延期，或经期不准，时先时后，量少色黯，行而不畅，质稠有块，经前或临经时胸胁、乳房、小腹胀痛，胀甚于痛，块下痛减，精神抑郁，时欲太息，胸闷不舒，久则不孕。

舌象：舌质淡，苔正常。

脉象：脉弦涩。

13. 痰湿型

主证：月经延期，或数月一行，量或多或少，色淡或赤白相杂，带下清稀或黏液，形体肥胖，食少脘闷，呕恶多痰，晕眩心悸，尿黄便溏，久则不孕。

舌象：舌质淡胖，有齿痕，苔薄腻。

脉象：脉滑或缓。

14. 肾虚型

主证：月经先后无定期，量少色淡，或点滴即止，经质清稀，腰膝酸软，四肢不温，小便清长，夜尿频多，或头晕耳鸣，腰骶酸痛，久则不孕。

舌象：舌质淡，苔薄白。

脉象：脉沉细弱。

15. 气虚型

主证：经期延长，或月经过多，经水淋漓，绵延不止，色淡量多，经质清稀，每月反复，神疲乏力，气短懒言，心烦失眠，肢体倦怠，腹满纳呆，小腹空坠，面色苍白，久则不孕。

舌象：舌质淡，苔薄白。

脉象：脉细弱。

16. 阳虚型

主证：经期延长，形寒肢冷，面色㿠白，腰膝酸冷，或下腹冷痛，神疲体倦，食少纳呆，气短懒言，小便频数，大便溏薄，久则不孕。

舌象：舌质淡胖，或淡嫩，苔白滑。

脉象：脉沉迟。

17. 湿热型

主证：经来不止，淋漓日久，色黯如醋，量多质稠，气味臭秽，腹痛拒按，身热起伏，疲乏懒言，素多黄带，久则不孕。

舌象：舌质红，苔黄腻。

脉象：脉滑数。

【基本方剂】

1. 血热型

治则：清热泻火，凉血固冲。

方剂：两地汤加减。方药：生地 30 克，玄参 30 克，木通 15 克，地骨皮 30 克，丹皮 15 克，白芍 15 克，女贞子 15 克，阿胶 15 克（烊化）。加减：经血过多或数日不止者加地榆、槐花、侧柏炭各 10 克；经少有块者加香附、泽兰各 10 克，益母草 15 克；烦渴者加天花粉、玄参各 15 克，焦栀子 10 克；火热偏盛者加知母、黄柏各 10 克；头晕目眩者加龙骨、牡蛎各 30 克，沙苑子 10 克；潮热盗汗者加龙骨、牡蛎各 30 克，鳖甲、龟板各 15 克；腰胁酸痛者加杜仲、熟地各 15 克，川断 10 克；便秘者加知母、紫菀各 10 克。

用法：日 1 剂，水煎服。

2. 痰热型

治则：清热燥湿，化痰固冲。

方剂：星芎丸合苍附导痰丸加减。方药：苍术 10 克，南星 10 克，川芎 10 克，香附 10 克，茯苓 10 克，半夏 10 克，陈皮 10 克，神曲 10 克，枳壳 6 克，甘草 5 克。

用法：日 1 剂，水煎服。

3. 脾虚型

治则：健脾益气，固冲调经。

方剂：归脾汤加减。方药：人参 10 克（另煎），黄芪 15 克，白术 10 克，当归 10 克，酸枣仁 10 克，茯神 10 克，远志 6 克，木香 5 克，甘草 3 克，龙眼肉 10 克，大枣 10 枚，生姜 3 片。加减：经量过多者去木香，加艾叶、阿胶各 10 克；经量过多不止者加龙骨、牡蛎各 30 克，血余炭、侧柏炭各 10 克；经至点滴，数日又点滴而行，中气不足，血分大虚者加熟地 30 克，白芍、川芎各 10 克；小腹空坠者加升麻、柴胡各 10 克；心悸甚者加五味子 6 克，柏子仁 10 克；气虚夹热者加丹参、白芍、麦冬各 10 克，地骨皮 15 克，五味子 6 克。

用法：日 1 剂，水煎服。

4. 肾气虚

治则：补肾益气，固冲调经。

方剂：右归丸加减。方药：熟地 30 克，山药 15 克，山茱萸 15 克，枸杞子 15 克，菟丝子 15 克，附子 10 克（先煎），桂枝 10 克（后下），杜仲 10 克，鹿角胶 15 克（烊化），当归 10 克。加减：脾虚者加党参 15 克，茯苓、白术各 10 克，砂仁 6 克。

用法：日 1 剂，水煎服。

5. 肾阴虚型

治则：滋阴补肾，固冲调经。

方剂：固阴煎加减。方药：人参 10 克（另煎），熟地 15 克，山药 15 克，山茱萸 15 克，菟丝子 15 克，女贞子 15 克，枸杞子 15 克，旱莲草 15 克，五味子 6 克。

用法：日 1 剂，水煎服。

6. 血瘀型

治则：祛瘀生新。

方剂：桃红四物汤加减。方药：桃仁 10 克，红花 10 克，当归10克，白芍10克，川芎10克，香附10克，丹皮10克，五灵脂10克，益母草30克。

用法：日1剂，水煎服。

7. 实寒型

治则：温经散寒，活血调经。

方剂：温经汤加减。方药：人参10克（另煎），当归10克，川芎10克，白芍10克，肉桂10克（后下），莪术10克，丹皮6克，甘草6克，牛膝15克。加减：经血过多者去莪术、牛膝，加艾叶炭、炮姜炭各10克；腹冷痛，拒按者去人参，加失笑散20克，延胡索、艾叶各10克，细辛3克；气滞，经色晦暗，少腹疼痛者，加乌药、香附、路路通各10克。

用法：日1剂，水煎服。

8. 虚寒型

治则：养血温经。

方剂：艾附暖宫丸加减。方药：艾叶15克，香附15克，当归15克，白芍15克，生地15克，川芎10克，川断10克，吴茱萸10克，肉桂10克（后下）。加减：阳虚，内寒者加附子、补骨脂、巴戟天、艾叶各10克；气滞者加小茴香、荔枝核、延胡索各10克。

用法：日1剂，水煎服。

9. 血虚型

治则：养血调经。

方剂：小营煎加减。方药：当归15克，白芍15克，山药15克，熟地30克，制首乌15克，枸杞子15克，炙甘草5克。

用法：日1剂，水煎服。

10. 气血两虚型

治则：补血益气。

方剂：滋血汤加减。方药：人参10克（另煎），黄芪15

克，熟地 15 克，山药 15 克，当归 10 克，白芍 10 克，茯苓 10 克，川芎 10 克。

用法：日 1 剂，水煎服。

11. 阴虚型

治则：滋阴清热，养血调经。

方剂：一阴煎加减。方药：生地 30 克，熟地 30 克，麦冬 15 克，地骨皮 15 克，知母 10 克，芍药 10 克，阿胶 10 克（烊化），炙甘草 5 克。

用法：日 1 剂，水煎服。

12. 肝郁型

治则：舒肝解郁，活血调经。

方剂：柴胡舒肝散加减。方药：柴胡 10 克，香附 10 克，枳壳 10 克，芍药 10 克，川芎 10 克，乌药 10 克，当归 10 克，延胡索 10 克，炙甘草 5 克。

用法：日 1 剂，水煎服。

13. 痰湿型

治则：健脾化痰，理气行滞。

方剂：导痰汤加减。方药：半夏 10 克，陈皮 10 克，胆南星 10 克，枳实 10 克，茯苓 10 克，甘草 5 克。

用法：日 1 剂，水煎服。

14. 肾虚型

治则：补肾填精，调补冲任。

方剂：固阴煎加减。方药：人参 10 克（另煎），熟地 10 克，山茱萸 10 克，菟丝子 15 克，巴戟天 15 克，补骨脂 10 克，五味子 10 克，山药 15 克，肉桂 10 克（后下），远志 6 克，炙甘草 5 克。加减：腰酸痛者加杜仲 15 克，川断 10 克；夜尿频多者加覆盆子、金樱子、桑螵蛸各 15 克；经量多者加茜草、乌贼骨各 15 克；经量少者加当归 10 克，鸡血藤 15 克。

用法：日 1 剂，水煎服。

15. 气虚型

治则：益气补中，养血固冲。

方剂：举元煎加减。方药：人参 10 克（另煎），黄芪 30 克，白术 10 克，升麻 10 克，茜草 15 克，乌贼骨 15 克，艾叶炭 10 克，炮姜炭 10 克。加减：气虚甚者加山药 15 克；血虚甚者加枸杞子 15 克，阿胶、龙眼肉各 10 克。

用法：日 1 剂，水煎服。

16. 阳虚型

治则：健脾益肾，温经止血。

方剂：禹余粮丸。方药：人参 10 克（另煎），黄芪 30 克，当归 10 克，熟地 10 克，茯苓 10 克，川芎 10 克，禹余粮 15 克（先煎），赤石脂 15 克（先煎），紫石英 15 克，鹿角胶 10 克（烊化），续断 10 克（烊化），侧柏叶 15 克，艾叶 10 克。加减：腰部冷痛加杜仲 10 克，菟丝子 15 克；尿频者加益智仁、桑螵蛸各 10 克；浮肿便溏者加泽泻 10 克。

用法：日 1 剂，水煎服。

17. 湿热型

治则：清热利湿，止血调经。

方剂：四物坎离丸加减。方药：生地 15 克，熟地 15 克，当归 10 克，白芍 10 克，知母 10 克，黄柏 10 克，连翘 10 克，赤茯苓 10 克，槐实 15 克，赤小豆 30 克。

用法：日 1 剂，水煎服。

【古方选录】

1. 气血两亏型

（1）宁坤至宝丹（《卫生鸿宝》卷五）

组成：嫩黄芪 90 克（蜜炙），白术 60 克（陈壁土炒），酸枣仁 60 克（炒香），当归身 60 克（酒炒），香附 60 克（杵，米

酒制），川断 60 克（酒炒），黄芩 60 克（酒炒），甘枸杞 60 克，
血余 60 克（炼，不见火），阿胶 60 克（蛤粉炒），杜仲 60 克
（盐水炒），茯苓 45 克（乳制），白芍 45 克（酒炒），丹参 45 克
（酒炒），北五味子 18 克（焙），甘草 30 克（蜜炙），朱砂 30 克
（飞，为衣），生地 120 克（酒煨）。

用法：各为细末。称准分两，和匀，炼蜜为丸，每丸重 9
克。按症照引调服。凡妇人久不生育，经脉不调，腹疼酸胀，或
赤淋白带，腰痛胃疼，夜热心烦，食少，每日用莲子汤送服 1
丸，诸病皆愈，即能受孕。

功效：益气补血，调经种子，安胎催生。用于妇人月经不
调，久不受孕，带下崩淋，虚劳。

（2）琥珀调经丸（《摄生众妙方》卷十一）

组成：香附 500 克（250 克用童便浸，250 克用好醋浸，各
浸七日），艾叶（摘去枝、梗）120 克（加入香附内搅匀，再加
好醋 1000 毫升，入砂锅内煮干为度，日中晒干，磨为细末），没
药 60 克，当归 60 克（酒洗），川芎 60 克，熟地 60 克（酒蒸，
另杵入糊），生地 60 克（酒浸，另捣入糊），芍药 60 克（煨），
琥珀 30 克（另研）。

用法：上药共为细末，用醋糊为丸，如梧桐子大。每服 100
丸，空腹时用艾、醋汤送下。

功效：活血调经。因月经不调不能受孕者。

1. 血虚型

正元丹（《证治准绳·女科》卷四）

组成：香附 500 克（用艾 90 克，先以醋同浸一宿，然后分
开制之，酒、盐酥、童便各制 125 克），阿胶 60 克（蛤粉炒），
枳壳 120 克（半生用，半麸炒），生地 120 克（酒洗），熟地 120
克（酒浸），当归身 120 克（酒洗），川芎 120 克（炒），白芍
250 克（半生、半酒炒）。

用法：上为细末，醋糊为丸，如梧桐子大。空腹时用盐汤吞下 50～60 丸。

功效：调经种子。用于月经不调，久不受孕。

2. 血虚肝郁型

四制香附丸（《摄生众妙方》卷十一）

组成：香附米 500 克（125 克酒浸，125 克盐汤浸，125 克童便浸，125 克醋浸，各三日，滤干，炒），当归 120 克（酒浸），川芎 120 克，熟地 120 克（姜汁炒），白芍 120 克（酒炒），白术 60 克，陈皮 60 克，泽兰叶 60 克，黄柏 30 克（酒炒），甘草 30 克（酒炒）。

用法：上药研末，酒糊为丸。每服 70 丸，空腹时用白汤下。

功效：调经种子，顺气健脾。用于月经不调，久不受孕。

3. 脾虚寒型

白薇丸（《妇人大全良方》卷一）

组成：白薇 15 克，柏子仁 15 克，白芍 15 克，当归 15 克，桂心 15 克，附子 15 克，萆薢 15 克，白术 15 克，吴茱萸 15 克，木香 15 克，细辛 15 克，川芎 15 克，槟榔 15 克，熟地 60 克，丹皮 30 克，紫石英 30 克，人参 22 克，石斛 22 克，白茯苓 22 克，泽兰叶 22 克，川牛膝 22 克。

用法：上为细末，炼蜜为丸，如梧桐子大。每服 30 丸，空腹时用温酒吞下。

功效：妇人月水不利，四肢羸瘦，饮食减少，渐觉虚乏，以致不孕。

4. 肝郁肾虚型

必孕汤（《仙拈集》卷三）

组成：续断 6 克，沙参 6 克，杜仲 6 克，当归 6 克，香附 6 克，益母草 6 克，川芎 6 克，橘皮 6 克，砂仁 1.5 克。

用法：水煎服。

功效：调经种子。用于经期准而不孕。

5. 宫寒型

过期饮（《医略六书》卷二十七）

组成：熟地 15 克，当归 9 克，白芍 4.5 克（酒炒），川芎 3 克，肉桂 3 克（去皮），炮姜 3 克，附子 3 克，香附 6 克（酒炒），艾叶 3 克（酒炒）。

用法：水煎，温服。

功效：不孕，经候过期，脉来迟涩。

6. 血虚型

（1）当归泽兰丸（《摄生众妙方》卷十）

组成：当归 60 克（去须，酒浸），白芍 60 克（炒），熟地 60 克（酒制），生地 90 克，泽兰叶 45 克，艾叶 45 克，白术 45 克，黄芩 30 克，川芎 60 克，香附 480 克（分为四份，每份各 120 克，分别用童便、醋、米泔各浸一宿）。

用法：上药为末，醋为丸，如赤豆大，每服 60 丸，空腹时用白水或酒下。

功效：妇人经水不调，赤白带下，日久不孕。

（2）当归养血丸（《饲鹤亭集方》）

组成：当归 90 克，白芍 90 克，茯苓 90 克，黄芪 90 克，阿胶 90 克，生地 240 克，白术 120 克，杜仲 120 克，丹皮 60 克。

用法：上药研末，炼蜜为丸。每服 6～9 克。

功效：妇人经水不调，赤白带下；或子宫寒冷，久不受孕。

7. 寒湿型

温脐化湿汤（《傅青主女科》卷上）

组成：白术 30 克（土炒），茯苓 9 克，山药 15 克（炒），巴戟天 15 克（盐水浸），扁豆 9 克（炒，捣），白果 10 枚（捣碎），建莲子 30 枚（不去心）。

用法：水煎服。须在月经未来前十日服之。

功效：妇人下焦寒湿相争，经水将来三五日前脐下疼痛，状如刀刺者，或寒热交作，所下如黑豆汁；及不孕症等。

【当代妙方精选】

1. 血瘀型

熟地泽兰汤（马爱香·《甘肃中医》2004，17）

组成：熟地20克，益母草20克，泽兰10克，当归10克，香附10克，菟丝子15克，枸杞子15克，牛膝6克。

加减：肾阴虚加杜仲、山萸肉；肾阳虚加淫羊藿、巴戟天；血瘀甚加丹参、刘寄奴；痰湿加半夏、茯苓、陈皮；血瘀甚加黄芪、白芍。

用法：月经来潮前1周开始，日1剂，水煎服。经期停用。用3个月经周期。

功效：用于血瘀型月经过少不孕。

2. 血虚型

加减四物汤（宋卓敏·《天津中医药》2005，22）

组成：熟地30克，白芍15克，炒白术15克，山茱萸15克，当归10克，川芎6克，甘草6克，荆芥穗3克，续断12克。

加减：血瘀加炒蒲黄、五灵脂；气虚加党参、炙黄芪；瘀热加生地、丹皮。

用法：日1剂，水煎服。于月经第7～10日开始，用至经净。

功效：用于血虚型月经过多不孕。

3. 气虚型

补气摄血汤（陈林兴·《云南中医学院学报》2005，28）

组成：炙黄芪30克，党参15克，白芍15克，海螵蛸15克，白术10克，炒茜草10克，炙升麻8克，阿胶20克（烊化），益母草12克，甘草5克。

加减：热加大蓟、小蓟、炒槐花；瘀血甚去海螵蛸，加炒蒲黄、生三七粉。

用法：日1剂，水煎分3次服，于月经增多的第2日开始，用至经净。

功效：用于气虚型月经过多不孕。

【经验方精选】

1. 周期疗法（梁勇才）

组成：①促卵泡汤：当归10克，熟地10克，白芍10克，山药10克，陈皮10克，砂仁10克，枸杞子10克，炒枣仁10克，茺蔚子10克，女贞子10克，旱莲草10克，鹿角霜10克，何首乌15克。②促排卵汤：赤芍10克，丹参10克，茜草10克，仙茅10克，鸡血藤10克，蛇床子10克，菟丝子10克，淫羊藿10克，山药10克，桂枝6克。③促黄体汤：菟丝子15克，何首乌15克，女贞子15克，旱莲草10克，山药10克，当归10克，仙茅10克，石莲子10克，太子参10克，淫羊藿10克。④理气活血调经汤：柴胡10克，当归10克，赤芍10克，丹参10克，炒枳壳10克，小茴香6克，川芎6克，香附6克。

用法：促卵泡汤于月经周期第5～10天，每日1剂，水煎服；促排卵汤于月经周期第11～14天，每日1剂，水煎服；促黄体汤于月经周期15～24天，每日1剂，水煎服；理气活血调经汤于行经期每日1剂，水煎服，连服3剂。

功效：用于月经不调、排卵障碍或黄体功能不足之不孕症。

2. 周期疗法（徐步海）

组成：①调经一方：当归10克，川芎10克，香附10克，丹皮15克，白芍15克，郁金15克，干地黄18克，丹参20克，益母草20克。加减：月经先期量多偏热者，去川芎、当归，加女贞子、旱莲草、地榆；月经后期，量少有瘀块，经行腹痛属瘀滞实证者，去白芍，加赤芍、桃仁、延胡索。②调经二方：党参

20 克，茯苓 20 克，首乌 20 克，菟丝子 20 克，当归 15 克，白芍 15 克，益母草 15 克，香附 10 克，川芎 10 克，陈皮 5 克。加减：月经先期量多色淡质稀，偏于气虚者，去川芎，加黄芪、白术；月经后期量少色淡质稀，偏于血虚者，加熟地、黄精、鸡血藤。③经后一方：当归 12 克，白芍 15 克，女贞子 15 克，旱莲草 15 克，枸杞子 15 克，桑椹子 15 克，覆盆子 15 克，菟丝子 20 克，首乌 20 克，陈皮 5 克。④经后二方：党参 20 克，熟地 20 克，菟丝子 20 克，鸡血藤 20 克，当归 15 克，白芍 15 克，锁阳 15 克，白术 12 克，陈皮 5 克，炙甘草 5 克。

用法：日 1 剂，水煎，调经一方月经来潮时服 3～5 剂，月经干净后停服；调经二方月经来潮时服 3～5 剂，月经干净后停服；经后一方月经干净后服 12～15 剂；经后二方月经干净后服 12～15 剂。

功效：用于月经不调性不孕。

3. 调经助孕套方（颜立江）

组成：①育肾助孕方：当归 9 克，淫羊藿 9 克，石楠叶 9 克，紫石英 12 克，熟地 12 克，山药 12 克，菟丝子 12 克，女贞子 12 克，巴戟天 12 克，枸杞子 15 克，鹿衔草 15 克。加减：阳虚肾者加胡芦巴、鹿角霜各 9 克；阴虚者去巴戟天、淫羊藿，加女贞子、桑椹各 9 克。②养血通经方：当归 9 克，川芎 9 克，赤芍 9 克，白芍 9 克，桃仁 9 克，红花 9 克，制香附 9 克，丹参 12 克，益母草 12 克。加减：腹痛甚者加延胡索、失笑散（包）各 9 克；经期腹痛不明显而量多有血块者，加黄芪 12 克，炒蒲黄 9 克。

用法：日 1 剂，水煎，育肾助孕方于月经净后第 5 天开始连服 10 剂；养血通经方于月经来潮之日起连服 3～4 剂。不宜在未来经时服用，以免已孕。

功效：用于月经不调性不孕。

4．肝郁气滞型

（1）调经 1 号方（刘云鹏）

组成：柴胡 9 克，当归 9 克，白芍 9 克，白术 9 克，茯苓 9 克，川芎 9 克，郁金 9 克，香附 12 克，甘草 3 克，益母草 15 克。

用法：日 1 剂，水煎服。

功效：理气舒肝，活血调经。用于肝郁气滞型月经不调性不孕。

（2）解郁种子汤（王庆兰）

组成：柴胡 10 克，当归 10 克，郁金 10 克，炒白术 10 克，合欢皮 10 克，益母草 10 克，白芍 15 克，茯苓 15 克，香附 12 克，炙甘草 6 克，小麦 30 克，红枣 5 枚。

用法：日 1 剂，水煎服，于经前服至经净。

功效：理气舒肝，活血调经。用于肝郁气滞型月经不调性不孕。

（3）调经暖宫丸（梁杰圣）

组成：山药 15 克，川椒 12 克（净炒），秦艽 30 克（去芦），石斛 30 克，丹皮 30 克，蚕纸 30 克（烧灰），炒香附 30 克，川芎 30 克，精墨 15 克（醋煅），泽兰 45 克，茯苓 45 克，大豆卷 120 克，当归 60 克，熟地 60 克，糯米 120 克。

用法：共研细末，炼蜜为丸，如梧桐子大。每次 80 丸，每日 2 次，空腹黄酒送服。

功效：理气舒肝，活血调经。用于肝郁气滞型月经不调性不孕。

（4）参麦归芪汤（徐琴）

组成：柴胡 9 克，青皮 6 克，陈皮 6 克，生白芍 9 克，炮姜灰 9 克，生黄芪 10 克，当归 12 克，紫丹参 12 克，焦白术 12 克，麦冬 12 克，艾叶 6 克，扁豆花 6 克。

用法：日 1 剂，水煎服。

功效：理气舒肝，活血调经。用于肝郁气滞型月经不调性不孕。

（5）养血调经汤（凌云）

组成：柴胡 8 克，香附 10 克，白术 10 克，丹参 10 克，淮牛膝 10 克，当归 10 克，赤芍 10 克，白芍 10 克，益母草 10 克，鸡冠花 10 克，月季花 10 克，熟地 15 克，川芎 8 克。

加减：随证加减。

用法：日 1 剂，水煎服。

功效：理气舒肝，养血调经。用于肝郁气滞型月经不调性不孕。

5. 肝郁肾虚型

舒肝补肾汤（梁勇才）

组成：菟丝子 20 克，补骨脂 20 克，川楝子 10 克，川断 20 克，延胡索 20 克，金银花 30 克，香附 10 克，当归 10 克，川芎 10 克，木香 10 克。

加减：输卵管增厚压痛有包块者，加柴胡、白芍、白术、三棱各 10 克，莪术 5 克，丹参 20 克，连翘 30 克；痰湿内阻，体形肥胖，头晕倦怠，舌苔腻，脉搏，加茯苓、陈皮、神曲、清半夏各 10 克，泽泻、枳壳各 5 克。

功效：用于肝郁气滞，肾阳虚衰型月经不调性不孕。

6. 胞宫虚寒型

（1）温宫补血汤（黄寿人）

组成：党参、茯苓、白术、当归、熟地、首乌、菟丝子、淫羊藿、紫石英、益母草适量。

用法：日 1 剂，水煎，于经后服用。

功效：温肾补脾，调经种子。用于胞宫虚寒型月经不调不孕。

（2）温胞饮（刘云鹏）

组成：党参 15 克，炒芡实 15 克，炒山药 15 克，炒白术 30 克，炒巴戟天 30 克，炒杜仲 12 克，肉桂 6 克。

用法：日 1 剂，水煎服。

功效：温肾补脾，调经种子。用于胞宫虚寒型月经不调不孕。

（3）育孕汤（梁勇才）

组成：当归 12 克（酒洗），川芎 12 克，吴茱萸 12 克，醋香附 18 克，熟地 18 克，茯苓 9 克，白芍 9 克，陈皮 9 克，延胡索 9 克，紫河车粉 3 克（冲服）。

加减：月经过期色淡者加官桂 6 克；经期超前色紫者加黄芩 6 克；气郁者加柴胡 6 克；血瘀者紫河车粉加至 7 克。

用法：日 1 剂，水煎，待经至之日起连服 5 剂为 1 疗程。

功效：温精健脾，调经种子。用于胞宫虚寒型月经不调性不孕。

7. 肝肾精亏型

益母胜金丹合五子衍宗丸（刘云鹏）

组成：当归 9 克，白芍 9 克，白术 9 克，五味子 9 克，车前子 9 克，覆盆子 9 克，枸杞子 15 克，菟丝子 15 克，川芎 6 克，熟地 12 克，丹参 15 克，香附 12 克，茺蔚子 15 克，益母草 15 克。

用法：日 1 剂，水煎服。

功效：养血益精，调经补肾。用于肝肾精亏型月经不调不孕。

8. 肝肾阴虚型

一贯煎加味（徐步海）

组成：生地 9 克，丹皮 9 克，麦冬 9 克，炒白芍 9 克，旱莲草 9 克，车前草 9 克，川楝子 9 克，枸杞子 12 克，沙参 12 克，当归 12 克。

用法：日 1 剂，水煎服。

功效：滋补肝肾。用于肝肾阴虚型月经不调性不孕。

9. 肾阳不足型

（1）乾坤定生丹（张修先）

组成：炒熟地 15～20 克，淫羊藿 15 克，当归 15 克，茯苓 15 克，紫石英 15 克，枸杞子 12 克，菟丝子 12 克，仙茅 12 克，白术 12 克，补骨脂 12 克。

加减：经期延后 1～2 个月伴剧烈痛经者，加桃仁 12 克，五灵脂 10 克，肉桂 3～5 克；偏气滞者，加柴胡、香附、路路通各 10 克；偏血瘀者，加穿山甲 9 克，泽兰 6 克。

用法：日 1 剂，煎取 100 毫升，于经净后 4 天开始分 3 次温服。连用 30 日。

功效：补肾壮阳。用于肾阳不足型月经不调不孕。

（2）补肾温经散（陆树人）

组成：当归 10 克，川芎 10 克，泽兰 10 克，干姜 10 克，龟板 10 克，补骨脂 10 克，菟丝子 10 克，五灵脂 10 克，淫羊藿 10 克，小茴香 6 克，蛇床子 8 克。

加减：月经延后，阴盛阳虚寒盛甚者加制附片 10 克。

用法：日 1 剂，水煎，于月经来潮第 1 天开始连服 15 天为 1 疗程。一般治疗 1～3 个疗程。

功效：补肾调经，助孕。用于肾阳不足型月经不调性不孕。

（3）河车八子仙灵丸（凌云）

组成：紫河车 1 具，枸杞子 100 克，女贞子 100 克，蛇床子 100 克，金樱子 100 克，桑椹子 100 克，五味子 100 克，覆盆子 100 克，菟丝子 100 克，淫羊藿 100 克。

加减：肝肾两虚，冲任不固，经期失常，崩漏带下者，加黄芪 100 克，阿胶珠 50 克，红参 20 克；心悸失眠多梦，白带增多，心脾两虚者，加山药、芡实、莲子、远志、酸枣仁、龙眼肉各 50 克；阳虚体胖，动则心悸，头晕目眩，腰以下冷，手足不温，加附子、肉桂各 20 克，茯苓、白术各 50 克。

用法：为丸 100 粒。早晚盐汤送服 1 丸。

功效：补肾壮阳，调经助孕。用于肾阳不足型月经不调性不孕。

10. 肾虚血瘀型

清宫汤（董耀庭）

组成：当归 12 克，芍药 12 克，香附 12 克，桃仁 12 克，红花 12 克，木香 10 克，沉香 10 克，益母草 90～120 克，紫河车 1 具（焙干研末，分冲）。

加减：肾虚加山萸肉、鹿角霜、菟丝子、巴戟天；肝郁气滞加柴胡、川楝子；宫寒加肉桂、吴茱萸、橘核、艾叶；痰湿壅盛加陈皮、半夏、苍术；湿热下注加苦参、蒲公英、车前子；虚热加知母、黄柏、地骨皮；实热加大黄、丹皮；气血虚弱加党参、黄芪、熟地；性欲减退加淫羊藿、枸杞子等。

用法：日 1 剂，水煎，月经来潮时开始服药 2～3 剂，1 个月经周期为 1 疗程。

功效：舒郁消瘀，调和冲任，补血生精。用于肾虚血瘀型月经不调性不孕。

11. 脾肾两虚型

六子汤（梁勇才）

组成：黄芪 15 克，熟附子 9 克，菟丝子 9 克，枸杞子 9 克，覆盆子 9 克，茺蔚子 9 克，女贞子 9 克，王不留行籽 9 克，桂枝 9 克，白术 9 克。

用法：日 1 剂，水煎服。连服 3 个月以上。

功效：益肾健脾，益气调经，温阳固冲任。用于脾肾两虚型月经不调性不孕。

12. 阴血不足型

调经种玉汤（朱宜宾）

组成：当归 20 克（酒洗），川芎 20 克，炒吴茱萸 20 克，熟地 30 克，炒香附 30 克，白芍 15 克（酒炒），丹皮 15 克，茯苓 15 克，陈皮 15 克，延胡索 15 克。

加减：月经过期色淡血虚有寒者，加官桂、炒干姜、炒艾叶各 10 克；月经先期色紫者，加黄芩 15 克。

用法：每日 1 剂，每剂加生姜 3 片，水 1 碗半，煎至 1 碗，卧时空腹温服 4 剂，药尽经至当交媾。

功效：滋阴养血，调补血海。用于阴血不足、血海空虚之月经不调性不孕。

13. 外治

（1）灌肠法

组成：当归 15 克，川芎 15 克，赤芍 12 克，生地 12 克，川楝子 12 克，延胡索 9 克，香附 8 克，广木香 8 克，乌药 8 克，官桂 6 克，吴茱萸 6 克，生甘草 5 克。

用法：文火水煎 25 分钟，取汁再煎，两煎共取 250 毫升。待药温时，取 100 毫升保留灌肠 4 个小时以上，早晚各 1 次，经前 3 天开始，连用 3 个月经周期。

功效：温经养血，散寒止痛。用于月经不调性不孕。

（2）热敷法

组成：当归 15 克，川芎 15 克，白芍 9 克，白芷 9 克，苍术 9 克，乌药 9 克，半夏 9 克，陈皮 9 克，肉苁蓉 9 克，炒五灵脂 9 克，炒延胡索 9 克，黄连炒吴茱萸 3 克，小茴香 9 克，柴胡 6 克。

用法：共为粗末。将药末适量以黄酒炒热，布袋包裹，热敷脐部及四周腹部。熨后将药末敷于脐部，胶布固定，每日 1 次，至月经净停药。

功效：益肾健脾，活血调经。用于脾肾两虚型月经不调性不孕。

（3）敷穴法

①温宫散血膏

组成：当归50克，川芎50克，木香50克，小茴香50克，高良姜50克，川附片50克，香油750克，黄丹500克。

用法：将上药用香油炸枯，黄丹收膏。另用鹿茸40克，肉桂50克，沉香40克，共研极细末，每800克膏药兑细料15克，搅匀摊贴，用时微火化开贴神阙穴（脐上）。

功效：养血散寒止痛。用于宫寒血瘀型月经不调性不孕。

②鹿茸红花散

组成：鹿茸3克，肉桂心6克，当归9克，川芎6克，白芍6克，红花6克，干姜6克。

用法：共研细末。每次取药末3.5克，纳入神阙穴。

功效：益肾温阳，活血调经。用于宫寒血瘀型月经不调性不孕。

（4）拔罐法

取穴：肾俞、腰阳关、膀胱俞、关元、三阴交、腰俞、气海。

治法：采用单纯罐法或每次选2～3穴施行留针罐法、皮肤针罐法、挑罐法，其余穴位施行单纯罐法。行经期间及月经干净后2天停止施术，每周期为1疗程。

功效：益气补脾，调理冲任。用于月经不调性不孕。

（5）针刺

取穴：三阴交、足三里、气海、关元等。

治法：每日针1次，连针数次。

取穴：主穴：关元、三阴交、膈俞、血海。

配穴：肝郁配太冲、肝俞、期门；肾虚配肾俞、太溪、水泉；经行不畅配蠡沟；胸胁、腹痛配支沟。

治法：平补平泻法，留针 15～20 分钟，间歇行针，每日或隔日 1 次，10 次为 1 疗程。

取穴：主穴：关元、三阴交、中极、行间、命门。

配穴：气滞血瘀者配太冲；气血虚弱者配肝俞、脾俞或气海。

治法：电针，选用疏密波，电量以中等刺激为宜，每日 1 次，每次 15～20 分钟。

取穴：肾俞、三阴交、足三里、子宫穴。

治法：针刺得气后，接 G6805 电针仪，选用疏密波或连续波，以患者能耐受为宜，每次 20～25 分钟。

（6）皮内针埋穴

取穴：主穴：三阴交。

配穴：月经先期配膈俞；月经后期配肝俞或足三里；先后不定期配肝俞、阴陵泉。

治法：用 30 号不锈钢制成的皮内针消毒后刺入穴位，再沿皮刺入 0.5～1 寸，针柄用胶布固定，3 天左右取下，5 次为 1 疗程，间隔 10 日。

功效：用于月经不调性不孕。

（7）耳穴压子法

①分期耳压

取穴：先期：三焦、降压沟、止血点、肝、肝阳 1～3。气虚取心、脾、肾、激素点、内分泌。后期：子宫、激素点、肾上腺、垂体、血海、前列腺、三焦、卵巢、肺、脾。先后不定期：肝郁型取肝、三焦、内分泌、脾、肾；肾虚型取肾上腺、前列腺、甲状腺、肾、脾。

治法：先期于经前 1 周开始，后期于经前 2 周开始至月经来潮，先后不定期以整个月经周期为治疗时间，采用决明子贴压，5 次为 1 疗程，穴位交替使用，每日按压 3～5 次，每次 3～4

分钟。

功效：用于月经不调性不孕。

②耳压法

取穴：子宫、神门、交感、肝、肾、皮质下、内分泌。

治法：用王不留行籽贴压，3～5天换1次，每日按压3～4次。

功效：用于月经不调性不孕。

（8）灸法

①灸脐法

组成：乳香15克，没药15克，血竭15克，沉香15克，丁香15克，青盐18克，五灵脂18克，雄鼠粪18克（前药共研细末），麝香1克。

治法：脐部常规消毒，将麝香放脐心，用面条做一圈套在脐周，再装入适量药粉，外盖槐树皮或有孔薄生姜片，用艾灸之，每岁1壮，随时交换槐树皮或生姜片，以防烫伤皮肤，隔日1次，灸毕，药末用胶布固定。以艾点燃灸之，连灸5～6次，以腹内温热舒适为宜。灸毕，药末用胶布固定。

功效：温经活血。用于宫寒血瘀型月经不调性不孕。

②艾香灸

取穴：气海、中脘、天枢、归来、三阴交、足三里。

治法：将艾叶500克，独活、木香、川芎各10克，五灵脂40克，细辛、乳香各6克，共研细末，与硫磺熔化在一起，置成药锭若干。每次选3～4穴，每穴放药锭1枚，点燃施灸，以局部温热为度，隔日1次，5次为1疗程，经期停治。

功效：用于月经不调性不孕。

③灸隐白

取穴：隐白穴。

治法：穴位常规消毒后，涂以硼酸软膏或凡士林，在穴位上置米粒大小的艾炷，连续点燃 5 壮。

功效：用于月经不调性不孕。

④温灸

取穴：主穴：关元、气海、脾俞、肝俞、三阴交。

配穴：气滞血瘀者配归来、中极；气血两虚者配足三里。

治法：采用温针灸法，每日 1 次，10 次为 1 疗程。

功效：用于月经不调性不孕。

（9）针灸

取穴：关元、气海、三阴交、章门、天枢、子宫。

治法：平补平泻，加艾灸，每 3 日 1 次。

功效：用于宫寒不孕，血滞邪结之月经不调性不孕。

（10）穴位注射

取穴：肾俞、内关、天枢、足三里、三阴交、肝俞、血海。

治法：用 5% 当归注射液或 10% 丹参注射液，每穴注入 0.5
毫升，5 次为 1 疗程，每日或隔日 1 次。

功效：用于月经不调性不孕。

取穴：关元、中极、三阴交、足三里。

治法：气虚者用黄芪注射液，血虚者用当归注射液，血瘀者
用丹参注射液，每穴注入 0.5 毫升，每日 1 次。

功效：用于月经不调性不孕。

（11）穴位照射

取穴：三阴交、关元、气海、中极、足三里。

治法：用 3～25mW 的氦氖激光针，每穴照射 5 分钟，隔日
1 次。

功效：用于月经不调性不孕。

（12）推拿按摩

操作：取关元、三阴交为主穴，以按法、摩法、揉法、一指
禅推法及点法为主，施力均匀，偶尔重力点压，每次 10～15 分

钟，每日 1～2 次。或患者取卧位，摩关元，摩中脘，拇指按摩脾俞、三阴交，每次 5 分钟。

功效：用于月经不调性不孕。

【药膳】

1. 气虚型

（1）人参粥

组成：人参末 6 克（或党参末 30 克），姜片 5 片，粳米 100 克（淘净），冰糖适量。

用法：将人参、姜片、粳米共入锅内，加入清水 400 毫升，以文火煮至粥熟，调入冰糖即成。每日早晨空腹服。

功效：补中益气，生津安神。用于气虚型月经先期性不孕。

（2）参枣米饭

组成：党参 40 克，大枣 20 克，粳米 250 克，白糖 50 克。

用法：将党参、大枣放入锅内加水泡发，然后煎煮 30 分钟，捞去党参、大枣，药液备用；再将粳米蒸熟，将党参、大枣摆在粳米饭上，将药液加白糖煎成浓汁倒在米饭上即成。每日 1 次，空腹食用。

功效：健脾益气。用于气虚型月经先期性不孕。

2. 肝肾亏虚型

归杞酒

组成：枸杞子 50 克，当归 15 克（前二味洗净），葡萄酒 100 克。

用法：浸泡 7 天以上。每晚睡前饮 1 小杯。

功效：滋补肝肾，养血调经。用于肝肾不足，致月经量少或闭经之不孕症。

3. 血瘀型

（1）益母草红糖茶

组成：益母草 60 克（洗净），红糖 50 克。

用法：日 1 剂，水煎取汁，加入红糖即成。服后以热水袋暖腹。

功效：行血去瘀。用于血瘀型月经过少性不孕。

（2）当归粥

组成：当归 15 克（用温水浸泡片刻），粳米 50 克，红枣 5 枚，砂糖适量。

用法：将当归加水 200 毫升，煎取药汁 100 毫升，加入粳米、红枣，再加水约 300 毫升，煮至粥熟，加入砂糖即成，每日早晚空腹温热顿服，连服 5～10 天。

功效：养血活血，调经助孕。用于月经后期性不孕。

4．血热型

芹菜藕片汤

组成：鲜芹菜 120 克（洗净，切 1 寸长），鲜藕片 120 克（洗净，切 1 寸长），花生油 15 克，精盐、味精少许。

用法：将锅放武火上，下花生油烧热，放入芹菜、藕片，调入精盐，颠炒 5 分钟，再调入味精即成。每日 1 次，连用 3～5 天。

功效：清热凉血。用于血经先期性不孕。

5．气滞血瘀型

（1）月季花汤

组成：月季花 3～5 朵（洗净），黄酒 10 毫升，红糖适量。

用法：将月季花加水 150 毫升，煎汤至 100 毫升，去渣，加入红糖、黄酒即成，温热顿服。

功效：活血化瘀，理气通精。用于气滞血瘀型月经不调之不孕。

（2）参七炖蛋

组成：丹参 10 克，生三七 3 克（二药均洗净），鸡蛋 2 枚（洗净）。

用法：共入锅内，加水同煮，鸡蛋熟后去壳再煮，至药性完全煮出后即可。饮汤吃蛋，每日1料。

功效：活血行滞。用于气滞血瘀型月经不调之不孕。

6. 宫寒型

（1）桂皮山楂煎

组成：肉桂6克，山楂肉10克，红糖30克。

用法：加水适量，煮沸后加入红糖，再煮数沸，去渣，喝汤。每日1剂，分2次服。

功效：温经散寒，活血化瘀。用于月经后期性不孕。

（2）归姜羊肉汤

组成：当归15克（切片），生姜片30克，羊肉250克（切块），精盐、黄酒、味精适量。

用法：将前三味共入锅内，炖至熟软，调入精盐、黄酒、味精即成。食肉饮汤，每日1次。

功效：补虚温中，养血调经。用于月经后期性不孕。

第二节　排卵期出血不孕

排卵期出血，又称月经中期出血。是指两次正常量月经之间的少量出血。排卵期出血而终止性交，错过受孕时机可导致不孕。

本病属于中医"月经先期"、"月经量少"、"一月再行"、"经漏"、"赤带"等范畴。

【病因病机】

1. **阴虚阳亢**：禀质素弱，肾阴不充；或多产房劳，耗损阴血；或失血伤阴，阴液亏耗，虚热内生，与经间期内动之阳气，并灼血海，阴络伤损而致血外溢。

2. **湿热内蕴**：外感湿邪，客于胞络冲任，蕴而生热；或七情所伤，肝失疏泄，肝气郁结，侮脾失运，水湿不运，聚而生湿，蕴久化热，热伤冲任；或经期、产后，养护不慎，湿热内侵，与经间期内动之阳气，损伤脉络而血出。

3. **肝郁化火**：情志不舒，或忿闷恚怒，肝郁气滞，郁久化火，与经间期内动之阳气，灼损阴络，阴血外溢。

4. **血瘀阻络**：七情所伤，气滞冲任，久而成瘀，或经产留瘀，瘀阻胞络，与经间期内动之阳气，引动瘀血，损伤胞络，以致出血。

【辨证诊断】

1. 阴虚阳亢型

主证：经间出血，量少或多，色鲜红，质稠无块，五心烦热，颧红潮热，头晕目眩，心悸失眠，口干咽燥，或腰膝酸软，小便短赤，大便燥结。

舌象：舌质红，苔少。

脉象：脉细数。

2. 肝郁化火型

主证：经间出血，量多或少，血色紫红，质粘稠或夹小块，口苦咽干，头晕目眩，胸胁胀满，乳房或少腹胀痛，精神抑郁，心烦易怒，常善太息。

舌象：舌质红，苔薄黄。

脉象：脉弦数。

3. 湿热留滞型

主证：经间出血，量多或少，血色黯红，质粘稠，胸闷纳呆，腰骶酸楚，或下腹胀痛，素下黄带，气味臭秽，带质粘稠。

舌象：舌质红，苔黄腻。

脉象：脉濡数，或滑数。

4. 血瘀阻络型

主证：经间出血，量多或少，色黯有块，下腹胀痛，或刺痛，块下痛减，胸闷烦躁。

舌象：舌质紫黯。

脉象：脉弦细。

【基本方剂】

1. 阴虚阳亢型

治则：滋阴清热，凉血止血。

方剂：①六味地黄丸合二至丸加减。方药：熟地 15 克，山药 15 克，丹皮 15 克，女贞子 15 克，旱莲草 10 克，山茱萸 10 克，茯苓 10 克，泽泻 10 克。②两地汤加减。方药：生地 30 克，玄参 30 克，麦冬 15 克，白芍 15 克，丹皮 15 克，阿胶 15 克（烊化），女贞子 15 克，地骨皮 30 克，旱莲草 15 克。③两地汤合二至丸加减。方药：生地 10 克，玄参 10 克，麦冬 10 克，白芍 10 克，地骨皮 10 克，女贞子 12 克，旱莲草 12 克，阿胶 15 克（烊化）。加减：出血多者，加地榆、茜草各 15 克，或加荆芥炭、小蓟炭各 10 克；夹血块者，加丹参、赤芍各 15 克；肝郁化火者，加丹皮、黑栀子各 10 克；腰膝酸软者，加川断、菟丝子各 15 克。

用法：日 1 剂，水煎服。于月经第 5 天开始服药，连服 15 剂，在黄体期及月经期停药，经治 3 个月经周期为 1 疗程。

2. 肝郁化火型

治则：舒肝解郁，清热止血。

方剂：①滋水清肝饮。方药：熟地 15 克，山药 15 克，茯苓 10 克，泽泻 10 克，柴胡 10 克，栀子 10 克，白芍 10 克，当归 10 克，山茱萸 10 克，丹皮 10～15 克，大枣 10 枚。②丹栀逍遥散加减。方药：柴胡 10 克，当归 10 克，白芍 10 克，丹皮 10 克，栀子 10 克，白术 10 克，茯苓 10 克，薄荷 10 克（后下），甘草 5 克。加减：出血者，去当归，加茜草、地榆、乌贼骨各 15 克；血中夹块者，加丹参、赤芍各 15 克，五灵脂、蒲黄各 10 克；烦躁易怒者，加淡竹叶 10 克，灯心 5 克（青黛拌）；火热偏盛者，加知母、黄芩各 10 克；胀痛甚者，加香附、青皮、郁金、金橘叶各 10 克。

用法：日 1 剂，水煎服。连服 3 个月经周期为 1 疗程。在排卵期前或期间服 7～10 剂。

3. 湿热留滞型

治则：清热利湿止血。

方剂：清肝止淋汤加减。方药：生地 30 克，丹皮 15 克，牛膝 15 克，黄柏 15 克，香附 10 克，碧玉散 30 克（包）。加减：出血多者，去牛膝，加地榆 15 克，大蓟、小蓟各 10 克；湿热甚者，加龙胆草 10 克，车前子 15 克（包），薏苡仁 30 克；经血色黯质稠夹块者，加赤芍 15 克，泽兰、桃仁各 10 克，红花 3 克；少腹疼痛者，加延胡索、乌药各 10 克；赤白带多者，加车前子 15 克（包），荆芥炭 10 克。

用法：日 1 剂，水煎服。连服 3 个月经周期为 1 疗程。在排卵期前或期间服 7～10 剂。

4. 血瘀阻络型

治则：化瘀止血。

方剂：泽兰汤合失笑散加减。方药：泽兰 10 克，丹参 10 克，香附 10 克，枳壳 10 克，丹皮 10 克，赤芍 10 克，炒白芍 10 克，五灵脂 10 克，生蒲黄 10 克（包），益母草 15 克。加减：湿热甚者，加苍术、薏苡仁各 12 克，黑栀子 10 克；腰酸甚者，加川断、杜仲各 10 克。

用法：日 1 剂，水煎服。连服 3 个月经周期为 1 疗程。在排卵期前或期间服 7～10 剂。

【当代妙方精选】

1. 阴虚火旺型

（1）养阴清热止血汤（张庆·《中华中医药杂志》2005，20）

组成：生地 20 克，生白芍 15 克，仙鹤草 15 克，黄芩 10

克，荷叶 10 克，旱莲草 10 克，女贞子 10 克，丹皮 9 克，香附 9
克，生牡蛎 30 克（先煎）。

加减：出血量多加白茅根、覆盆子；腰酸痛加川续断；小腹
痛加延胡索。

用法：从月经干净后开始，日 1 剂，水煎服，用 12～14 日
（或止血），为 1 疗程。

功效：滋阴降火。用于阴虚火旺型经间期不孕。

（2）大补阴丸合二至丸（胡曼卿·《福建中医学院学报》
1999，4）

组成：知母 9 克，黄柏 9 克，黄芩 9 克，白芍 9 克，熟地 15
克，龟板 15 克，女贞子 15 克，旱莲草 15 克，乌豆 20 克，阿胶
10 克（烊化）。

加减：骨蒸潮热加地骨皮、银柴胡；腹痛甚加白芍增至 15
克；心烦少寐加夜交藤、琥珀。

用法：出血时或月经周期第 8～10 日，日 1 剂，水煎服。用
3～6 日。3 个月经周期为 1 疗程。

功效：滋阴降火。用于阴虚火旺型经间期不孕。

（3）六味地黄汤合二至丸（陈林兴，等·《云南中医学院学
报》2000，23）

组成：熟地 20 克，茯苓 10 克，丹皮 10 克，山药 15 克，枸
杞子 15 克，菟丝子 15 克，女贞子 12 克，旱莲草 12 克。

加减：出血量少加芡实、乌贼骨；量多加阿胶；腰酸痛甚加
续断；小腹疼痛加延胡索，下坠感加炙黄芪、炙升麻。

用法：月经净后 5～7 日，日 1 剂，水煎服，用 4 日，血止
后停药。

功效：滋阴降火。用于阴虚火旺型经间期不孕。

2. 肾阴虚型

滋肾固冲汤（潘意坚·《福建中医学院学报》2003，13）

组成：熟地 15 克，女贞子 10 克，枸杞子 10 克，菟丝子 10 克，续断 10 克，覆盆子 10 克，墨旱莲 10 克，地榆 10 克，阿胶 10 克（烊化），海螵蛸 20 克，甘草 3 克。

加减：肝郁化火型减海螵蛸、菟丝子，加丹皮、柴胡各 10 克；湿热内蕴型减熟地、阿胶，加黄柏 10 克，薏苡仁 15 克；血瘀型减熟地、阿胶、地榆，加红花、丹参各 10 克，茜草 12 克。

用法：日 1 剂，水煎服。于月经第 10 日开始，用 5 日，3 个月经周期为 1 疗程。

功效：滋阴降火。用于阴虚火旺型经间期不孕。

【经验方精选】

1. 分三期（羊菊芬）

组成：①经前期：红花 15 克，丹参 12 克，三棱 10 克，莪术 10 克，桂枝 10 克，首乌 10 克，牛膝 10 克，山楂 10 克，五灵脂 10 克。②经间期：当归 15 克，香附 15 克，阿胶 15 克（冲），赤芍 15 克，白芍 15 克，牡蛎 15 克，乌贼骨 15 克，侧柏炭 15 克，藕节炭 15 克，制大黄 5 克，乌梅 5 克。③平素调补方：生地 10 克，当归 10 克，香附 10 克，淫羊藿 10 克，补骨脂 10 克，女贞子 10 克，旱莲草 10 克，丹参 12 克，延胡索 12 克，丹皮 6 克。

用法：日 1 剂，水煎服。

2. 分三型（刘永志）

组成：①肾阴虚型：生地 15 克，玄参 15 克，麦冬 15 克，女贞子 15 克，旱莲草 15 克，侧柏炭 12 克，阿胶 12 克（烊化），小蓟 12 克，丹皮 10 克，白芍 10 克，地骨皮 10 克。②湿热型：龙胆草 10 克，炒续断 10 克，生地 10 克，山药 10 克，茯苓 10 克，柴胡 10 克，焦栀子 10 克，黄芩 10 克，车前子 12 克，菟丝子 12 克，地榆炭 12 克，黑小豆 30 克。③肝郁化热型：丹皮 9 克，青皮 9 克，菊花 9 克，桑叶 9 克，枳壳 9 克，焦栀子 9 克，柴胡 6 克，生地 15 克，旱莲草 15 克，炒川断 12 克，白芍 12 克。

用法：日 1 剂，水煎服。于月经周期第 10～16 日连服 7 剂，未出血期间用六味地黄丸合二至丸加减，或服知柏地黄丸。治疗 3～6 个月经周期。

3. 分三型（哈荔）

组成：①阴虚火伏型：用知柏地黄丸之类。②肝经蕴热型：用丹栀逍遥散化裁。③湿热内蕴型：用八正散化裁。

用法：日 1 剂，水煎服。于月经周期第 5 天开始，连服 15 剂左右，3 个月经周期为 1 疗程。

4. 分四型（马苗娟）

组成：①阴虚血热型：生地 30 克，玄参 15 克，槐米 15 克，女贞子 15 克，旱莲草 15 克，菟丝子 15 克，制黄精 15 克，山茱萸 9 克，麦冬 9 克，白芍 9 克，丹皮 9 克。②下焦虚寒型：山药 15 克，杜仲 15 克，党参 15 克，淫羊藿 15 克，赤石脂 15 克，煅乌贼骨 15 克，炙龟板 15 克，鹿角霜 6 克，枸杞子 10 克，补骨脂 10 克，山茱萸 9 克。③肝郁化热型：柴胡 6 克，丹皮 6 克，生地 12 克，生白芍 12 克，焦栀子 9 克，枸杞子 9 克，青草炭 9 克，冬桑叶 10 克，菟丝子 10 克，槐米炭 15 克，旱莲草 15 克。④湿热下注型：柴胡 6 克，黄芩 9 克，焦栀子 9 克，大黄炭 9 克，车前子 9 克（包），炒川断 9 克，椿根皮 15 克，地榆炭 15 克，侧柏叶 15 克，山药 15 克，生地 12 克，菟丝子 12 克。

用法：日 1 剂，水煎服。于月经周期第 5 天开始，连服 15 剂左右，3 个月经周期为 1 疗程。

5. 分四型（高谷音）

组成：①阴虚血热型：生地 30 克，玄参 15 克，地骨皮 15 克，女贞子 15 克，旱莲草 15 克，炙龟板 20 克，生白芍 9 克，麦冬 9 克。②气阴两虚型：党参 15 克，黄芪 15 克，白术 15 克，制首乌 15 克，地榆炭 15 克，益母草 15 克，女贞子 15 克，旱莲草 30 克，炒槐花 15 克，茜草炭 9 克，炒升麻 6 克。③肝郁化热型：加减逍遥散为主方。④湿热下注型：龙胆泻肝汤为主方。

用法：日 1 剂，水煎服。于月经周期第 5 天开始，连服 15 剂左右，3 个月经周期为 1 疗程。

6. 肾阳不足型

温肾活血汤（张海峰）

组成：仙茅 10 克，淫羊藿 10 克，巴戟天 10 克，紫石英 10 克，熟地 10 克，山药 10 克，当归 10 克，泽兰 10 克，红花 10 克，菟丝子 15 克，益母草 15 克，山萸肉 18 克。

用法：日 1 剂，水煎，从月经周期第 9 天始服，共 8 天，连续 3 个月经周期为 1 疗程。

功效：温肾活血。用于肾阳不足型经间期不孕。

7. 阴虚阳亢型

（1）加减二地汤（梁勇才）

组成：生地 30 克，玄参 15 克，槐米 15 克，女贞子 15 克，旱莲草 15 克，菟丝子 15 克，制黄精 15 克，地骨皮 10 克，山茱萸 10 克，麦冬 10 克，白芍 10 克。

用法：日 1 剂，水煎服。于月经第 5 天开始服药，连服 15 剂，在黄体期及月经期停药，经治 3 个月经周期为 1 疗程。

功效：滋肾清热。用于阴虚阳亢型经间期出血不孕。

（2）加味六味地黄汤（梁杰梅）

组成：熟地 15 克，黄芪 18 克，山药 12 克，山茱萸 12 克，菟丝子 12 克，淫羊藿 12 克，川续断 12 克，生地炭 12 克。

用法：日 1 剂，水煎服。

功效：滋肾清热。用于阴虚阳亢型经间期出血不孕。

（3）芩地汤（凌云）

组成：生地 12 克，熟地 12 克，赤芍 10 克，白芍 10 克，川芎 10 克，桃仁 10 克，红花 10 克，地骨皮 10 克，地榆炭 10 克，白茅根 30 克，黄芩 6 克，生甘草 3 克。

用法：日 1 剂，水煎服。

功效：滋肾清热。用于阴虚阳亢型经间期出血不孕。

（4）补肾清热方（刘桂珍）

组成：生地 12 克，山药 12 克，白芍 12 克，黄柏 12 克，苦参 12 克，茜草 12 克，枸杞子 12 克，旱莲草 12 克，石莲子 12 克，乌贼骨 12 克，当归炭 9 克，鸡冠花 9 克，甘草 6 克。

用法：日 1 剂，水煎服。

功效：补肾清热。用于阴虚阳亢型经间期出血不孕。

8. 肝郁化火型

加味丹栀逍遥散（徐步海）

组成：柴胡 10 克，生地 10 克，川芎 10 克，白芍 10 克，桑叶 10 克，菟丝子 10 克，枸杞子 10 克，焦栀子 10 克，茜草炭 10 克，旱莲草 10 克，槐米炭 10 克。

用法：日 1 剂，水煎服。于月经第 5 天开始服药，连服 15 剂，黄体期及月经期停药，治疗 3 个月经周期为 1 疗程。

功效：清肝解郁，滋肾止血。用于肝郁化火型经间期出血不孕。

9. 湿热下注型

清利止血汤（王净）

组成：黄柏 10 克，生薏苡仁 10 克，川牛膝 10 克，炒丹皮 15 克，地榆炭 15 克，赤芍 15 克，白芍 15 克，小蓟 15 克，苍术 5～10 克，制香附 5～10 克。

加减：气虚者，加党参、黄芪、炒白术、白扁豆；血瘀者，用蒲黄炭、五灵脂、参三七、茜草炭，或桃仁、乳香等；肝郁气滞者，加柴胡、青皮、郁金；阴虚火旺者，加生地、知母、黄芩、旱莲草、地骨皮。

用法：日 1 剂，水煎于经间期服 5～10 剂，治疗 3 个月经周期为 1 疗程。

功效：清热利湿。用于湿热下注型经间期出血。

10. 外治

（1）针刺

取穴：关元、三阴交、血海、行间。

治法：平补平泻法，留针 20 分钟。每次月经干净时施针，隔日 1 次，10 次为 1 疗程。

（2）推拿按摩

穴位按摩

操作：取关元、三阴交、足三里、肾俞、肝俞穴。每穴按摩 3～5 分钟，每日 1 次，10 次为 1 疗程。

【药膳】

1. 血热型

（1）金针芹菜汤

组成：金针菜 15 克，芹菜 30 克，清水适量。

用法：煎汤服用。

功效：清热凉血。用于血热型经间期出血经量过多者。

（2）藕片芹菜汤

组成：鲜藕片 120 克，鲜芹菜 120 克（切丝），精盐、花生油、清水、味精适量。

用法：将锅置武火上，加油烧熟，投入藕片、芹菜，调入精盐、爆炒 5 分钟，加水煮熟，调入味精食用。

功效：清热凉血。用于血热型经间期出血经量过多者。

2. 阴虚阳亢型

（1）生地粥

组成：生地 30 克（洗净，切片，用清水煎煮 2 次，共取汁 100 毫升），粳米 60 克（淘净），清水适量。

用法：将粳米入锅内加水煮至粥熟，入药汁再煮 10 分钟后服用。

功效：滋肾凉血止血。用于阴虚阳亢型经间期出血不孕。

（2）山药枸杞粥

组成：山药 20 克（洗净，切片），枸杞子 20 克（去梗，洗净），粳米 60 克（淘净）。

用法：常规煮粥食用。

功效：滋肾凉血止血。用于阴虚阳亢型经间期出血不孕。

第三节 功能失调性子宫出血不孕

功能失调性子宫出血简称功血。是由于调节生殖的神经内分泌机制失常导致的异常子宫出血，而全身及内外生殖器官无器质性病变存在。功血可发生于月经初潮至绝经间的任何年龄，青春期占 20%，育龄期占 30%，绝经前期占 50%。

功能失调性子宫出血属于中医"崩漏"、"月经过多"、"经期延长"、"月经不调"、"月经先后无定期"等范畴。

【病因病机】

1. **肾虚**：先天不足，肾气虚弱，冲任未盛，或多产房劳，肾气虚亏，或久病及肾，或更年期肾气渐衰，封藏失司，冲任不固，经血失约，肾阴亏损，阴虚火旺，火灼动血，则成崩漏或经期不调。

2. **脾虚**：素体中虚，忧思太甚，损伤脾土；或饮食失节，劳倦太过，脾气受损；脾伤气陷，统摄失权，冲任不固，经血失约，致经来量多，或先期而行，或发为崩漏。

3. **血热**：素体阳亢，肝火易炽；或情志怫郁，郁久化火；或嗜辛辣助阳之品，或感受热邪，皆为实热；或素体阴虚，或久病失血伤阴，阴虚火旺，损伤冲任，迫血妄行，遂致月经先期量多，或经期延长，或崩中漏下。

4. 血瘀：或七情所伤，冲任郁滞；或气血虚弱，血流无力，迟滞瘀阻；或经期产后余血未尽，复染寒热之邪，瘀滞冲任，血不归经，发为崩漏，或经行量多。

【辨证诊断】

1. 实热型

主证：非经时暴下，经血量多，或淋漓不止，或经行先期，血色鲜红或深红，质稠或夹血块，面赤头晕，口渴烦热，尿赤便秘，或有发热，或少腹疼痛。

舌象：舌质红，苔黄。

脉象：脉数。

2. 虚热型

主证：经血非时骤下，量多势急，或量少淋漓，或月经先期，色深红质稠，心烦潮热，小便黄少，大便燥结。

舌象：舌质红，苔薄黄。

脉象：脉细数。

3. 肾阳不足型

主证：经来无期，出血量少，或淋漓不断，色淡质稀，面色晦暗，形寒肢冷，神疲体倦，腰膝酸软，小便清长。

舌象：舌质淡，苔薄白。

脉象：脉沉细。

4. 肾阴不足型

主证：经乱无期，出血量多，或淋漓不尽，血色鲜红，经质粘稠，头晕耳鸣，五心烦热，腰膝酸软。

舌象：舌质红，少苔，或有裂纹。

脉象：脉细数。

5. 肝肾阴虚型

主证：月经先期，或经行量多，色鲜如注，或淋漓日久，色鲜无块，颧红潮热，手心灼热，口干咽燥，头晕目眩，腹胀纳呆，腰膝酸软。

舌象：舌质红，苔少。

脉象：脉细数或细弦。

6. 脾虚型

主证：经血非时而下，先期量多，或崩中漏下，色淡质稀，面色㿠白，或面浮肢肿，神疲气短，或手足不温，或纳呆便溏。

舌象：舌质淡胖，或边有齿痕，苔薄嫩。

脉象：脉弱或沉弱。

7. 脾肾阳虚型

主证：月经后期，甚则二三月一行，量多崩下，血色淡红，质稀薄，经期延长，面色㿠白，头晕气短，畏寒乏热，神疲肢倦，腑行不实。

舌象：舌质淡红，或嫩红，苔薄。

脉象：脉虚数，或虚。

8. 血瘀型

主证：经血非时而下，或骤然暴崩，或经漏淋漓不绝，或时下时止，或经期延长，或崩闭交替，经色黯或紫黑，夹有瘀块，少腹疼痛或胀痛。

舌象：舌质紫黯，或有瘀点，苔薄白。

脉象：脉涩，或紧。

【基本方剂】

1. 实热型

治则：清热凉血，止血调经。

方剂：清热固经汤加减。方药：黄芩 10 克，栀子 10 克，生地 15 克，地骨皮 15 克，地榆 15 克，阿胶 15 克（烊化），龟板 15 克（先煎），藕节 15 克，棕榈炭 10 克，牡蛎 30 克，龟板 15 克（先煎）。加减：胸胁少腹胀痛，心烦易怒者，加柴胡、夏枯草各 10 克，益母草 15 克；湿阻冲任，少腹痛甚者，加黄柏 10 克；热甚伤气，少气懒言者，加人参 10 克。

用法：日 1 剂，水煎服。

2. 虚热型

治则：滋阴清热，止血调经。

方剂：①保阴煎加减。方药：生地 15 克，熟地 15 克，白芍 15 克，山药 15 克，沙参 15 克，阿胶 15 克（烊化），续断 10 克，黄芩 10 克，黄柏 10 克，麦冬 10 克，五味子 10 克，甘草 5 克。加减：血量多者，加仙鹤草、乌贼骨各 15 克；阴虚肝旺者，加白芍、龟板（先煎）各 15 克，龙骨 30 克（先煎）。②两地汤合生脉散合二至丸化裁。方药：生地 30 克，地骨皮 15 克，玄参 15 克，麦冬 15 克，白芍 15 克，阿胶 15 克（烊化），女贞子 15 克，旱莲草 15 克，人参 10 克（另煎），五味子 10 克，牡蛎 30 克（先煎）。

用法：日 1 剂，水煎服。

3. 肾阳不足型

治则：温肾固冲，止血调经。

方剂：右归丸加减。方药：熟地 30 克，山药 30 克，山萸肉 15 克，枸杞子 15 克，鹿角胶 15 克（烊化），菟丝子 30 克（包），杜仲 15 克，黄芪 15 克，制附子 15 克（先煎），覆盆子 10 克，赤石脂 30 克（先煎）。加减：年少肾气不足者，加仙茅 15 克，淫羊藿 30 克，紫河车末 3 克（分冲）；出血量多者，加党参 30 克，艾叶炭 10 克；血色黯红有块，小腹疼痛，寒凝致瘀者，加乳香、没药、三七末各 10 克；浮肿、纳差、四肢不温者，加茯苓 10 克，砂仁 5 克（后下），炮姜 5 克。

用法：日 1 剂，水煎服。

4. 肾阴不足型

治则：滋阴益肾，止血调经。

方剂：左归丸合二至丸加减。方药：熟地 30 克，山药 30

克，山萸肉 15 克，枸杞子 15 克，女贞子 15 克，旱莲草 15 克，川牛膝 15 克，鹿角胶 15 克（烊化），龟板胶 15 克（烊化）。加减：头晕目眩，咽干舌燥者，加玄参、白芍、夏枯草各 15 克，牡蛎 15 克（先煎）；心烦失眠者，加五味子、麦冬各 10 克，夜交藤 15 克；肾阴阳俱虚者，综合肾阳虚、肾阴虚二法化裁。

用法：日 1 剂，水煎服。

5. 肝肾阴虚型

治则：滋肾育阴，清热止崩。

方剂：清热育阴汤。方药：生地 15 克，白芍 15 克，人参 10 克（另煎），丹皮炭 10 克，黑芥穗 10 克，旱莲草 15 克，炙龟板 15 克（先煎），生蒲黄 15 克（包），煅牡蛎 30 克（先煎）。

用法：日 1 剂，水煎服。

6. 脾虚型

治则：补气摄血，养血调经。

方剂：①固本止崩汤加减。方药：人参 10 克（另煎），黄芪 15 克，熟地 15 克，山药 15 克，白术 10 克，升麻 10 克，乌贼骨 10 克，大枣 10 枚，黑姜 3 克。②归脾汤加减。方药：人参 10 克（另煎），黄芪 15 克，白术 10 克，当归 10 克，茯神 10 克，酸枣仁 10 克，龙眼肉 10 克，生姜 10 克，木香 6 克，远志 6 克，大枣 10 枚。加减：兼血瘀者，加白芍、桑寄生各 10 克，首乌 15 克；久漏不止，或少腹胀痛者，加木香 5 克，黑芥穗 10 克，益母草 30 克；出血较多、气不摄血者，方选固冲汤（《医学衷中参西录》）：生黄芪 15 克，白芍 15 克，白术 10 克，山萸肉 10 克，茜草 10 克，棕榈炭 10 克，五味子 10 克，海螵蛸 15 克，龙骨 30 克（先煎），牡蛎 30 克（先煎）；若心悸失眠、头晕，属心脾两虚者，用归脾汤去当归，加生龙骨、生牡蛎各 20 克。

用法：日 1 剂，水煎服。

7. 脾肾阳虚型

治则：补肾健脾，温阳止血。

方剂：当归补血汤合四物汤加减。方药：黄芪 30 克，炒当归 15 克，白术 15 克，白芍 15 克，川芎 15 克，生地炭 15 克，人参 10 克（另煎），熟附片 10 克（先煎），牛角腮炭 10 克，蒲黄炒阿胶 10 克（烊化），煅牡蛎 30 克（先煎），仙鹤草 10 克，炮姜炭 3 克。

用法：日 1 剂，水煎服。

8. 血瘀型

治则：活血化瘀，补血调经。

方剂：①四物汤合失笑散加减。方药：熟地 15 克，当归 15 克，川芎 15 克，白芍 15 克，蒲黄 15 克（包），五灵脂 10 克，三七粉 6 克（冲），乌贼骨 15 克，花蕊石 15 克（先煎）。②逐瘀止崩汤加减。方药：当归 10 克，川芎 10 克，三七末 10 克（分冲），五灵脂 10 克，丹皮炭 10 克，炒艾叶 10 克，阿胶 10 克（烊化），没药 10 克，炒丹参 15 克，乌贼骨 15 克，龙骨 30 克（先煎），牡蛎 30 克（先煎）。加减：腹痛胀甚等气滞者，加炒川楝子、香附各 6 克；口干口苦，血瘀化热者，加地榆炭、仙鹤草各 10 克，红藤 12 克；少腹冷痛，血瘀夹寒者，加乌药、焦山楂各 10 克。

用法：日 1 剂，水煎服。中病即止。

9. 中药人工周期疗法

（1）肾阳虚

组成：①促卵泡汤：行经后期（卵泡发育期），治宜调肝肾，养冲任。方药：淫羊藿 15～30 克，仙茅 10～15 克，当归 15 克，山药 15 克，菟丝子 15～30 克，肉苁蓉 15～30 克，巴戟天 15 克，熟地 15 克。②排卵汤：排卵前期或后期，治宜活血化瘀。方药：当归 15 克，赤芍 15 克，桃仁 15 克，红花 15 克，丹参 15 克，川断 15 克，鸡血藤 15 克，茺蔚子 15 克，香附 10 克，桂枝 5 克（后下）。③促黄体汤：排卵后期（黄体形成期），调补肝肾。方药：熟地 15 克，当归 15 克，山药 15 克，制首乌 15 克，龟板 15 克（先煎），阿胶 15 克（烊化），菟丝子 15 克（包），巴戟天 10 克。④活血调经汤：月经前期或月经期（黄体退化期），活血调经。方药：熟地 15 克，当归 15 克，赤芍 15 克，丹参 15 克，泽兰 15 克，茺蔚子 15 克，香附 10 克，川芎 6 克。

用法：①方经净后服 4～6 剂；②方排卵期服 4 剂；③方排卵后服 6～9 剂；④方经前服 3～5 剂。

（2）肾阴虚

组成：①促卵泡汤：行经后期，调肝肾，养冲任。方药：熟地 15 克，山药 15 克，丹参 15 克，制首乌 15 克，肉苁蓉 15 克，旱莲草 15 克，女贞子 15 克，菟丝子 15 克（包）。②排卵汤：排卵前期或排卵期，活血化瘀。方药：熟地 15 克，赤芍 15 克，丹参 15 克，泽兰 15 克，茺蔚子 15 克，枸杞子 15 克，薏苡仁 25 克，香附 10 克，桃仁 8 克，红花 8 克。③促黄体汤：排卵后期，调补肝肾。方药：熟地 15 克，山药 15 克，制首乌 15 克，丹皮 15 克，肉苁蓉 15 克，龟板 15 克（先煎），菟丝子 15 克（包），枸杞子 15 克，旱莲草 15 克。④活血调经汤：月经前期或月经期，活血调经。方药：当归 8 克，熟地 15 克，赤芍 15 克，茯苓 15 克，泽兰 15 克，丹参 15 克，茺蔚子 15 克，香附 10 克。

用法：①方经净后服 4～6 剂；②方排卵期服 4 剂；③方排卵后服 6～9 剂；④方经前服 3～5 剂。

【当代妙方精选】

1. 顺序法（王忠民·《中医药学报》2001，29）

组成：①化瘀除滞汤：丹参 18～24 克，益母草 18～24 克，三棱 10～12 克，莪术 10～12 克，红花 10～12 克，桂枝 10～12

克，制香附 10～12 克，刘寄奴 12～15 克，鳖甲 12～15 克（先煎），卷柏 12～18 克。②益肾宁宫汤：熟地 24～30 克，紫河车 10～12 克，旱莲草 12～15 克，山茱萸 12～15 克，阿胶 10～15 克（烊化），续断 12～18 克，枸杞子 18～24 克，乌贼骨 18～24 克，禹余粮 18～24 克，三七粉 4～6 克（分冲）。加减：血止后去乌贼骨、禹余粮，加菟丝子 24～30 克，淫羊藿 10～12 克，桑椹子 12～15 克。

用法：①方用 2 日，②方用至月经止，均日 1 剂，水煎服。不孕者于周期第 5 日用克罗米芬 100 毫克，日顿服；第 10 日用 HCG1000 单位，日 1 次肌注；均用 5 日。

2. 四型治疗（刘燕飞·《中医药学报》1994，1）

组成：①血热型：生地 20 克，白芍 15 克，黄芩 15 克，槐花 15 克，丹皮 15 克，黄柏 15 克，地骨皮 15 克，生甘草 10 克，炒地榆 30 克。②气虚型：黄芪 50 克，党参 15 克，白芍 15 克，山药 15 克，白术 15 克，当归 20 克，熟地 20 克，川芎 20 克，升麻 10 克，炙甘草 10 克。③肝肾阴虚：生地 20 克，枸杞子 20 克，沙参 15 克，麦冬 15 克，当归 15 克，阿胶 15 克（烊化），海螵蛸 50 克。④血瘀型：蒲黄 15 克，五灵脂 15 克，川芎 15 克，赤芍 15 克，延胡索 15 克，乌药 15 克，香附 15 克，茜草炭 15 克，生地 20 克，当归 20 克。

用法：日 1 剂，水煎服。

3. 八法治疗（刘敏·《河北中医》1994，16）

组成：①清热凉血法，用清热固经汤加减。②健脾益气法，用归脾汤加减。③滋阴止血法，用两地汤合二至丸加减。④补肾固冲法，用左归丸合右归丸加减。⑤疏肝调冲法，用丹栀逍遥散。⑥固涩止血法，用煅龙骨、煅牡蛎、海螵蛸、赤石脂、余禹粮。⑦化瘀止血法，用桃红四物汤合失笑散加减。⑧养血止血法，用八珍汤加减。

用法：日 1 剂，水煎服。

4. 气滞血瘀型

（1）调经汤（杨专保·《中国民族民间医药杂志》2005，3）

组成：柴胡 12 克，合欢皮 12 克，杭白芍 20 克，白花丹 20 克，当归 15 克，白术 15 克，丹参 15 克，牛膝 15 克，川芎 9 克，制香附 9 克，郁金 9 克，生甘草 6 克。

加减：肾虚去白花丹、丹参、川芎，加熟地、淮山药、菟丝子。

用法：日 1 剂，水煎服。用至月经来潮，第 2、3 个月从月经前 7 日用至月经来潮。经期停用。禁酸冷、辛辣之品。

功效：用于气滞血瘀型月经先后无定期不孕。

（2）血府逐瘀汤加减（庄春香·《四川中医》1996，7）

组成：当归 10 克，生地 10 克，红花 10 克，淮牛膝 10 克，桃仁 12 克，赤芍 6 克，枳壳 6 克，川芎 5 克，桔梗 5 克，紫珠草 9 克，甘草 3 克。

加减：血崩气脱加独参汤；气虚致瘀加黄芪、党参、白术；气滞加郁金、香附；脘腹胀满加茯苓、山药、陈皮；瘀滞痛加失笑散；因寒致瘀加吴茱萸、小茴香、干姜；因热致瘀加丹参、玄参；气血两虚加益母草、仙鹤草。

用法：日 1 剂，水煎服。

功效：用于气滞血瘀型功能性子宫出血不孕。

5. 肝郁气滞型

加味调气汤（任惠梅，等·《陕西中医》2003，24）

组成：薤白 10 克，桔梗 10 克，杏仁 10 克，枳壳 10 克，柴胡 10 克，当归 10 克，白芍 10 克，薄荷 3～4 克。

加减：胸胁胀闷去枳壳，加枳实、合欢花、青皮；经行乳胀加瓜蒌、香附；经行小腹胀痛酌加香附、益母草、延胡索、蒲黄；气郁化火加黄芩、栀子、龙胆草；头晕目眩、舌红口干加生龙骨、生牡蛎、白蒺藜。

用法：月经前3日开始，日1剂，水煎服。用4日，3～4个月经周期为1疗程。

功效：用于肝郁气滞型月经先后无定期不孕。

6. 阴阳两虚型

赵氏排卵汤（赵松泉·《不孕专辑》）

组成：柴胡、白芍、赤芍、泽兰、苏木、益母草、鸡血藤、淮牛膝、生蒲黄、刘寄奴、淫羊藿、肉苁蓉、女贞子、覆盆子、菟丝子、枸杞子。

加减：阴虚内热者，加生地、玄参、知母、青蒿、地骨皮；心烦，乳胀胸闷者，加青皮、橘叶、香附、木香、王不留行；闭经日久，脉弦涩，舌下静脉紫粗或唇舌瘀斑者，选加桃仁、红花、茜草、当归尾，瘀重者加三棱、莪术、炙水蛭；性欲减退者，选用仙茅、淫羊藿、肉苁蓉、巴戟天、鹿角霜、山萸肉；痛经，腹胀者，加乌药、香附、延胡索、川楝子、广木香；痰湿纳差浮肿者，加山药、茯苓、白术、陈皮、清半夏；失眠多梦者，加首乌、炒枣仁、焦远志、茯苓；形寒肢冷者，加桂枝（或肉桂）、吴茱萸、小茴香、胡芦巴；湿热下注，带下赤白者，加椿根皮、炒知母、炒蒲黄；湿热腹痛者，加败酱草、鱼腥草、炒河车；功血症不排卵，去赤芍、泽兰、苏木、刘寄奴，生蒲黄易蒲黄炭，加生龙骨、生牡蛎、乌贼骨、茜草、地榆。

用法：日1剂，水煎服。

功效：补肾燮理阴阳，通补奇经，恢复排卵功能。用于阴阳两虚型功能性子宫出血不孕。

7. 气虚型

（1）补肾益气汤加减（戴秀敏，等·《长春中医学院学报》1997，13）

组成：黄芪50克，人参15克，白术15克，当归15克，柴胡 15 克，炒蒲黄 15 克（包），棕榈炭 15 克，赭石 30 克（先煎），乌贼骨 20 克，煅龙骨 40 克，煅牡蛎 40 克（均先煎），升麻 5 克。

加减：随症加减。

用法：日 1 剂，水煎服。

功效：补中益气。用于气虚型功能性子宫出血不孕。

（2）益气固涩止血汤（徐桂英，等·《江苏中医》2000，21）

组成：炙黄芪 30 克，茜草炭 10 克，当归 10 克，党参 15 克，陈棕炭 15 克，地榆炭 15 克，藕节炭 15 克，乌贼骨 24 克，煅龙骨 24 克，山萸肉 12 克，白芍 12 克，阿胶 12 克，柴胡 6 克。

加减：随症加减。

用法：日 1 剂，水煎服。10 日为 1 疗程。用 1～3 个疗程。

功效：补中益气。用于气虚型功能性子宫出血不孕。

（3）升阳固本汤（赵淑英，等·《天津中医》1998，15）

组成：党参 30 克，黄芪 30 克，白术 20 克，乌贼骨 20 克，升麻炭 15 克，陈棕炭 15 克，黑莲房 15 克，柴胡 6 克，红茜草 6 克，阿胶 10 克（烊化），艾炭 10 克，三七粉 3 克（冲），甘草 10 克。

用法：日 1～1.5 剂水煎服。

功效：补中益气。用于气虚型功能性子宫出血不孕。

（4）益气健脾汤（莫璐丽·《江苏中医》1999，20）

组成：党参 25 克，黄芪 25 克，炒白术 15 克，炒地榆 15 克，生山药 30 克，生牡蛎 30 克（先煎），生龙骨 30 克（先煎），黑芥穗 10 克，鸡内金 10 克，茜草 10 克，三七末 3 克（冲）。

加减：肾阳虚加杜仲、熟地；偏阴虚、肝郁党参、黄芪、白术减半，分别加女贞子、旱莲草、白芍、柴胡、制香附；失眠加炒枣仁；出血时间长加金银花。

用法：于月经期开始，日1剂，水煎服。至经止。3个月经周期为1疗程。

功效：补中益气。用于气虚型功能性子宫出血不孕。

（5）固崩汤（许秀兰，等·《中国中医药信息杂志》1999，6）

组成：党参30克，炒白芍15克，杜仲炭15克，乌贼骨15克，川断15克，熟地15克，黄芪20克，鸡冠花20克，阿胶10克（烊），茜草10克，柴胡10克，黑木炭3克（研，冲）。

加减：脾虚便溏加山药、土炒白术；阴虚有热加旱莲草、白茅根、炒黄芩；气滞血瘀加益母草、三七粉。血止后去茜草、乌贼骨、黑木炭等，加益气补血药。

用法：日1剂，水煎服。3个月为1疗程。

功效：补中益气。用于气虚型功能性子宫出血不孕。

（6）固冲汤加味（刘辉英·《新中医》1993，25）

组成：黄芪50克，白术30克，阿胶30克（烊化），煅龙骨30克，煅牡蛎30克，五倍子10克，茜草根10克，黑荆芥10克，熟地15克。

加减：脾肾阳虚型白术加至50～60克，加党参50克，或人参10克；阴虚血热型加旱莲草30克，白及10克；血瘀型加益母草30克，蒲黄10克。

用法：日1剂，水煎服。血止后用归脾丸1丸，日2次，口服。至下月经来再服本方。如此连治3～6个月。

功效：补气止血。用于气虚型功能性子宫出血不孕。

（7）神效止血汤（李智·《中国中医急症》1993，2）

组成：潞党参30克，生山药30克，广阿胶（烊化）18克，荆芥炭18克，陈棕炭18克，地榆炭18克，海螵蛸18克，仙鹤草18克，炒白术12克，茜草根12克，酸枣仁15克，旱莲草15克，三七粉1克（冲服），血余炭6克，大枣10枚。

用法：水煎服。同时服止血粉（紫珠草、白及粉、煅花蕊石粉、赤石脂各等份，2克/粒）2粒。

功效：补气止血。用于气虚型功能性子宫出血不孕。

（8）止崩汤（吕智福·《实用中西医结合杂志》1993，6）

组成：人参、炒白术、黄芪、当归、阿胶（烊）、续断、白芍、升麻、黑芥穗、炙甘草。

加减：血热加生地、丹皮、旱莲草；血止后酌情用人参归脾饮及十全大补汤。平均治疗30～40日。

功效：补气止血。用于气虚型功能性子宫出血不孕。

（9）滋阴固冲汤（袁端红·《贵阳中医学院学报》1993，15）

组成：玉竹12克，白术12克，熟地12克，山萸肉12克，茜草12克，牡蛎12克，龙骨12克，贯众炭12克，黄芪15克，白芍15克，乌贼骨13克。

加减：气虚下陷、出血不止，重用黄芪，加党参、鹿角霜、阿胶、升麻、柴胡；气阴耗伤合参脉散，加地骨皮、黄芩；肝郁血热，熟地易生地，加栀子、丹皮、白头翁、败酱草、地榆、仙鹤草、侧柏炭；肾阴虚加女贞子、旱莲草、阿胶；气滞血瘀合失笑散，加丹参、益母草。

用法：日1剂，水煎服。

功效：补气止血。用于气虚型功能性子宫出血不孕。

（10）宁宫汤（郭海平·《陕西中医》1994，15）

组成：黄芪45克，焦白术15克，旱莲草30克，仙鹤草30克，三棱9克，莪术9克，阿胶10克（烊化），血余炭12克，当归12克，鲜胡萝卜缨100克（干品30克）。

加减：暴崩加人参、附子；热甚加黄芩炭、大黄炭、生地；血虚加熟地、龙眼肉；感染加土茯苓、蒲公英。

功效：补气止血。用于气虚型功能性子宫出血不孕。

（11）复宫丸（王凤材·《吉林中医药》1994，4）

组成：木贼100克，艾炭100克，柏叶炭100克，珍珠粉

100 克，莲蓬炭 100 克，血余炭 100 克，当归 150 克，红参 50 克，干漆 50 克。

用法：共研细粉，过 100 目筛，取生小蓟 200 克，加水 1000 毫升煎汁，过滤后兑入阿胶加热烊化，合上药粉为丸，每丸重 3 克，每日 3 次，每次 3 丸，口服。血止后，经期、周期不调加鹿茸粉 1 克，每日 1 次口服；贫血加人参归脾丸，每日 3 次，每次 1 丸，口服。

功效：补气止血。用于气虚型功能性子宫出血不孕。

8. 气血两虚型

（1）补气摄血汤（陈顺存·《浙江中医杂志》1997，32）

组成：①人参 15 克，三七 5 克，阿胶 20 克。加减：量多重用高丽参至 30 克；出血控制后高丽参易党参或红参。②熟地 20 克，山萸肉 20 克，血余炭 20 克，对叶肾 30 克，仙鹤草 30 克，小蓟 30 克，续断 30 克，甘草 10 克。加减：血热加丹皮、连翘；血瘀去血余炭、仙鹤草，加蒲黄、五灵脂；阴虚高丽参易西洋参，加二至丸、龟板；肝郁加郁金、柴胡。

用法：先用①方，再用②方，均日 1 剂，水煎服。重症 6 小时 1 次。

功效：补气摄血，益肾固冲。用于气血两虚型重症崩漏不孕。

（2）黄芪阿胶汤（邵爱玲，等·《陕西中医》2000，21）

组成：黄芪 15 克，党参 15 克，当归 15 克，阿胶 15 克（烊化），益母草 15 克，五灵脂 10 克，蒲黄 10 克（包），三七粉 3 克（分冲）。

加减：随症加减。

用法：日 1 剂，水煎服。

功效：补气摄血，益肾固冲。用于气血两虚型重症崩漏不孕。

9. 气阴两虚型

坤芪龙牡汤（李竹兰·《四川中医》1997，15）

组成：党参30克，黄芪30克，麦冬30克，芡实30克，地榆30克，益母草30克，生龙骨30克，生牡蛎30克，旱莲草18克，五味子9克，女贞子15克，茜草15克，炙升麻6克。

加减：血止后去茜草、地榆、益母草。随症加减。

用法：日1～1.5剂，水煎服。巩固疗效辨证选用归脾汤或六味地黄丸加减，经间期加益肾活血药；经前用四物汤加味。用1～6剂。

功效：补气益阴。用于气阴两虚型崩漏不孕。

10. 血热型

（1）四炭止血汤（许友慧，等·《中国民间疗法》1997，7）

组成：生地炭15克，贯众炭15克，仙鹤草15克，旱莲草30克，黄芪30克，当归10克，柴胡10克，白芍10克，地榆炭20克，川断炭10克。

加减：随症加减。

用法：日1剂，水煎服。

功效：清热凉血止血。用于血热型功血不孕。

（2）崩漏汤（柳彩香·《甘肃中医》2000，13）

组成：生地15克，生白芍15克，丹皮10克，阿胶10克（烊），紫草12克，栀子12克，旱莲草12克，茜草炭12克，益母草12克，煅龙骨15克（先煎），煅牡蛎15克（先煎）。

加减：暴崩加人参、附子；热甚加黄芩炭、大黄炭；血虚加熟地、龙眼肉；感染加蒲公英、土茯苓；脾虚纳差加山药、鸡内金。

用法：日1剂，水煎服。3个月经周期为1疗程。

功效：清热凉血止血。用于血热型功血不孕。

（3）调经止血汤（刘贵树，等·《河北中医》2000，22）

组成：熟地20克，龙骨20克，牡蛎20克，当归15克，白芍 15 克，醋炒大黄炭 15 克，蒲黄 10 克，五灵脂 10 克，乌贼骨 10 克，续断 10 克，茜草 10 克。

加减：气虚型加人参、黄芪；中气下陷型加柴胡、升麻、桔梗；血热型加生地、地榆、黄芩、黄柏；肝肾不足型加杜仲、菟丝子。

用法：日 1 剂，水煎服。至经血止，改用六味地黄丸 1 丸，日 2 次口服。5 日为 1 疗程。

功效：清热凉血止血。用于血热型功血不孕。

（4）复方乌贼骨茜草汤（叶福葵·《新中医》2000，32）

组成：煅乌贼骨 20 克，茜草炭 20 克，地榆炭 20 克，阿胶 20 克（烊化），槐花炭 30 克，益母草 30 克，马齿苋 30 克，荠菜 30 克，蒲黄炭 15 克（包），甘草 6 克。

加减：气虚加党参、黄芪；血热加生地炭；血瘀加煅花蕊石。

用法：日 1～2 剂水煎服。血止后用归脾丸 1 丸，日 2 次口服，至月经来潮时再用本方 3～5 剂。用 3～6 个月。

功效：清热凉血止血。用于血热型功血不孕。

11. 冲任不调型

（1）调补奇经汤（张治安，等·《黑龙江中医药》1988，6）

组成：熟地 15 克，当归 15 克，柴胡 15 克，旱莲草 15 克，黄芪 30 克，升麻 10 克，首乌 10 克，鳖甲 10 克，巴戟天 10 克，肉苁蓉 10 克，山萸肉 10 克，枸杞子 10 克，菟丝子 10 克。

加减：阴虚加黄柏、龟板；阳虚加肉桂、鹿角胶；气虚加人参、白术；血虚加阿胶、酒白芍；流血量多加杜仲炭、地榆炭；瘀血块多加炒三七炭。

用法：日 1 剂，水煎服。对症处理。

功效：调补奇经。用于冲任不调型崩漏。

（2）固冲汤加味（吴岩萍·《甘肃中医》1999，12）

组成：熟地 15 克，茜草根 15 克，炒白芍 12 克，黑芥穗 10

克，五倍子 10 克，乌贼骨 30 克，煅龙骨 30 克，煅牡蛎 30 克。

加减：气虚加黄芪、天麻；血虚加阿胶、旱莲草；血热加丹皮、栀子；肝郁加柴胡、郁金；血瘀加蒲黄、益母草。

用法：日 1 剂，水煎服。血止后用归脾丸。用半年。

功效：调补冲任。用于冲任不调型崩漏。

（3）止崩扶正汤（赵瑞娟，等·《中国民间疗法》2002，10）

组成：炙黄芪 20 克，仙鹤草 20 克，炒地榆 20 克，旱莲草 20 克，女贞子 15 克，白头翁 15 克，川牛膝 15 克，生地 15 克，山药 15 克，白芍 15 克，生甘草 6 克。

加减：随症加减。

用法：日 1 剂，水煎服。血止后用乌鸡白凤丸 1 丸，日 2 次口服。用至月经来潮。并用三合激素（苯甲酸二醇 1.25 毫克，黄体酮 12.5 毫克，丙酸睾丸素 25 毫克）1 支，日 1 次肌注；止血芳酸 300 毫克，维生素 K_1 20 毫克，维生素 C 3 克，加 5% 葡萄糖液 500 毫升，静滴，日 1 次。酌情抗感染、输血及对症处理。

功效：调补冲任。用于冲任不调型崩漏。

（4）补肾固冲汤（王春芳，等·《江苏中医药》2002，23）

组成：党参 15 克，山药 15 克，当归 10 克，熟地 10 克，龟板 15 克，肉苁蓉 10 克，巴戟天 10 克，淫羊藿 10 克，制首乌 10 克，枸杞子 10 克，石莲子 12 克，菟丝子 12 克，女贞子 12 克。

加减：脾气虚加黄芪、白术；心脾两虚加茯神、炒枣仁、龙眼肉；腰酸痛加续断、杜仲；血热、阴虚加玄参、麦冬、阿胶、地骨皮，阳盛加丹皮、黄精、黄柏，肝郁加醋柴胡、炒栀子；经行不畅有血块加丹参、泽兰、益母草。

用法：于月经周期第 16 日开始，日 1 剂，水煎服。用 8 日，3 个月经周期为 1 疗程。

功效：调补冲任。用于冲任不调型崩漏。

（5）固本止崩汤（孙凤芝，等·《黑龙江中医药》1996，1）

组成：黄芪 25 克，焦白术 25 克，党参 15 克，山药 15 克，熟地 30 克，牡蛎 30 克，茜草 20 克，阿胶 20 克（烊化），乌贼骨 20 克，陈皮 10 克，升麻 7.5 克。

加减：流血量多、色鲜质稠加生地、丹皮、地榆炭；出血量时多时少色黯夹瘀块去升麻，加三七片、益母草；流血日久、面白畏寒党参易人参，加艾炭、黑姜；腰腿酸软加川断、桑寄生。

用法：日 1 剂，水煎服。4 剂为 1 疗程。

功效：调补冲任。用于冲任不调型崩漏。

（6）胶艾四物汤（秦发义·《中医药研究》2001，17）

组成：炙黄芪 20 克，焦生地 60 克，当归 15 克，川芎 15 克，柴胡 15 克，木香 15 克，赤芍 30 克，焦地榆 30 克，焦芥穗 30 克，炒芍叶 15 克，阿胶珠 15 克（分冲），炙甘草 10 克。

加减：随症加减。

用法：日 1 剂，水煎服。

功效：调补冲任。用于冲任不调型崩漏。

（7）加味当归补血汤（刘清峰·《中国乡村医生》1997，13）

组成：黄芪 30 克，当归 30 克（酒洗），桑叶 30 克，生地 30 克，三七末 9 克（冲）。

加减：气虚黄芪增量，加党参、白术；血虚加阿胶；经血夹血块伴腹痛加桃仁、红花；腰痛甚加杜仲、寄生。

用法：日 1 剂，水煎服。停用他药。

功效：调补冲任。用于冲任不调型崩漏。

12. 脾肾阳虚型

温肾健脾法（傅友丰·《江苏中医》1993，14）

组成：补骨脂、乌贼骨、肉桂、当归、制香附、党参、黄芪、生白术。

用法：日 1～2 剂水煎服。经期延长者于来潮第 3 日服用。

功效：健脾助阳。用于脾肾阳虚型功能性子宫出血。

【经验方精选】

1. 分二型（孙立华）

组成：①气阴两虚型：党参、生地、白芍、蒲黄、旱莲草、五味子、补骨脂。②气虚夹瘀型：生黄芪、枸杞子、马齿苋、益母草、炒五灵脂、丹参、枳壳。

用法：日1剂，水煎服。

2. 分二型（范守英）

组成：①阴虚血阻（血热夹瘀）型用清热化瘀，固冲止血法：刘寄奴6克，贯众炭30克，大蓟30克，小蓟30克，杭白芍30克，川续断15克，藕节15克。加减：腹痛甚且块下痛减者，刘寄奴增至9克，加炒蒲黄、五灵脂各9克；血粘稠、心烦者加丹皮12克，半枝莲30克；盆腔感染者，加蒲公英、半枝莲、益母草各30克。②脾虚冲任不固型用补气益血、固摄冲任法：生黄芪30克，益母草30克，棕榈炭30克，焦白术12克，太子参15克，熟地15克，川断15克，姜炭10克，阿胶20克（烊化），砂仁6克，陈皮9克。

用法：日1剂，水煎服。

3. 分二期（赵波）

组成：出血阶段分型治疗。①急性出血期用凉血止血，清热固经法：贯众炭30克，阿胶珠30克，生地炭20克，地榆炭15克，龙骨15克，山药15克，炒栀子10克，甘草10克，白芍12克，赤石脂12克，炒芥穗6克，伏龙肝为引。②慢性出血期用调养心脾，益气摄血法：黄芪30克，贯众炭30克，太子参15克，龙骨15克，山药15克，茯苓12克，赤石脂12克，地榆炭12克，白术10克，砂仁10克，炙甘草10克，炒芥穗6克。加减：瘀血痹阻者，加蒲黄炭10克，三七粉3克（冲）。

用法：日1剂，水煎服。

4. 分三型（黄冈等）

组成：出血阶段分型治疗。①阴虚血热型用两地汤加味：生地 12 克，麦冬 12 克，地骨皮 12 克，女贞子 12 克，旱莲草 12 克，仙鹤草 12 克，益母草 12 克，丹皮 10 克，玄参 10 克。②气血两虚型用胶艾汤加味：党参 15 克，黄芪 15 克，阿胶 10 克（烊化），红孩儿 10 克，艾叶 6 克，川断 12 克，侧柏叶 9 克。③气滞血瘀型用逐瘀止血汤加味：生地 12 克，当归 10 克，赤芍 10 克，丹皮 10 克，枳壳 10 克，炒蒲黄 10 克。

用法：日 1 剂，水煎服。

4. 肾气虚型

益气固肾汤（梁勇才）

组成：黄芪 60 克，旱莲草 30 克，女贞子 15 克，生地 15 克，熟地 15 克，白芍 15 克，覆盆子 15 克，炒芥荆 10 克，升麻 6 克。

加减：腰痛加炒川断；出血久不止加乌贼骨、五倍子；血色污浊加马齿苋；瘀血甚加炒蒲黄；出血量多加炒贯众、三七粉；头晕心悸，眠差加首乌、合欢皮或酸枣仁。

用法：日 1 剂，水煎服。

功效：益气固肾。用于肾气虚型功血不孕。

5. 气虚型

（1）**黄芪地榆汤**（韩建方）

组成：黄芪 50 克，血见愁 20 克，生地榆炭 20 克，党参 25 克。

加减：血热者，加地榆 40 克，黄柏 20 克，鳖甲 30 克；脾虚者，加白术、山药各 20 克，升麻 15 克；肾阴虚加女贞子、山茱萸各 20 克；肾阳虚加杜仲、菟丝子各 20 克；血虚加当归、熟地各 20 克，白芍、阿胶各 15 克。

用法：日 1 剂，水煎服。

功效：益气止血。用于气虚型功血不孕。

（2）益气固冲止崩汤（贾锐等）

组成：黄芪 30 克，白术 10 克，醋柴胡 10 克，陈皮炭 10 克，仙鹤草 10 克，甘草 10 克，党参 15 克，当归 15 克，芥穗炭 15 克，炒川断 15 克，升麻 4 克。

加减：气虚者，加乌梅炭，党参易红参；血虚者，加生地炭、阿胶；血热者，加丹皮、炒黄芩、焦栀子；血瘀者，加茜草、蒲黄炭；气郁者，加香附、藕节、莲房炭；心悸者，加炒枣仁、炒远志、龙眼肉；腹痛者加乌药、延胡索；出血量多，日久不愈者，加白及、三七末、乌贼骨、鹿角胶。

用法：日 1 剂，水煎服。

功效：益气止血。用于气虚型功血不孕。

（3）止漏汤（吕美农）

组成：生黄芪 15 克，炙黄芪 15 克，炒白芍 15 克，广三七 15 克，煅龙骨 30 克（先煎），煅牡蛎 30 克（先煎），墨旱莲 20 克，乌贼骨 10 克，阿胶珠 10 克，陈棕炭 9 克。

加减：血瘀者，加茜草、益母草、血余炭；气虚者，加太子参、北柴胡、升麻炭；血虚者，加熟地、山萸肉、仙鹤草；血热者，加生地、地骨皮；腹痛者，加云木香、炮姜炭；血瘀痛甚者，加醋柴胡、失笑散；腰痛者，加炒杜仲、炒续断、桑寄生。

用法：日 1 剂，水煎服。5 日为 1 疗程。

功效：益气止血。用于气虚型功血不孕。

（4）圣愈三草汤（卢成旦）

组成：高丽参 15 克，炙黄芪 30 克，熟地 30 克，茜草 30 克，仙鹤草 30 克，旱莲草 30 克，炒白芍 12 克，当归 6 克，川芎 6 克。

加减：出血较多者，加田三七、乌贼骨、阿胶珠；卵巢囊肿者，加益母草、白花蛇舌草；血瘀甚、子宫肌瘤者，加水蛭、乌梅炭、失笑散、酒大黄等。

用法：日1剂，水煎服。

功效：益气止血。用于气虚型功血不孕。

（5）止崩汤（吕智福）

组成：人参、黄芪、当归、白芍、续断、阿胶、升麻、炒白术、黑芥穗、炙甘草。

加减：血热者，加生地、丹皮、旱莲草；血虚者，倍白芍；气虚甚者，重用人参、黄芪，炒柴胡、升麻；血瘀者，加川芎、赤芍。

用法：日1剂，水煎服。

功效：益气止血。用于气虚型功血不孕。

（6）固本止崩汤（孙凤芝等）

组成：黄芪25克，焦白术25克，党参15克，山药15克，熟地30克，牡蛎30克，茜草20克，阿胶20克（烊化），乌贼骨20克，陈皮10克，升麻7.5克。

加减：流血量多、色鲜质稠者，加丹皮、生地、地榆炭；出血量时多时少色黯夹瘀块者，去升麻，加益母草、生三七片；流血日久、面白畏寒者，党参易人参，加艾炭、黑姜；腰腿酸软者，加川断、桑寄生。

用法：日1剂，水煎服。

功效：益气止血。用于气虚型功血不孕。

（7）宁宫汤（郭海平）

组成：黄芪45克，白术15克，阿胶10克（烊化），三棱9克，莪术9克，当归12克，血余炭12克，旱莲草30克，仙鹤草30克，鲜胡萝卜缨100克。

加减：暴崩者，加人参、附子；热甚者，加黄芩炭、大黄炭、生地；血虚者，加熟地、龙眼肉；感染者，加土茯苓、蒲公英。

用法：日 1 剂，水煎服。

功效：益气止血。用于气虚型功血不孕。

6. 肾阴虚型

育阴止崩汤（冯忠）

组成：地黄、白芍、山药、阿胶、杜仲、龟板、牡蛎、蒲黄、川断、山茱萸、桑寄生、乌贼骨、炒地榆。

加减：血热者，加丹皮、地骨皮、知母；气虚者，加黄芪、升麻；气滞者，加栀子、香附、枳壳；出血量多者，加白茅根、海螵蛸（量增至 80 克）。

用法：日 1 剂，水煎服。

功效：养阴清热，止血固冲。用于肾阴虚型功血不孕。

7. 肾阳虚型

肉苁蓉丸（孙永田）

组成：肉苁蓉 30 克，菟丝子 30 克，女贞子 30 克，补骨脂 30 克，旱莲草 30 克，熟地 30 克，黄精 30 克，仙茅 20 克，淫羊藿 20 克，五味子 15 克。

加减：血热者，加黄连、栀子；气血亏者，加党参、阿胶；肝郁气滞者，加柴胡、佛手；瘀血者，加红花、益母草。

用法：出血时，日 1 剂，血止后减量 1/3～2/3，水煎服。

功效：补肾固冲。用于肾阳虚型功血不孕。

8. 血热型

（1）止崩汤（樊学成）

组成：旱莲草 30 克，墓回头 10 克，黄芩炭 10 克，炒枳壳 10 克，陈皮 10 克，茯苓 12 克，炒白芍 12 克，黑栀子 12 克，生山药 25 克，生麦芽 25 克，藕节 45 克，生地炭 20 克，生甘草 6 克。

加减：腰痛者，加女贞子、桑寄生、川续断、菟丝子；心脾气虚者，加党参、黄芪、升麻；赤白带下者，加茜草、乌贼骨、土茯苓。

用法：日 1 剂，水煎服，服药期间月经来潮，原方去枳壳、墓回头、山药，加贯众炭、茜草、柴胡，服 3 剂后再服原方。

功效：清热止崩。用于血热型功血不孕。

（2）紫草阿胶汤（陶平）

组成：紫草 20 克，乌贼骨 20 克，棕榈炭 20 克，侧柏炭 20 克，阿胶 20 克（烊化），生地 15 克，白芍 15 克，黄芩 15 克，青蒿 15 克，地骨皮 15 克。

用法：日 1 剂，水煎服。

功效：清热止崩。用于血热型功血不孕。

（3）地榆散（周爱英）

组成：地榆 15 克，小蓟 15 克，花蕊石 15 克，白芍 10 克，艾叶 10 克，枸杞子 10 克，阿胶 9 克（烊化），甘草 3 克。

加减：腹痛甚者，加香附、延胡索；气血虚者，加党参、黄芪；腰酸加寄生、川续断。

用法：日 1 剂，水煎服。12 日为 1 疗程。

功效：清热止崩。用于血热型功血不孕。

9. 血瘀型

（1）桃红四物汤（张凡群）

组成：桃仁 10 克，红花 10 克，白芍 10 克，当归 20 克，生地 20 克，川芎 15 克，益母草 30 克。

加减：气血两虚者，加党参，或红参，炙黄芪；肝肾阴虚者，加柴胡、郁金、丹皮、栀子、五灵脂；血热者，加黄芩、黄连、大黄、阿胶。

用法：月经期日 1～2 剂，经后 2 日 1 剂。

功效：活血化瘀。用于血瘀型功血不孕。

（2）升麻饮（郭成林）

组成：升麻 5 克，荆芥穗 5 克，蒲黄 10 克，仙鹤草 25 克，煅龙骨 20 克，煅牡蛎 20 克，海螵蛸 15 克，当归 15 克，白芍 15 克，续断 15 克。

加减：气虚者，加党参、黄芪、白术、炒枣仁、阿胶；肾虚者，加山药、熟地、菟丝子、鹿角胶、枸杞子；偏肾阴虚者，加女贞子、旱莲草、丹皮、生地、龟板；血瘀者，加川芎、桃仁、红花、丹参、焦山楂；血热者，加生地、地骨皮、藕节、地榆、黄芩、甘草；气郁者，加丹皮、栀子、柴胡、青皮、香附。

用法：日 1 剂，水煎服。

功效：活血化瘀。用于血瘀型功血不孕。

10. 外治

（1）穴位放血

取穴：隐白、大敦。

治法：常规消毒，用三棱针点刺，深约 1 厘米，放血 2～3 滴，每日或隔日 1 次。

（2）针刺

取穴：主穴：百会、关元、命门、三阴交。

配穴：脾虚型配脾俞、归来、中极；肝郁型配太冲、肝俞；心脾两虚型配神门、气海、心俞、脾俞；肝肾阴虚型配肝俞、大赫、夹脊、蠡沟；扶证配归来、足三里、肝俞、肾俞、命门。

治法：虚证用补法，肝郁用泻法，留针 30 分钟，每日 1 次，15 日为 1 疗程，疗程间隔 3 天。

取穴：主穴：关元、气海、命门、三阴交、太冲。

配穴：血热、血瘀配膈俞、血海；肾阴虚配肾俞、太溪；脾虚配足三里、阴陵泉、隐白。

治法：每次取主穴 3 个，加配穴，平补平泻或补法，留针 20～30 分钟，每日 1 次，10 次为 1 疗程。

（3）梅花针

取穴：带脉区、腰、骶部，背部和脊椎两侧明显压痛点，三阴交穴。

治法：中度刺激。出血期，重点叩打腰骶部，带脉区及小腿两侧；出血停止后，重点叩打带脉区、小腹部、大椎穴、脊柱两侧压痛点，外加叩打内关及足三里。出血时不宜叩打下腹部。

（4）耳针

取穴：子宫、卵巢、肝、心、内分泌、脑、肾、脾。

治法：每耳用磁珠贴4穴，每次按压3分钟，日按压3次，1周后两耳交替使用。

（5）灸法

取穴：大敦、隐白穴。

治法：用麦粒壮直接灸，每次5～7穴，每日1次。

取穴：断红穴。

治法：取0.2厘米厚的鲜姜片，用针穿数孔，放于穴位上，再取黄豆大小艾炷一枚置于姜片上点燃，每次施灸7～10壮，以施灸处皮肤红晕、湿润为度，每日或隔日1次，10次为1疗程。

（6）针灸

取穴：断红穴（手背第2、3指掌骨间，即八邪穴之上部穴）。

治法：针刺进针沿掌骨水平方向刺入1.5～2寸，留针20分钟，起针后艾卷灸，灸时有一鼓热气直窜至肘者良。

（7）挑治法

取穴：在脊柱正中督脉的阳关穴至肾俞穴之间任选一点，一般以低位效果较好。

治法：令患者反坐靠背椅上，暴露腰部，常规消毒皮肤，用三棱针将表皮横行挑破0.2～0.3厘米，深约0.1～0.5厘米，自上而下连续挑3针，间隔0.1厘米，以皮肤略为出血为宜，挑后用碘油消毒，消毒纱布固定。一般月经来潮后挑刺，月经量开始多时挑刺最好，1次不效者，可于下次月经来潮后再施行1次，连挑 2～3 个周期。

（8）穴位注射

取穴：体穴：阴谷（右）、三阴交（左）；耳穴：左肝、右脾。

治法：用安络血或维生素 K_3 注射液，体穴垂直进针 0.5～1.2 寸，得气后注药 0.8 毫升，耳穴皮下注射 0.2 毫升。

取穴：子宫、关元、肾俞、内关、合谷。

治法：用 2 毫升注射器 7～8 号针头抽吸三七、当归注射液后刺入穴位，边进针边左右旋转注射器，并进退针反复刺激，当患者有酸麻感后推注药液 1 毫升，每次 2 穴，每日 1 次，7 次为 1 疗程，疗程间隔 3 日。

（9）推拿按摩

①按摩法

操作：腹部常规按摩数次，并提拿少腹数次，再分别点压气海、三阴交、阳陵泉、曲池各 30 分钟。

背部常规按摩数次，再分别点压膈俞、脾俞、胃俞、次髎各 30 分钟。

②推拿法

操作：血热型：患者取仰卧位，术者以拇指点按关元、气海；施用提拿足三阴法，点按血海、然谷、水泉、三阴交。

血瘀型：患者取侧卧位，术者以拇指点按肝俞、三焦俞，令患者仰卧位，施用点按五枢、维道、曲骨、膻中，施用提拿足三阴法，点按血海、行间、三阴交。

气虚型：患者取侧卧位，术者以拇指点按脾俞、肝俞，施以揉法，令患者仰卧位，施用推拿足三阴法，点按足三里、关元。

肝肾阴虚型：患者取侧卧位，术者以拇指点按肾俞、腰关元，令患者仰卧位，施以运颤法，点按关元、水分，施用推拿足三阴法，点按阳陵泉、三阴交、太溪。

【药膳】

1. 血热型

（1）茅根汤

组成：白茅根 15 克，旱莲草 20 克，老丝瓜 30 克。

用法：日 1 剂，煎水代茶饮。

功效：清热凉血止血。用于血热型功血不孕。

（2）木耳藕节汤

组成：黑木耳 50 克（水发，洗净，炒香），藕节 100 克（洗净）。

用法：将黑木耳、藕节煲汤，分次服用。

功效：清热养血止血。用于血热型功血不孕。

2. 血瘀型

益母鸡蛋汤

组成：益母草 30 克（洗净，水煎取汁），鸡蛋 2 个（煮熟，去壳）。

用法：将熟鸡蛋放入益母草汁内再煮。喝汤吃蛋，每日 1 次，连服 7 天。

功效：化瘀养血止血。用于血瘀型功血不孕。

3. 脾虚型

（1）山药茯苓包子

组成：山药 100 克（研末），茯苓 100 克（去皮，研末），面粉 300 克，大枣 200 克（去核，洗净），白糖 100 克，猪油适量。

用法：将山药末、茯苓末与面粉混合均匀后发酵，将大枣与猪油、白糖作馅，做成包子蒸熟。每日晨起空腹食用。

功效：健脾益气补血。用于脾虚型功血不孕。

（2）莲子猪肚

组成：猪肚 1 只（洗净），莲子、精盐、味精适量。

用法：将莲子纳入猪肚内，扎紧两端，投入锅中，加入清水炖烂，放入精盐、味精即可食用。

功效：健脾补虚益气。用于脾虚型功血不孕。

4. 肾阳不足型

枸杞羊肉汤

组成：枸杞子 30 克（去梗，洗净），羊肉 250 克（洗净，切块），羊肾 2 对（去膘腺，洗净），精盐、佐料适量。

用法：将枸杞子、羊肉、羊肾加佐料共煮至羊肉烂熟，加入精盐食用。

功效：温肾补虚。用于肾阳不足型功血不孕。

5. 肾气虚型

黄芪核桃粥

组成：黄芪 30 克（洗净，切片），核桃肉 20 克（打碎），粳米（淘净）适量。

用法：常规煮粥服食。

功效：益气补肾。用于肾气虚型功血不孕。

6. 宫寒型

艾叶母鸡汤

组成：艾叶 15 克，老母鸡 1 只（宰杀，去毛、内脏，洗净）。

用法：将母鸡、艾叶投入锅内，加入清水适量炖熟服食。

功效：温经养血止血。用于宫寒型功血不孕。

第四节　闭经

闭经，可分为原发性和继发性两类。前者是指女性年逾 18 周岁，月经初潮未至，后者是指女性在建立了正常月经周期后，停经 3 个月以上者。

本病属中医"经闭"、"女子不月"、"月事不来"、"月水不通"、"闭经"等范畴。

【病因病机】

闭经之病因复杂，原则上可分为虚实两端，虚者血虚经少，血海空虚，无血可下；实者冲任阻滞，血不得下。

1. **肾气不充**：禀赋不足，精气未裕，天癸未至，冲任未盈，经血无缘；或肾气尚稚，染病伤损，难以如期全盛，冲脉不盛，任脉不通，月经不止。

2. **气血虚亏**：脾胃虚弱，化源不足，或饮食不节，或久病大病耗伤气血，或堕胎小产，失血过多，或哺乳过久，或患虫疾，以致营血大亏，冲任血虚，无血化为经水。或劳累过度，忧思太过，损及心脾，营血不足。

3. **肝肾不足**：禀赋素弱，肾气未盛，精气未裕，肝血虚少，冲任不充，无以化为经血，乃致闭经；或因多产、堕胎、小产、房劳无节、或久病及肾，以致肾精亏损，肝血耗伤，精气匮乏，源断其流，冲任俱虚，胞宫无血可下而致闭经；或产时大出血，血去精亏，肾气不足，肝失所养，冲任俱虚；或阴损及阳，肾阳虚弱，施化不足，冲任两虚；或肾气早衰，经闭难复。

4. **阴虚血燥**：素体阴虚，或失血阴亏，或劳瘵骨蒸，或心燥伤阴，阴虚生热，灼津造血，水污精耗，冲任干涸，无血化为经血，遂成经闭。

5. **气滞血瘀**：七情内伤，肝气不舒，心气不开，脾气不化，气滞血瘀；或经期、产时血室正开，风冷寒邪入侵胞宫，冲任瘀滞；或伤于生冷、寒凉，寒凝血脉，阻滞血海；或热邪煎熬津血，阴血涸结，气滞血瘀相互为患，冲任瘀滞，胞脉阻隔，经水不行而致闭经。

6. **痰湿阻滞**：形体肥胖，素多痰湿；或脾气虚弱，水湿运化不及，停聚为痰；或病痰湿之证，痰湿壅滞，阻滞胞脉，经水不行。

7. 寒湿血闭：素性阳虚，或屡感寒邪，或肆食生冷，或坐卧湿地，冒雨涉水，血为寒湿所凝，冲任受阻，血不下行。

【辨证诊断】

1. 肾气不充型

主证：年逾 18 周岁初潮未至，或初期偏晚而常停闭，或已潮而不调，时而不至，体质纤弱，腰膝酸软，第二性征发育不良，或仅见月经不潮，而无化证。

舌象：舌质淡，苔薄白。

脉象：脉沉弱。

2. 气血亏虚型

主证：月经后期，量少色淡，渐至停闭，面色苍白或萎黄，头晕目眩，气短心悸，纳呆失眠，神疲肢倦，毛发不泽，唇爪不荣。

舌象：舌质淡，苔少或白薄。

脉象：脉细弱，或细缓无力。

3. 肝肾不足型

主证：月经初潮应至未至，或初潮较迟，或行经后复又闭停，或原属正常，因产、育、孕、病后逐渐减少、延期而闭经。头晕耳鸣，腰腿酸软。

舌象：舌质淡红，苔薄白，或薄黄。

脉象：脉沉细，或细数无力。

4. 阴虚血燥型

主证：月经量少，或经行后期，或淋漓无期，经色紫黯质稠，渐至经闭，五心烦热，或夜间潮热，咽干舌燥，或消渴、多食、易饥，或咳嗽咯血，形体消瘦。

舌象：舌质红，苔少，干。

脉象：脉细数。

5. 气滞血瘀型

主证：月经突然停闭，数月不行，或月经后期，经血量少，紫黯有块，渐闭不行，情志怫郁，胸胁胀满，烦躁易怒，乳房、肋胁或小腹胀痛或刺痛拒按。

舌象：舌质紫黯，苔正常，或薄黄。

脉象：脉沉弦，或沉涩。

6. 痰湿阻滞型

主证：经期延长，经量渐少，渐至停闭，形体肥胖，体重日增，神疲体倦，面色㿠白，足胫浮肿，口淡无味，胸胁满闷，恶心欲吐，食少便溏，带下量多。

舌象：舌质淡，胖嫩，苔白腻，多津。

脉象：脉沉滑。

7. 寒湿血闭型

主证：经闭不行，面色青黯，少腹冷痛，喜暖喜按，形寒肢冷，四肢不温，或胸闷泛恶，或大便不实，带下量多，色白质稀，停经前经行后期，经血量少，色黯有块。

舌象：舌质淡红，苔薄白，或白腻。

脉象：脉沉紧。

8. 劳损型

主证：月经数月不行，面色苍白，形体消瘦，两颧潮红，手足心热，午后微热，或咳嗽咯血，咳痰不爽，气短心悸。

舌象：舌质红，苔薄黄，或光剥。

脉象：脉虚细。

【基本方剂】

1. 肾气不充型

治则：补肾益精，调理冲任。

方剂：①通脉大生片加减。方药：杜仲 10 克，续断 10 克，当归 10 克，茯苓 10 克，乌药 10 克，艾叶 10 克，桑寄生 10 克，枸杞子 10 克，车前子 10 克（包），鹿角霜 10 克（先煎），菟丝子 15 克，荔枝核 15 克，首乌 15 克，肉苁蓉 15 克，砂仁 6 克（后下）。②四物汤加减。方药：熟地 30 克，当归 15 克，川芎 15 克，白芍 15 克，赤芍 15 克，牛膝 15 克，王不留行 15 克。加减：口干、潮热、心烦，舌红苔薄黄，脉细数者，去艾叶、砂仁、车前子、鹿角霜，加生地、丹皮、地骨皮各 15 克；体弱、畏寒者，加仙茅 10 克，淫羊藿 15 克。

用法：①方连服 20 剂，若经不行而脉滑者，改服②方 5 剂，若经仍未至，可反复如上法服用。若已潮，据情辨证施治。

2. 气血亏虚型

治则：益气健脾，养血调经。

方剂：①人参养荣汤加减。方药：人参 10 克（或党参 15 克），黄芪 15 克，当归 15 克，熟地 15 克，鸡血藤 12 克，煨白术 9 克，茯苓 9 克，白芍 9 克，陈皮 8 克，远志 8 克，桂心 8 克，五味子 8 克，炙甘草 8 克。②归脾汤加减。方药：人参 10 克（另煎），黄芪 15 克，当归 15 克，白术 10 克，茯神 10 克，木香 10 克，酸枣仁 10 克，龙眼肉 10 克，远志 6 克，炙甘草 6 克。③八珍汤加减。方药：人参 10 克（另煎），白术 10 克，茯苓 10 克，当归 10 克，白芍 10 克，川芎 10 克，熟地 15 克，炙甘草 10 克。加减：产后大出血所致席汉氏综合征闭经者，加仙茅 9 克，鹿角霜、紫河车各 12 克；脾虚不运，食少腹胀，大便溏薄者，去熟地，加山药 15 克，陈皮、砂仁各 10 克；四肢浮肿，小便清长者，加附子、肉桂各 10 克；低热心烦者，加银柴胡、青蒿各 10 克；形体消瘦，皮肤干燥，舌淡少苔，偏于血虚者，去白术，加丹皮 10 克，阿胶 15 克；气血渐复者，加丹参 15 克，泽兰 10 克，益母草 30 克；失眠多梦，心悸怔忡者，加柏子仁、酸枣仁各 10 克；腰酸者，加杜仲、续断、桑寄生各 10

克；少腹胀痛者，加卷柏、泽兰、川牛膝、生山楂各 12 克。

用法：日 1 剂，水煎服。

3. 肝肾不足型

治则：补肾养肝，调理冲任。

方剂：①归肾丸加减。方药：熟地 15～30 克，山茱萸 10 克，枸杞子 10～15 克，杜仲 10～15 克，菟丝子 10～30 克，山药 15～30 克，当归 10 克，茯苓 10 克。②当归地黄饮加减。方药：当归 10 克，熟地 15 克，山药 15 克，杜仲 15 克，牛膝 15 克，山茱萸 10 克，甘草 5 克。③育阴灵加减。方药：熟地 30 克，白芍 15 克，山萸肉 15 克，龟板 20 克（先煎），川断 10 克，杜仲 10 克，桑寄生 10 克，乌贼骨 10 克，菟丝子 15 克，淮牛膝 15 克，牡蛎 30 克（先煎）。④补肾地黄丸加减。方药：熟地 30 克，麦冬 15 克，龟板 15 克（先煎），知母 10 克，黄柏 10 克，泽泻 10 克，山药 10 克，丹皮 10 克，茯神 10 克，玄参 10 克，酸枣仁 10 克，乌贼骨 10 克，山茱萸 10 克，远志 6 克，竹叶 10 克。加减：肾阳不足者，加巴戟天、紫河车各 10 克，鹿角胶 15 克；肾阴亏虚者，加丹皮、柏子仁各 10 克，龟板、鳖甲、阿胶各 15 克；畏寒肢冷者，加鹿角片 10 克，巴戟天、肉苁蓉、补骨脂各 9 克；手足心热，骨蒸潮热者，加玄参、知母、地骨皮各 9 克；火旺灼伤肺津者，去菟丝子、山茱萸、当归，加百合、麦冬、阿胶各 15 克，川贝母 15 克；若产时大出血者，加肉苁蓉、鹿角片各 15 克，紫河车 10 克。

用法：日 1 剂，水煎服。

4. 阴虚血燥型

治则：养阴清热，益精调冲。

方剂：①归肾丸合玉女煎加减。方药：生地 30 克，山药 15 克，茯苓 10 克，当归 10 克，知母 10 克，杜仲 10 克，山茱萸 10 克，枸杞子 10 克，菟丝子 15 克，麦冬 15 克，牛膝 15 克，天冬

15 克，玄参 15 克，石膏 30 克（先煎）。②秦艽鳖甲汤加减。方药：秦艽 10 克，柴胡 10 克，当归 10 克，乌梅 10 克，地骨皮 15～30 克，鳖甲 15 克（先煎）。③一阴煎加减。方药：生地 15 克，熟地 15 克，黄精 15 克，丹参 10 克，白芍 10 克，知母 10 克，麦冬 10 克，地骨皮 10 克，炙甘草 6 克。④玉烛散加减。方药：熟地 30 克，当归 15 克，白芍 15 克，川芎 15 克，大黄 10 克（后下），甘草 5 克。⑤一贯煎加减。方药：沙参 15 克，麦冬 15 克，生地 15 克，枸杞子 15 克，川楝子 10 克。加减：虚烦潮热甚者，加秦艽、鳖甲；虚烦少寐心悸者，加柏子仁、酸枣仁、夜交藤；实火灼阴经闭者，加玄参；咳嗽咯血者，加百合、阿胶、白及；咳嗽者，加川贝母、麦冬；阴虚肝旺者，加五味子、夜交藤、牛膝、牡蛎。

用法：日 1 剂，水煎服。

5. 气滞血瘀型

治则：活血化瘀，理气行滞。

方剂：①血府逐瘀汤加减。方药：桃仁 10 克，红花 10 克，当归 10 克，生地 10 克，丹参 10 克，川芎 10 克，赤芍 10 克，川牛膝 10 克，益母草 10 克，柴胡 8 克，枳壳 8 克，桔梗 8 克，甘草 6 克。②膈下逐瘀汤加减。方药：当归 10 克，赤芍 10 克，丹皮 10 克，乌药 10 克，桃仁 10 克，红花 10 克，延胡索 10 克，五灵脂 10 克，香附 15 克，甘草 5 克。加减：胸胁少腹胀甚，气滞者，加莪术、青皮、香附；少腹疼痛拒按血瘀者，加片姜黄、泽兰、三棱；少腹冷痛者，加桂枝、小茴香；郁久化热者，去五灵脂，加生地、栀子、黄芩；寒凝血瘀气滞者，去丹皮、赤芍，加仙茅、艾叶。

用法：日 1 剂，水煎服。

6. 痰湿阻滞型

治则：化痰除湿，活血通经。

方剂：①苍附导痰丸加减。方药：苍术 15 克，香附 15 克，枳壳 15 克，陈皮 10 克，半夏 10 克，南星 10 克，当归 10 克，甘草 10 克，茯苓 30 克，生姜汁 10 克，川芎 10 克。②二陈汤合桂枝茯苓丸加减。方药：半夏 10 克，陈皮 15 克，丹皮 10 克，赤芍 10 克，桃仁 10 克，桂枝 10～15 克（后下），茯苓 30 克，甘草 5 克。加减：痰阻气滞小腹胀满者，加木香、厚朴；脾虚食少、腹胀者，加党参、白术；痰湿化热，苔黄腻者，加黄连、黄芩、黄柏、麦芽；胸闷泛恶者，加厚朴、竹茹、生姜。

用法：日 1 剂，水煎服。

7. 寒湿血闭型

治则：温经散寒，除湿行滞。

方剂：温经汤加减。方药：人参 10 克（另煎），当归 10 克，白芍 10 克，丹皮 6 克，莪术 10 克，肉桂 10 克（后下），牛膝 15 克，甘草 5 克。

用法：日 1 剂，水煎服。

8. 劳损型

治则：养肝滋肾，固本培元。

方剂：①劫劳散加减。方药：黄芪 30 克，当归 15 克，白芍 15 克，沙参 15 克，阿胶 15 克（烊化），法半夏 10 克，五味子 10 克，茯苓 10 克，熟地 10～30 克。②苁蓉河车饮。方药：肉苁蓉 15～30 克，熟地 10～30 克，砂仁 6～10 克（后下），茯神 10 克，人参 10 克（另煎），菟丝子 10～30 克，紫河车 10～15 克，淫羊藿 10～15 克，续断 10 克，桑寄生 10 克，龟板 15 克（先煎），鹿角胶 15 克（烊化）。

用法：日 1 剂，水煎服。

【经验方精选】

1. 调周（白立全）

组成：①经后期（周期 6～8 天）服促卵泡汤 5 剂：当归 10

克，川芎10克，香附10克，枸杞子10克，菟丝子15克，女贞子15克，淫羊藿15克，熟地15克，泽兰15克，山药20克，鸡血藤20克，制首乌20克。②排卵前期或排卵期服促排卵汤：当归10克，川芎10克，红花10克，牛膝10克，香附10克，泽兰20克，熟地20克，鸡血藤20克，菟丝子20克，女贞子15克，熟地15克。③月经后期（周期26～30天）服调经活血汤3～5剂：当归10克，川芎10克，桃仁10克，红花10克，赤芍15克，泽兰15克，香附15克，牛膝15克，益母草15克，川续断15克，熟地20克，鸡血藤30克。

用法：日1剂，水煎，按调周法内服。

2. 调周（徐晋勋等）

组成：①于月经第5天（或撤退性出血第5天）服卵泡汤：熟地10克，当归10克，首乌10克，茺蔚子10克，菟丝子10克，女贞子10克，肉苁蓉10克，旱莲草10克。加减：肾阳虚加仙茅6克，淫羊藿10克。②排卵汤：丹参10克，赤芍10克，泽兰10克，紫河车10克，当归6克，香附6克，红花3克。加减：肾阴虚加女贞子、旱莲草各10克；肾阳虚加仙茅6克，淫羊藿10克。③促黄体汤：熟地10克，龟板10克，白术10克，当归10克，川续断10克，肉苁蓉10克，炒槐花10克。加减：肾阴虚加女贞子、旱莲草各10克；肾阳虚加黄芪、巴戟天各10克。④调经活血汤：丹参10克，赤芍10克，泽兰10克，茺蔚子10克，桑寄生10克，香附6克，当归6克。加减：肾阳虚加川芎6克，当归增至10克。

用法：日1剂，水煎服。于月经第5天（或撤退性出血第5天）服卵泡汤7剂；继服排卵汤5剂，再服促黄体汤7剂，最后服调经活血汤5剂。

3. 分二型（王祖倩等）

组成：①气血两虚型：当归、菟丝子、炙黄芪、淫羊藿、生姜、大枣。②肾虚型：黄芪、白术、熟附片、桂枝、枸杞子、女贞子、茺蔚子、菟丝子、覆盆子、王不留行。

用法：日1剂，水煎服。

4. 分三型（从肾论治）治疗（张跃宗）

组成：①肾气虚弱型：用左归饮为主方。②肾阳不足型：用右归丸为主方。③命门火衰型：用金匮肾气丸为主方。加减：气虚脾阳不足者，加人参、黄芪、白术、山药；气血两亏者，合八珍汤。

用法：日1剂，水煎服。

5. 分四型（施令仪等）

组成：①虚寒型：用六子汤为主方。虚热型：用甘麦大枣汤加玄参、麦冬、黄连、茯苓、柏子仁、莲子心。②痰湿型：穿山甲、皂角刺、葶苈子、白芥子、昆布、地龙、丹参、莪术、香附。③实热型：用龙胆泻肝汤为主方。

用法：日1剂，水煎服。

6. 分五型（裘笑梅）

组成：①气血亏虚型：用归脾汤或八珍汤为主方。②气滞血瘀型：用逍遥散或乌药散为主方。③冲任不调型：用左归丸或桂仙汤为主方。④阴虚内热型：用知柏地黄丸或大补阴丸为主方。⑤风寒凝结型：用温经汤为主方。

用法：日1剂，水煎服。

7. 分五型（宋光济）

组成：①气滞血瘀型用调气通经汤：香附、乌药、枳实、当归、川芎、泽兰、山楂、茺蔚子、鸡血藤。②气血不足型用加减归脾汤。③脾虚痰盛型用导痰通经汤：香附、山楂、枳壳、半夏、茯苓、白术、陈皮、南星、当归、川芎、丹参、淫羊藿。④肝肾阴虚型用右归饮合五子衍宗丸。⑤胃火烁血型用加味泽兰汤：泽兰、川黄连、石斛、生地、赤芍、当归、卷柏、丹参、川芎、红花、益母草。

用法：日 1 剂，水煎服。

8. 分五型（张静波）

组成：①肝郁气滞型：用逍遥散为主方。②心脾两虚型：用归脾汤为主方。③寒凝肝脉型：用暖肝煎为主方。④肾阳虚型用自拟五子汤：熟地 20 克，菟丝子 20 克，枸杞子 10 克，覆盆子 10 克，车前子 10 克，五味子 10 克，巴戟天 10 克，当归 10 克，川芎 10 克，牛膝 10 克，肉桂 10 克。⑤肝肾阴虚型：用知柏地黄汤为主方。

用法：日 1 剂，水煎服。

9. 分八型（程泾等）

组成：①脾肾阳虚型：用右归饮为主方。②肝肾不足型：用归肾汤为主方。③肾虚肝郁型：用益肾解郁汤为主方。④肾虚痰阻型：用益肾导痰汤为主方。⑤肾虚宫寒型：用艾附暖宫汤为主方。⑥肝肾阴虚型：用左归饮为主方。⑦肝脾不和型：用逍遥散为主方。⑧寒凝气滞型：用小温经汤为主方。

用法：日 1 剂，水煎服。

10. 肾阳不足型

（1）**加味真武汤（侯锡武等）**

组成：附子 15 克，干姜 15 克，白术 15 克，白芍 15 克，茯苓 15 克，肉苁蓉 15 克。

用法：日 1 剂，水煎服。

功效：健脾补肾。用于肾阳不足型经闭不孕。

（2）**温肾填精通络方（戴德英）**

组成：黄芪 20 克，鸡血藤 20 克，熟地 15 克，当归 12 克，泽兰 12 克，肉苁蓉 10 克，巴戟天 10 克，鹿角片 10 克（先煎），芍药 10 克，川芎 10 克，阿胶 10 克（烊化），紫河车粉 6 克（分吞），磁石 30 克（先煎）。

　　用法：日 1 剂，水煎取 600 毫升，分 3 次服。上方治疗后觉下腹胀痛，改服桃红四物汤加淫羊藿、巴戟天、益母草、王不留行、香附；服药后腹胀甚经血不下者再服前方。

　　功效：益肾壮阳。用于肾阳不足型席汉氏综合征闭经不孕。

　　（3）参芍二仙汤（王勤国等）

　　组成：丹参 15 克，当归 12 克，川芎 12 克，赤芍 12 克，仙茅 12 克，淫羊藿 12 克，菟丝子 12 克，枸杞子 12 克，茺蔚子 12 克，金樱子 12 克，香附 10 克。

　　用法：日 1 剂，水煎服，至月经来潮。经闭时间小于 4 个月大于 6 个月，分别于末次月经的第 25、30 日服药，至行经。1 个月经周期为 1 疗程。治疗 3～10 个疗程。

　　功效：补肾壮阳，活血化瘀。用于肾阳不足型闭经不孕。

　　（4）益肾化瘀汤（姬云海）

　　组成：淫羊藿 20 克，菟丝子 15 克，枸杞子 15 克，当归 15 克，牛膝 15 克，何首乌 12 克，桃仁 12 克，红花 10 克，酸枣仁 10 克，甘草 10 克。

　　加减：气虚血瘀者，加党参、黄芪；寒凝血瘀者，加附子、肉桂；气滞血瘀者，加乌药、香附。

　　用法：日 1 剂，水煎服。

　　功效：补肾壮阳，活血化瘀。用于肾阳不足型闭经不孕。

　　（5）益气补肾活血方（印苏昆）

　　组成：党参 15 克，黄芪 15 克，当归 15 克，山药 15 克，丹参 15 克，香附 15 克，鹿胶 15 克，淫羊藿 15 克，补骨脂 15 克，茺蔚子 15 克，鸡血藤 15 克。

　　加减：形寒肢冷者，加附片 15 克；腰膝酸软者，加杜仲 10 克、续断、淮牛膝各 15 克；脾虚纳差者，加白术、茯苓各 15 克，砂仁 10 克；烦躁易怒者，加柴胡、芍药各 10 克；自然流产者，加紫河车 3 克（冲）。

用法：日 1 剂，水煎服。

功效：补肾壮阳，活血化瘀。用于肾阳不足型闭经不孕。

11. 肾阴虚型

加减左归饮（周利华）

组成：熟地 30 克，淮山药 15 克，枸杞子 15 克，茯苓 10 克，山萸肉 10 克，炙甘草 6 克。

加减：气血虚弱者，加党参 30 克，当归 15 克；气滞血瘀者，加香附、泽兰、红花各 10 克，枳壳 12 克；寒湿凝滞者，加桂枝 8 克，干姜、香附、艾叶各 10 克。

用法：日 1 剂，水煎服。

功效：滋阴补肾。用于肾阴虚型继发性闭经不孕。

12. 脾虚型

加减归脾汤（方聪玉等）

组成：炙黄芪 30 克，炒党参 10 克，炒白术 10 克，龙眼肉 10 克，当归 10 克，茯神 10 克，木香 5 克，紫河车 5 克（冲），炙远志 6 克，炙甘草 3 克。

加减：四肢麻木者，加炒白芍、鸡血藤各 12 克；腹痛者，加延胡索、炙鳖甲各 12 克；形寒肢冷者，加淫羊藿 12 克，鹿角片 10 克；体胖腹胀者，加炒枳壳、泽兰、生山楂各 10 克；腰膝酸痛者，加杜仲、淮牛膝各 12 克。

用法：日 1 剂，水煎服。

功效：补脾。用于脾虚型人流术后闭经不孕。

13. 气血虚亏型

归芪调经汤（梁勇才）

组成：当归 30 克，炙黄芪 30 克，菟丝子 30 克，淫羊藿 15 克，生姜 3 片，大枣 10 枚。

用法：日 1 剂，水煎服。3 个月为 1 疗程，连用 1～2 个疗程。

功效：补益气血，调经固冲。用于气血虚亏型经闭不孕。

14. 气滞血瘀型

（1）通经活血汤（徐步海）

组成：丹皮9克，赤芍9克，川芎9克，桃仁9克，丹参9克，川牛膝9克，延胡索9克，当归12克，生地12克，熟地12克，泽兰12克，荆芥6克，红花6克，香附6克。

用法：日1剂，水煎服。

功效：养血活血，化瘀通经。用于气滞血瘀型闭经不孕。

（2）加减桃红四物汤（陆树人）

组成：桃仁9克，赤芍9克，白芍9克，泽兰9克，川牛膝9克，川芎6克，当归15克，益母草15克，炙甘草4克。

加减：气滞者，加青皮、香附；气虚者，加党参、炙黄芪；血虚者，加丹参、鸡血藤。

用法：日1剂，水煎服。

功效：养血活血，化瘀通经。用于气滞血瘀型闭经不孕。

（3）通经汤（门玲）

组成：当归15克，黄芪12克，益母草25克，香附9克。

加减：气血两虚者，加党参、阿胶；气滞血瘀者，加枳壳、川芎；寒湿凝滞者，加附子、茯苓、白术。

用法：日1剂，水煎服。

功效：补气益气，活血化瘀。用于气滞血瘀型经闭不孕。

15. 血瘀型

（1）三味通经汤（凌云）

组成：生山楂30～45克，刘寄奴12克，鸡内金9克。

用法：日1剂，水煎服。

功效：活血通经。用于血瘀型经闭不孕。

（2）灵芝卷柏汤（梁杰梅）

组成：灵芝20克，山药15克，酒白芍15克，卷柏9克，牛膝 10 克，肉桂 6 克。

加减：血瘀白芍易赤芍，加益母草；寒湿加延胡索、小茴香；气虚加黄芪、红参；血虚加当归、川芎；肾虚加柴胡、淫羊藿。

16. 肝郁肾虚型

益肾解郁汤（徐琴）

组成：柴胡 6 克，山药 15 克，菟丝子 15 克，川续断 15 克，制香附 9 克，炒白芍 9 克，当归 9 克，茯苓 9 克，熟地 12 克，八月札 12 克，鹿角片 12 克（先煎），淫羊藿 12 克。玫瑰花 3 克。

用法：日 1 剂，水煎服。

功效：益肾解郁调冲。用于肝郁肾虚型闭经不孕。

17. 痰湿阻滞型

益肾导痰汤（朱宜宾）

组成：党参 12 克，海藻 12 克，巴戟天 12 克，鹿角片 12 克（先煎），制香附 9 克，苍术 9 克，白术 9 克，黄芪 15 克，胆南星 15 克，生山楂 15 克，益母草 15 克，菟丝子 15 克，淫羊藿 15 克，山药 15 克，石菖蒲 5 克。

用法：日 1 剂，水煎服。

功效：益肾健脾，化痰调冲。用于痰湿阻滞型闭经不孕。

18. 阴虚血瘀型

滋阴活血汤（俞瑾）

组成：知母 12 克，黄柏 12 克，生地 12 克，龟板 12 克，鳖甲 12 克，桃仁 12 克，女贞子 12 克，淫羊藿 12 克，补骨脂 12 克，当归 9 克，赤芍 9 克。

用法：日 1 剂，水煎服，先服 2 周以后继续服中药外，再加服己烯雌酚每日 0.5～1 毫克，共 20 日，待月经来潮后可逐渐将己烯雌酚减量至每日 0.25 毫克，如此反复治疗。

功效：滋阴降火。用于高促性腺激素性闭经。

19. 外治

针刺

取穴：长强穴。

治法：进针1寸深，用强刺激手法，留针20分钟，每隔5分钟行针1次。

功效：用于继发性闭经。

取穴：1组：关元、归来、三阴交。2组：中极、气穴、足三里。3组：命门、承浆、血海。

治法：月经周期第12天针刺1组穴；第13天针刺2组穴；第14天针刺3组穴。用中等量刺激手法。

功效：用于青春期继发性闭经。

取穴：主穴：肾俞、三阴交。

配穴：虚证配关元、足三里；实证配中极、地机、血海。

治法：针刺。虚证用补法，实证用泻法。

功效：用于闭经不孕。

【药膳】

1. 益母草乌豆饮

组成：益母草30克（洗净），乌豆60克（洗净），红糖适量，清水3碗。

用法：共入锅内，煎至1碗，去渣，加入黄酒20毫升饮服，每天1剂，连服7天。

功效：活血祛瘀调经。用于血瘀型经闭不孕。

2. 桑椹饮

组成：桑椹子25克（洗净），鸡血藤20克（洗净），黄酒适量。

用法：每日1剂，前2味水煎去渣，加入黄酒饮服。

功效：补血行血活血化瘀。用于血瘀型经闭不孕。

第七章　免疫性不孕

免疫性不孕是指由于生殖系统抗原的自身免疫或同种免疫引起的不孕症。在不孕症中 20%～40% 是由于免疫因素引起的。

中医无本病的记载，多属于"月经不调"、"不孕"范畴。

【病因病机】

1. **肾阴亏损**：肾阴亏血，精血不足，冲任脉虚，胞脉失养，不能成孕。或阴虚火旺，血海蕴热，胞宫受灼，不能受孕。

2. **寒凝血瘀**：经期、坠产余血未净，感受寒邪，寒凝血瘀，阻滞胞脉，不能成孕。

【辨证诊断】

1. **肾阴亏损型**

主证：婚久不孕，辅助检查阳性，月经先期、量少，色红质稠，无血块，或月经正常。形体消瘦，头晕心悸，咽干口躁，五心烦热。

舌象：舌质红，苔少。

脉象：脉细数。

2. **寒凝血瘀型**

主证：婚久不孕，辅助检查阳性，月经后期量少，经色紫黑，夹有血块，或月经正常，少腹胀痛，遇寒则甚，得热则舒。

舌象：舌质紫黯或边有瘀点。

脉象：脉弦细或沉细。

【基本方剂】

1. 肾阴亏损型

治则：滋阴填精，助孕。

方剂：滋阴助孕汤。方药：生地 15 克，山茱萸 10 克，麦冬 10 克，丹皮 10 克，白芍 10 克，旱莲草 12 克，黄芩 10 克，徐长卿 10 克，龟板 30 克，鳖甲 30 克，丹参 30 克，黄芪 30 克，制黄精 15 克，生甘草 9 克。

用法：日 1 剂，水煎服。连服 1～3 个月。

2. 寒凝血瘀型

治则：活血化瘀，助孕。

方剂：温肾助孕汤。方药：黄芪 30 克，丹参 30 克，当归 10 克，白芍 10 克，川芎 10 克，桃仁 10 克，红花 10 克，坤草 18 克，淫羊藿 15 克，菟丝子 15 克，徐长卿 10 克，肉桂 6 克，生甘草 9 克，延胡索 10 克。

用法：日 1 剂，水煎服。连服 1～3 个月。

【当代妙方精选】

1. 气阴两虚型

裘氏保胎异功散（裘笑梅·《不孕专辑》）

组成：生（炙）黄芪 15～30 克，冬桑叶 15～30 克，女贞子 9～15 克，炒黄芩 9 克，焦山栀 6～9 克，丝瓜络炭 6～9 克，淡竹茹 5～9 克，制大黄 6～12 克，绵茵陈 30～60 克，生甘草 3～6 克。

加减：腰痛者，加白芍重量；腰酸者，加杜仲、桑寄生；气滞者，加柴胡、薄荷、青皮；气虚者，加党参；纳差者，加谷芽、炒扁豆、炙鸡内金。

用法：日 1 剂，水煎服。

功效：滋阴补肾，清热利湿。用于气阴两虚型 ABO 血型不合免疫性不孕。

消抗助孕汤（吴霞·《浙江中医杂志》2005，40）

组成：黄芪15克，丹参15克，当归10克，熟地10克，赤芍10克，桃仁10克，红花10克，香附10克，益智仁10克，菟丝子10克，枸杞子10克，淫羊藿10克，苎麻根20克，黄柏9克，甘草3克。

用法：日1剂，水煎服。地塞米松0.75毫克，每日2次，2个月为1疗程，用2个疗程。

功效：滋阴补肾，清热利湿。用于气阴两虚型免疫性不孕。

加味玉屏风散（弭超·《陕西中医》2004，25）

组成：黄芪15克，熟地15克，当归15克，菟丝子15克，土茯苓15克，白花蛇舌草15克，虎杖15克，防风10克，白术10克，覆盆子20克，败酱草12克，甘草5克。

加减：月经前胸闷、烦躁、乳房胀痛加柴胡、制香附、炒麦芽、炒枳壳、陈皮；口干咽燥、午后潮热加知母、黄柏、麦冬、山茱萸；月经后期四肢不温、腰腿酸痛加淫羊藿、杜仲；黄带粘稠、腥臭且量多加忍冬藤、芡实；经行腹痛、量多夹血块加赤芍、丹皮、延胡索。

用法：日1剂，水煎服。用30～60日。

功效：滋阴补肾，清热利湿。用于气阴两虚型免疫性不孕。

2. 肝郁肾虚型

调疫汤（刘香环，等·《中国中西医结合杂志》2005，25）

组成：炒当归12克，山药12克，菟丝子12克，山萸肉12克，女贞子12克，赤芍10克，白芍10克，寄生10克，柴胡10克，生甘草10克，枸杞子15克，干地黄15克，白花蛇舌草15克。

用法：日1剂，水煎服。地塞米松0.75毫克，纳入阴道，每晚1次。月经期停用。3个月经周期为1疗程。用避孕套避孕。用 3～6 个疗程。

功效：用于肝郁肾虚型免疫性不孕。

3. 肾虚型

息抗汤（王非·《现代中西医结合杂志》2005，14）

组成：淮山药 12 克，鹿角片 12 克，熟地 10 克，山萸肉 10 克，龟板 10 克，枸杞子 10 克，当归 10 克，川芎 10 克，桃仁 10 克，红花 10 克，香附 10 克，丹参 10 克，生地 10 克，黄柏 10 克，薏苡仁 10 克。

用法：日 1 剂，水煎服。2 个月为 1 疗程。

功效：用于肾虚型免疫性不孕。

4. 阴虚型

贞杞抑抗汤（李国馨·《江西中医药》2005，36）

组成：女贞子 15 克，生地 15 克，白芍 15 克，山萸肉 15 克，丹参 15 克，黄芩 15 克，旱莲草 10 克，鳖甲 10 克，当归 10 克，生甘草 10 克，枸杞子 10 克，菟丝子 10 克。

加减：排卵期加淫羊藿、续断各 10 克。

用法：日 1 剂，水煎服。塞宁（阿司匹林缓释片）50 毫克，地塞米松 0.75 毫克，日顿服，两药交替使用。30 日为 1 疗程。

功效：用于阴虚型免疫性不孕。

5. 肾虚血瘀型

固本活血汤（蔡瑞霞·《中国社区医师》2005，21）

组成：黄芪 30 克，丹参 30 克，鱼腥草 30 克，黄精 15 克，菟丝子 15 克，淫羊藿 12 克，虎杖 12 克，鹿角片 6 克，川大黄 6 克，金银花 20 克，桃仁 10 克，三棱 10 克。

加减：寒湿去金银花、川大黄，加天南星、细辛、徐长卿、草豆蔻；湿热去淫羊藿、鹿角片，加败酱草、薏苡仁、贯众；肾阳虚加巴戟天、沉香；肾阴虚去鹿角片、川大黄，加女贞子、龟板胶。

用法：日 1 剂，水煎服。20 日为 1 疗程。月经期停用。

功效：益气固肾活血。用于肾虚血瘀型抗子宫内膜抗体免疫性不孕。

6. 肝气不固型

玉屏风散加味（张立华，等·《山东中医杂志》2003，22）

组成：黄芪 30 克，白术 15 克，当归 15 克，生地 15 克，防风 10 克，桃仁 10 克，红花 10 克。

加减：瘀血甚加三棱、莪术；湿热加蒲公英、土茯苓；月经前乳房胀痛、烦躁加柴胡、白芍；腰酸腿软加淫羊藿、寄生。

用法：日 1 剂，水煎服。4 周为 1 疗程。血清（或宫颈黏液）抗精子抗体阳性，同房时用避孕套，排卵期除外。

功效：用于肝气不固型免疫性不孕。

【经验方精选】

1. 分型治疗（夏桂成）

组成：①阴虚火旺型：用滋阴抑抗汤，药用当归 10 克，赤芍 10 克，白芍 10 克，丹皮 10 克，生地 10 克，山药 10 克，山茱萸 9 克，钩藤 15 克，甘草 6 克。加减：脾肾虚弱者，去当归、生地，加炒白术 10 克，木香 5 克，砂仁 3 克；湿热者，加败酱草 15 克，薏苡仁 15 克，碧玉散 10 克；心肝郁火者，加柴胡 5 克，栀子 9 克，合欢皮 9 克，绿萼梅 3 克。②阳虚瘀阻型：用助阳抑抗汤，药用黄芪 15 克，党参 10 克，丹参 10 克，赤芍 10 克，白芍 10 克，茯苓 10 克，川断 10 克，山楂 10 克，鹿角片 10 克。加减：湿热者，加败酱草 15 克，薏苡仁 15 克，五灵脂 10 克；脾胃虚弱者加炒白术 10 克，砂仁 5 克，炮姜 5 克。

用法：阴虚火旺型，月经净后开始服药，日 1 剂，水煎服，排卵后上方加川断、菟丝子、鹿角片各 10 克，连服 7 剂；阳虚瘀阻型排卵期开始服药，日 1 剂，水煎服，至月经来潮停服。服药期间，性生活时均采用避孕套。

2. 肾阴亏损型

（1）地柏抑抗汤（贝润浦）

组成：生地 30 克，黄柏 9 克，防风 9 克，紫草 9 克，丹参 15 克，牛膝 15 克，老鹳草 15 克，炙山甲 15 克，金银花 15 克，白花蛇舌草 15 克。

加减：随证加减。

用法：日 1 剂，水煎。于月经干净后连服 10 剂。

功效：抗过敏，调节抑制免疫反应，使精子抗体强度明显下降，有利于精子通过，与卵子相合。用于肾阴亏损型女性免疫性不孕。

（2）滋阴益抗汤（夏桂成）

组成：炒当归 10 克，赤芍 10 克，白芍 10 克，山药 10 克，丹皮 10 克，地黄 10 克，钩藤 10 克，山萸肉 9 克，甘草 6 克。

加减：湿热者加败酱草、薏苡仁各 15 克；脾虚者去地黄、当归，加白术 10 克，煨木香 5 克，砂仁 3 克；心肝郁火者加炒柴胡 5 克，黑栀子、合欢皮各 10 克，绿萼梅 3 克；至排卵后，加川断、菟丝子、鹿角片各 10 克。

用法：日 1 剂，水煎，于月经干净后连服 7 剂。服药期间采用避孕套。

功效：滋阴抗免疫。用于肾阴亏损型女性免疫性不孕。

3. 寒凝血瘀型

助阳抑抗汤（梁勇才）

组成：黄芪 15 克，党参 10 克，丹参 10 克，赤芍 10 克，白芍 10 克，茯苓 10 克，川断 10 克，山楂 10 克，鹿角片 10 克。

加减：湿热甚者加败酱草、薏苡仁各 15 克，五灵脂 10 克；脾虚甚者加炒白术 10 克，砂仁、炮姜各 5 克。

用法：日 1 剂，水煎，于排卵期开始服药，经期停服，同时采用避孕套。

功效：补气助阳，抑制免疫。用于寒凝血瘀型女性免疫性不孕。

4. 痰湿内蕴型

化痰通关散（徐琴）

组成：陈皮 15 克，橘核 15 克，荔枝核 10 克，地肤子 10 克，防风 10 克，丝瓜络 9 克，地龙 9 克，蛇蜕 9 克，蝉蜕 12 克，清半夏 12 克。

用法：日 1 剂，水煎服。

功效：化痰通关。用于痰湿内蕴型女性免疫性不孕。

5. 血瘀型

活血助孕汤（颜立江）

组成：三棱、莪术、桃仁、红花、穿山甲、皂角刺适量。

加减：生殖道感染者加蒲公英、紫花地丁、金银花、败酱草。

用法：日 1 剂，水煎服。3 个月为 1 疗程。

功效：活血散瘀助孕。用于血瘀型女性免疫性不孕。

6. 外治

（1）敷穴法

取穴：心俞、肺俞、肝俞、胆俞、腰阳关、命门。

治法：用白芥子、甘遂、黄芪、防风共研细末，老姜汁调成糊状。每次选 3～4 穴，敷于穴位上，胶布固定。每日换药 1 次。

（2）针刺

取穴：中脘、天枢、脾俞、足三里、阴陵泉、曲池。

治法：中脘用灸法，天枢平补平泻法，阴陵泉、曲池用泻法，脾俞、足三里用补法。

（3）耳针

取穴：神门、交感、内分泌、皮质下、三阴交、肝、肾。

治法：泻法，或用王不留行籽贴压，每次选 4～5 穴。

（4）灸法

取穴：关元、气海、肾俞、腰阳关、足三里、太溪。

治法：艾条温和灸，或小艾炷直接灸。

（5）推拿按摩

操作：取命门、脾俞、肾俞、肝俞、心俞、足三里、三阴交、阴陵泉、关元、气海等穴，用点压、按揉或一指禅法。

【药膳】

1. 肾阳虚衰型

（1）白花如意酣春酒

组成：桃花 15 克，梅花 15 克，韭菜花 15 克，玫瑰花 15 克，蔷薇花 15 克，沉香 15 克，核桃肉 120 克，米酒 1250 毫升，绍酒 1250 毫升。

用法：上药装入绢袋内，悬于坛中，再入二酒封固 1 个月后饮服。可随意饮之。以勿醉为度。

功效：用于肾阳虚衰型女性免疫性不孕。

（2）地黄灵脾酒

组成：熟地 40 克，淫羊藿 60 克，好酒 1200 毫升。

用法：前药共研细末，纱布袋装，扎口，入坛中，加入酒内，密封，浸泡，春夏 3 日，秋冬 5 日。每次饮用 10～30 毫升。

功效：用于肾阳虚衰，宫寒免疫性不育。

（3）巴戟天酒

组成：当归 30 克，黄芪 30 克，熟地 30 克，鹿角 3 克，益母草 30 克，巴戟天 100 克，白酒 1000 毫升。

用法：上药捣碎，装入纱布袋内，扎口，放入坛中，倒入白酒，浸泡 7 日即成。每次饮服 20 毫升，每日 2 次。

功效：用于肾元虚寒之免疫性不育。

（4）蛤蚧参茸酒

组成：蛤蚧 1 对，人参 30 克，肉苁蓉 30 克，鹿茸 6 克，巴戟天 20 克，桑螵蛸 20 克，白酒 2000 毫升。

用法：密封浸泡，置阴凉干燥处，经常摇动，15 日后饮用。每天早晚空腹时各服 20～30 毫升，有胃病者改为饭后服。药酒饮完后，药渣晒干，研为细末，每日早晚用温开水送服 6 克。

功效：用于肾虚虚衰型免疫性不孕。

（5）海狗肾酒

组成：海狗肾 1 具（洗净，酒浸，切片），生晒参 15 克（洗净），山药 30 克（洗净），米酒 1000 毫升。

用法：将人参、山药干燥，研为末，装入布袋中，密封浸于酒内，春夏 3 日，秋冬 5 日即成。每日不拘时随量饮之，常令有酒力相续，勿大醉。

功效：温肾助阳，益肾补气。用于肾阳虚衰型免疫性不孕。

（6）种子酒

组成：生地 60 克，胡桃肉 60 克，枸杞子 30 克，五加皮 30 克，淫羊藿 125 克，白酒适量。

用法：上药研粗末，投入坛内，加入白酒，以淹没药物为宜，密封，隔水加热至药蒸透，将坛放凉，再浸泡数日，即成。每次饮服 10～15 毫升，每日 2 次。

功效：用于肾阳虚衰型免疫性不孕。

（7）烩牛鞭

组成：熟牛鞭 100 克（从中间切开，去内膜，切薄片，用开水焯后捞出），水发兰片 10 克（切薄片），水发冬菇 5 克（切为 2 块），火腿 10 克（切薄片），精盐、味精、料酒、花椒水、清汤、湿淀粉适量。

用法：锅内放清汤、兰片、冬菇、牛鞭、火腿、精盐、料酒、花椒水，煮熟后放味精，用湿淀粉勾芡即成。作佐餐食用。

功效：用于肾阳虚衰型免疫性不孕。

2. 肾精亏虚型

万灵至宝仙酒

组成：淫羊藿 150 克，当归 120 克，肉苁蓉 60 克，仙茅 60 克，知母 30 克，黄柏 30 克，雄黄 30 克，白酒 3500 毫升。

用法：将上药研为粗末，加入白酒封固，桑柴文武火悬瓶煮 6 小时，再埋入地下 3 昼夜，以去火毒，7 日后捞出药物，晒干为末，糯米面打糊为丸，如梧桐子大。酒药同服，每日早晚服药丸 30 粒，药酒 30 毫升。

功效：用于肾精亏虚型免疫性不孕。

3. 肝肾亏虚型

（1）菟丝子茶

组成：菟丝子 10 克（洗净后捣碎），红糖适量。

用法：用沸水冲泡代茶饮用。

功效：用于肝肾亏虚型免疫性不孕。

（2）宜男酒

组成：当归 30 克，茯神 30 克，杜仲 30 克，枸杞子 30 克，川牛膝 30 克，龙眼肉 30 克，核桃肉 30 克，葡萄干 30 克，无灰酒 2500 毫升。

用法：上药研为粗末，装入绢袋，悬于瓷坛内，注酒浸泡，密封，隔水加热 30 分钟后，瓷坛埋入土中 7 天，取出即成。每次 10～15 毫升，早晚各服 1 次。

功效：用于肝肾亏损，精血不足，月经不调，婚后不育。

4. 气血两虚型

（1）仙传种子药酒

组成：人参 5 克，炙黄芪 5 克，当归 5 克，白术 5 克，熟地 5 克，炒白芍 5 克，川芎 5 克，陈皮 5 克，砂仁 5 克，官桂 5 克，沉香 5 克，小茴香 5 克，枸杞子 5 克，覆盆子 5 克，甘草 5 克，茯苓 100 克，胡桃肉（去皮）40 克，大枣肉（蒸）50 克，乳香

3克，没药3克，五味子3克，白蜜600克，烧酒2000毫升，糯米酒1000毫升。

用法：将白蜜入锅内熬滚，入乳香、没药搅匀，煨火熬滚后倒入瓷器；将二酒及余药（各研细末）共入瓷器中，以竹叶封口，外固。将瓷器放入锅中，大柴火煮40分钟取出，埋土中3天，以去火素，即成。每日早、午、晚各服15～30毫升。

功效：用于气血两虚型免疫性不孕。

（2）归脾麦片粥

组成：党参15克，黄芪15克，当归10克，酸枣仁10克，丹参12克，桂枝6克，熟地30克（前七味以清水浸泡1小时，捞出加水1000毫升，煎取汁），麦片60克，龙眼肉20克，大枣10枚。

用法：共煮成粥。每日早晚空腹温热顿服，5～10天为1疗程。

功效：补脾养心，养血益气。用于气血两虚型女性免疫性不孕。

（3）阿胶糯米粥

组成：阿胶30克（捣碎，放入铁锅内，炒至黄色，研为细末），粳米30克（淘净），红糖少许。

用法：将粳米放入锅内煮粥，煮至七成熟时，加入阿胶及红糖，再熬至熟即成。早晚各1次，温热服。

功效：益气养血。用于气血两虚型女性免疫性不孕。